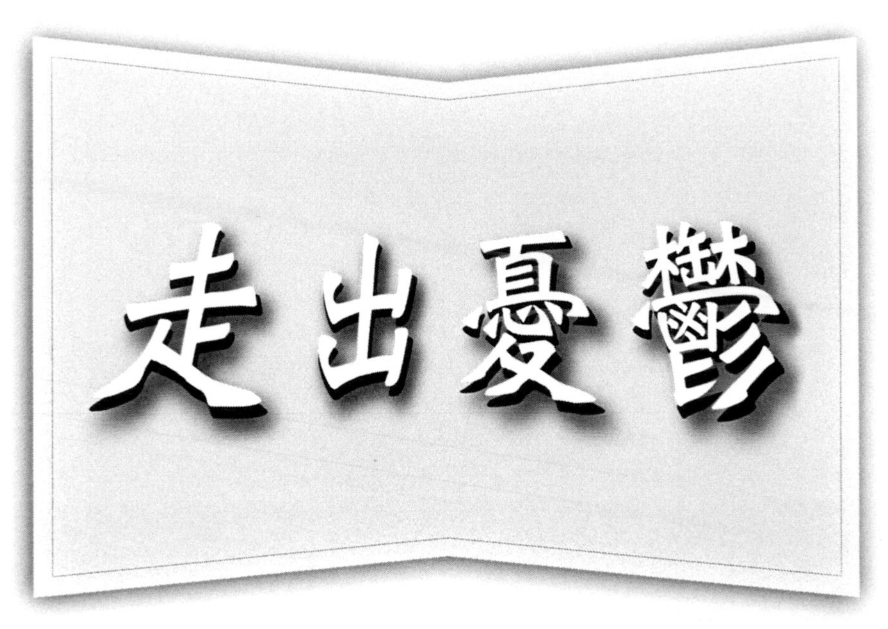

憂鬱症的輔導諮商策略

Overcoming Depression: Counseling Strategies for Depression

駱芳美 *Fang-Mei Law*
郭國禎 *Gwo-Jen Guo*
著

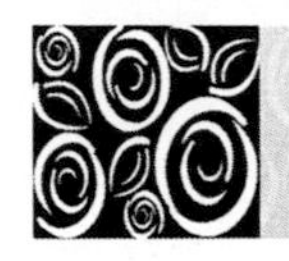

目錄

作者簡介

駱芳美（Fang-Mei Law, Ph. D., NCC, PCC）

學歷：實踐專科學校社會工作科畢業
國立彰化師範大學輔導系學士
國立彰化師範大學輔導研究所碩士
美國威斯康辛大學教育研究所碩士
美國密西西比大學諮商教育（Counselor Education）博士
美國德頓（Dayton）大學諮商教育（Counselor Education）研究所博士後進修

經歷：實踐大學社會工作系講師、副教授
實踐大學課外活動中心及學生輔導中心主任
美國密西西比大學學生輔導中心諮商員
美國密西西比大學弱視研究中心研究員
美國俄亥俄州州立大學研究員
美國亞裔社區服務中心執行主任
美國德頓大學諮商教育研究所兼任教授
美國哥倫布州立社區學院行為與社會系兼任教授

現任：擁有美國全國諮商師證照（National Certified Counselor, NCC）
擁有美國俄亥俄州臨床諮商師執照（Licensed Professional Clinical Counselor, PCC）
擁有認知治療專業證書（Certification of Cognitive Therapy, The Cleveland Center for Cognitive Therapy）
美國堤芬大學犯罪防治與社會科學學院助理教授（Tiffin University, School of Criminal Justice and Social Sciences）

郭國禎（Gwo-Jen Guo, Ph. D., NCC, PC）

學歷：台灣省立嘉義師範專科學校畢業
國立彰化師範大學輔導系學士
國立彰化師範大學輔導研究所碩士
美國威斯康辛大學教育研究所碩士
美國密西西比大學諮商教育博士
美國俄亥俄州州立大學教育研究、測驗與評鑑（Research, Measurement, and Evaluation）博士
美國德頓大學諮商教育研究所博士後進修

經歷：國立彰化師範大學輔導系助教、助理教授
國立成功大學教育研究所助理教授
美國俄亥俄州州立大學教育研究所研究員
美國東北俄亥俄大學醫學院臨床技能評量中心經理（Northeastern Ohio Universities College of Medicine, Clinical Skills Assessment Center for Studies of Clinical Performance）
國立彰化師範大學註冊組組長及學生心理諮商與輔導中心主任

現任：擁有美國全國諮商師證照
擁有美國俄亥俄州專業諮商師執照（Licensed Professional Counselor, PC）
國立彰化師範大學輔導與諮商學系副教授

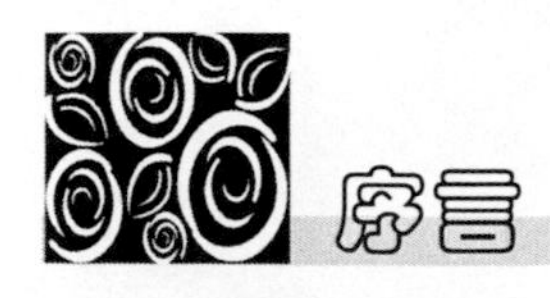

序言

我們倆從就讀彰化師範大學的輔導系開始接觸諮商輔導的範疇至今，不論在專業工作或個人生活上，輔導諮商似乎已成了生活中一個揮之不去的甜蜜負擔。說它是一個甜蜜的負擔，是因為很多時候當周遭的人知道我們學的是心理輔導時，總不免會要向我們吐露心中的苦水好使苦難能頓然消失，焉不知他們眼前的專家也不過是尋常老百姓而已。但因為經常有人願意與我們分享他們的心聲，加上工作上的職責與專業的訓練，讓我們對人的心理多了一層敏感性且多累積了一些心得，但也從中體會到影響人的情緒的多重性與複雜性。為了對人有更多的了解及讓自己的專業素養更加專精，我們倆到美國的威斯康辛、密西西比及俄亥俄州的大學進修，並分別在不同的大學裡從事教學與輔導的工作。當然我們在攻讀或做諮商輔導工作、個人成長或生活上也難免會有無力感，這時候我們的做法是拋開專家的角色，帶著孩子們開趟遠路，進入一個人生地不熟的小鎮的某家速食店，享受一頓沒有專家負擔的垃圾美食。在這種情境下，我們會互相自嘲是鄉巴佬，但沒多久，這兩個鄉巴佬卻又開始就周遭的所見所聞分析起人性了（這種經驗在美國更常發生）。這可能就是所謂的江山易改、本性難移吧！

興起出版本書的動機，是因為多年的輔導諮商經驗中發現憂鬱問題的普遍性似乎是無遠弗屆。說到憂鬱，很多人都不陌生，它跨越了年代、種族與時空，從兒童到老年都有憂鬱症案主，從台灣到美國憂鬱的案主都帶著一樣無奈的眼神。經常一個自殺的案件發生時我們才驚訝的想問明原因，卻不知當事人可能已被憂鬱干擾良久，只是不敢表白而已。憂鬱及其他心理疾病就像是感冒一樣，只要獲得適當的治療是可獲得醫治的。帶著為國內輔導諮商界略盡綿薄之力的心意，我們著手本書的著作。本書的內容架構一方面以橫切面的觀點探討影響憂鬱感的成因；另一方面再以縱切面的觀點介紹影響不同年齡層憂鬱症狀的原因及輔導諮商的策略。盼望藉著本書的出版能提供給助人專業的學習者與工作者多一本工具書，在幫助憂鬱症的案主時更能適切的提供診斷與諮商輔導，使他們能早日走出憂鬱，享受人生。

本書能順利完成與出版，首先感謝心理出版社林敬堯總編輯，在本書醞釀之時即針對國內輔導與專業上的需要，提供給我們一個清楚的方向及協助修正本書內容的計畫綱要，讓我們在蒐集資料及撰寫時有個清楚的梗概而得以在一年之內完成；其次是感謝高碧嶸執行編輯及所有心理出版社的工作人員在編審與出版過程中的協助。最後，要謝謝在我們倆輔導專業的學習成長與婚姻路上伴我們同行的師長、好友及家人們。因著您們不斷的給我們關懷和鼓勵，讓我們倆有機會不斷的擷取專業與人生成長的智慧。

親愛的讀者們！如果您正在讀這本書，我們更要謝謝您讓本書有機會成為您專業成長與學習的一部分。若有疏漏之處，煩請各位先進不吝賜教！

最後，願將此書獻給愛我們的父母親及上帝所賜給我們的寶貝兒女們。

駱芳美、郭國禎

謹識於 2009 年 6 月

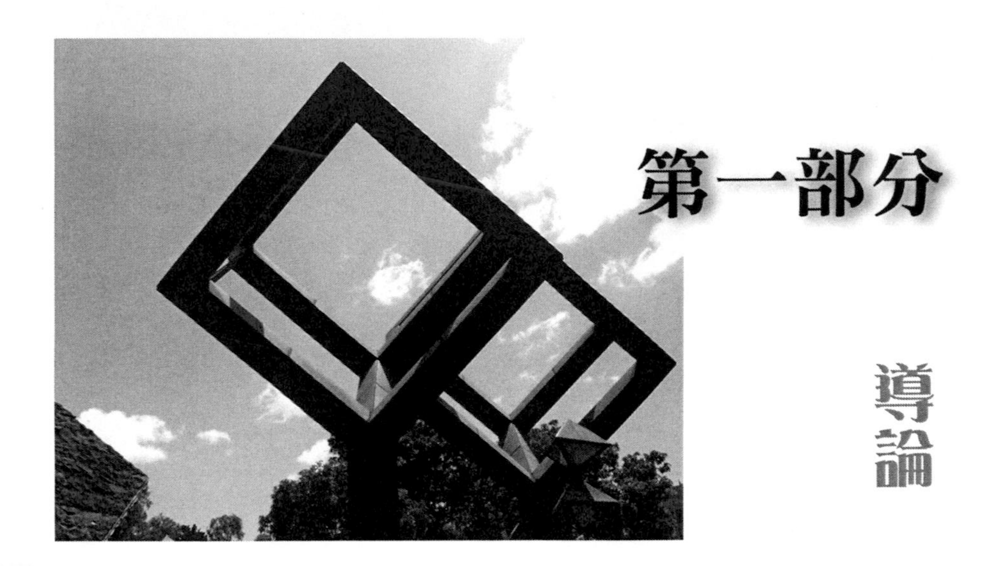

第一部分

導論

有位案主這樣說：「我從早到晚都精神不濟，也快樂不起來。我覺得自己好像是行屍走肉般，覺得人生很無聊。我好像沒有能力把任何事做好。」

二十世紀的人們苦於焦慮，而二十一世紀的人們病於憂鬱。憂鬱是最普遍的心理疾病，繼癌症、愛滋病後，憂鬱症已成為世紀三大疾病之一。因此認識憂鬱症的症狀、成因與處理策略是身為助人專業工作者的當務之急。

本書第一部分的主要重點是介紹憂鬱症的淵源、種類與診斷標準，並介紹本書的撰寫架構，以幫助讀者對憂鬱症有個清楚的構念。

第1章

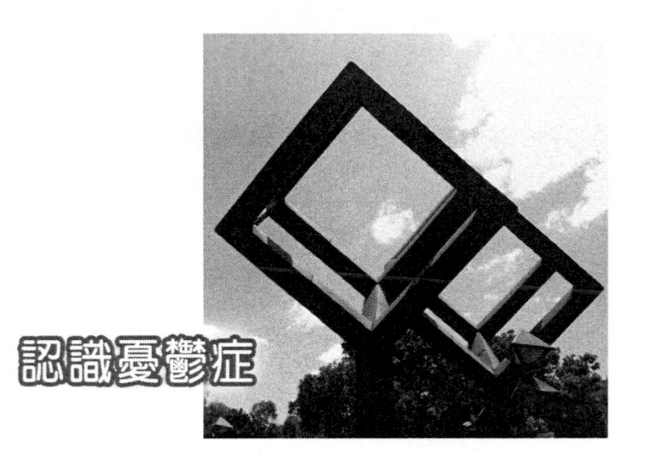

認識憂鬱症

第一節　憂鬱症的問題

case 1

王女士，三十三歲，離婚，有兩個小孩，一個是七歲，另一個是五歲。她告訴諮商師自從和先生離婚後，覺得很無助，也很難過。每次一難過就猛吃，所以自從半年前離婚到現在，已經胖了三十公斤。多數的晚上都睡不著，但有時候又會昏睡，一睡就一整天。自從離婚後，她就搬回娘家與父母同住。王女士是大學商學院畢業的，婚前曾做了幾年的會計工作，婚後就辭去工作在家當全職的家庭主婦。離婚後因為經濟上的需要很想再出去工作，娘家父母也同意如果她出去工作，他們可以幫她照顧小孩。但是離婚半年來，她一直沒有積極去找工作。她告訴諮商師：「我連婚姻都維繫不了了，怎麼有能力出去工作呢？」娘家父母說她一天到晚自怨自艾，對自己完全沒有信心，甚至覺得自己就像社會的寄生蟲一樣。她常常唸著：「如果不是為了兩個小孩，真的很想一死百了算了。」

case 2

李同學，二十一歲，大學二年級。本來成績一直保持在中等以上，最近兩個星期突然變得鬱鬱寡歡，經常把自己鎖在寢室，沒有去上課也不去參加任何社團活動，睡不好也吃不下。他告訴諮商師他對自己唸的科系很沒興趣，但是轉系又沒轉成；很想休學但父母不允許；而且一旦休學就得去當兵，他覺得自己體力很差，恐怕會禁不起考驗。他很想振作起來好好讀書，但是看到書就頭痛。好幾次想自殺了結自己的生命，但想到自己是父母的獨子，不願意讓父母痛苦。他說現在他每天就像行屍走肉般，過一天算一天……。

看到上述兩個例子，有多少人跟他們有心有戚戚焉的感覺呢？根據心理學家的分析指出，二十世紀的人們苦於焦慮，而二十一世紀的人們病於憂鬱。憂鬱是最普遍的心理疾病，根據美國學者的研究，大約有 17%的人患有重度憂鬱症（major depression disorder），6%患有情緒障礙症（dysthymia disorder）（Kessler, McGonagle, Zhao, Nelson, Hughes, Eshleman, Wittchen, & Kendler, 1994）。另外，根據世界衛生組織的研究，發現平均每一百人中就有三人罹患憂鬱症。「憂鬱症」也被稱為「心靈感冒」，繼癌症、愛滋病後，憂鬱症已成為世紀三大疾病之一（引自卓良珍，2005）。在台灣也約有兩成的民眾罹患憂鬱症（卓良珍，2005）。董氏基金會（2003）曾針對「大台北地區民眾對於憂鬱及憂鬱症的認知狀況調查」，結果顯示有 53.4%的民眾曾經感到憂鬱，有 22.3%的民眾平均一星期就有一次憂鬱的感覺，有 26.1%的民眾平均一個月就會有一次憂鬱的感覺；而有 31.5%的民眾每次憂鬱的感覺會持續至少一天，28.1%的受訪者則是每次憂鬱的感覺大約持續一個小時。憂鬱症不僅影響其人際、工作、學業、家庭及生活品質，嚴重者更會有輕生的念頭與行動。近年來，國內有許多因憂鬱症而自殺的相關報導與消息，更提醒我們要正視憂鬱症的存在與治療。

憂鬱症並非成人的專利，且有越來越年輕化的趨勢。兒童與青少年的憂鬱問題雖然沒有成人那麼普遍，但據研究也約有 2.5%的兒童及 8.3%的青少年會患有重度憂鬱症；約有 1.7%的兒童及 8.0%的青少年會患有情緒障礙症（Garber & Horowitz, 2002; Lewinsohn & Essau, 2002）。而且約有 15%至 20%的人會在二十歲之前患上重度憂鬱症（Lewinsohn & Essau, 2002）。大多數的人初次患憂鬱症時症狀會較輕微，且時間也不長，所以都不太會尋求協助或接受治療。但八成的輕度憂鬱症案主會因未即時接受治療而演變成為重度的憂鬱症，不少案主更不時有自殺的念頭。老人方面的憂鬱問題，經研究估算，有憂鬱症狀的老人約占老人人口的 15%左右，但接受關注和治療的比例可能不到三分之一，因此憂鬱症實在是老年人身心健康上的一大殺手（引自〈生命中的暗潮〉，無日期）。其他研究也發現住在一般社區的老人患有重度憂鬱症的機率約是 1%至 3%（Gatz, Kasl-Godley, & Karel, 1996）；但住在老人院者，患重度憂鬱症的機率卻增至 12%至 20%（King & Markus, 2000）。

從性別與憂鬱症的關係來探討，憂鬱症是導致女性失去自理能力及生活功能的主要原因（Noble, 2005）。研究發現 10%至 23%的女性可能會罹患憂鬱症，且機率是男性的兩倍（Noble, 2005; Nolen-Hoeksema, 2004），這情況不僅在大學是如此（Chaplin, 2006; Seidlitz, Fujitz, & Duberstein, 2000），成人世界也是一樣（Berman & Jobes, 1991; Galaif, Chou, Sussman, & Dent, 1998）。

因為憂鬱者常會對生命失去希望，而興起自殺的念頭（Gilbert, 1992）。卓良珍（2005）提醒我們，憂鬱症案主若未接受有效的治療，不僅有八倍於一般人的自殺率，也會引發出許多生理疾病。

第二節　憂鬱症的淵源

雖然前述中提到二十一世紀的人們病於憂鬱，但憂鬱症並非現代文明的產物。有一位學者（Knaus, 2006）指出憂鬱症可以追溯到人類的第一個始祖，意即只要有人就會有憂鬱症的現象。較具體的說法是，憂鬱症與人類文明發展的年代是一樣久遠的。從古埃及的文字、圖畫及雕像中就可以找到有關憂鬱的描述（Okasha & Okasha, 2000）。在那個時代人們就了解失眠及抑鬱不想動是憂鬱的症狀。在西元前六百年與七百年所出版，由盲眼詩人Homer所寫至今仍倖存的古書之一《*Odyssey*》，就描寫其中的一個人物 Odyseus 的兒子名為 Telemachus 患有憂鬱症。《舊約聖經》中也描述到約伯與掃羅也受苦於憂鬱症（melancholic pain）（引自 Knaus, 2006）。

得憂鬱症的機會是人人平等，不分貧富貴賤的。在我們生活周遭得憂鬱症的案例也是俯拾皆是。例如中國古代大家所尊敬的屈原患有憂鬱症，他因忠貞之心不被楚王接受反而被放逐郢都外，雖然他可寄情於《離騷》的詩篇中，但其憂鬱的心情仍導致他投江自殺（湯華盛，2005）。另外如達文西、梵谷、美國總統林肯等名人，及於二○○三年跳樓身亡的香港影星張國榮都患有憂鬱症（許伶楓，無日期）。美國心理學的創始者William James 也受苦於憂鬱症（Michau, n.d.）。

長久以來，人們一直致力於找出治療憂鬱症的方法。古希臘醫學的創始者 Hippocrates，是第一位提出環境、身體狀況對情緒的影響，並提出腦部是影響情緒與思考一個重要的部分，他認為處理憂鬱症的第一個步驟是調節飲食與運動；之後，第二世紀的希臘醫生 Galen 及十一世紀的阿拉伯醫生 Avicenna 也提倡以調節飲食與運動來治療憂鬱症患者（引自 Knaus, 2006）。十七世紀的英國學者 Burton（2001）指出，憂鬱症的產生並非有特定的原因。他贊同 Hippocrates 的想法，指出憂鬱的症狀是包括生理與心理兩方面，例如：錯誤的想法、不實的想像力、沮喪的心情、失眠等。他對治療憂鬱症提出很多的建議，其中很多的方法仍沿用到如今。

在西元五百年及一千年的黑暗時期（dark ages），羅馬天主教認為憂鬱症是撒旦在作祟，這樣的說法直到十八世紀才被法國醫生 Philippe Pinel 否定掉。Philippe Pinel 強調憂鬱症是導因於遺傳、生理、社會與心理壓力等因素的影響。精神科醫生 Adolph Meyer 於一九四八年指出憂鬱症並非是生理上的疾病，它是來自人們對生活事件的反應。他在心理生物學的研究證實了感覺與想法對人們生理機能的影響（引自 Knaus, 2006）。心理分析學派的創始者 Freud 則指出憂鬱症是源自兒童早期所受的心理創傷（Freud, 2005）。經過多年的研究與探討，現代的論點則認為憂鬱症是源自於心理—社會—生理等條件，加上壓力誘因及抑鬱的想法；當然，不利及危險的環境更易使個體患上憂鬱症（Knaus, 2006）。

第三節　憂鬱症的主要症狀

有位案主這樣說：「我從早到晚都精神不濟，也快樂不起來。我覺得自己好像是行屍走肉般，覺得人生很無聊。我好像沒有能力把任何事做好。」很多人多多少少都會有這樣的心情，因為人是情感的動物，心情自有低落、消沉、沮喪的時候。在每個人一生中或多或少都會碰到因人際、家庭、經濟、工作或學業的困擾而感到挫折與壓力感。這些情緒若無法獲得有效的抒解，周而復始一再累積，很快就會產生憂鬱的情緒。大部分人情緒低落一陣子後，可以再開朗起來，但少數人因為遺傳因子或個性或不適當的想法的使然，再加上壓力的累積且又缺乏適當的情緒調節與社會支持，會將情緒狀態衍生為一種病態，以至於心情與行為都受到影響，嚴重者甚至會以自殺結束寶貴的生命。

憂鬱症的種類很多，症狀也不盡相同。但一般來說，根據 Nolen-Hoeksema（2004），憂鬱症可歸類為情緒、生理及認知三方面：

- 情緒方面的症狀：最常見的憂鬱情緒是感傷（sadness）。雖然一般人常常多多少少會有感傷，但憂鬱者的感傷是一種像滑落谷底，感到絕望無助，無法自拔的感覺。憂鬱症案主指出他們對生活各項事物都失去興趣。即使他們嘗試去做一些應該是會讓自己快樂的事，卻引不起任何的興奮感。
- 生理方面的症狀：憂鬱者經常會胃口變差、食慾減退或增加、體重明顯減輕或增加、失眠或嗜睡。他們很明顯的一個症狀是行動變得緩慢遲滯，例如行走緩慢、講話速度減慢、肢體動作也變慢。另外他們幾乎整天都感到極度疲勞與缺乏體力、性慾降低、頭痛、頭昏、眼睛疲勞、眼角酸痛、口渴、頸部酸痛、胸悶、呼吸不暢、胸痛、腹脹、頻尿、身體酸痛、腰酸痛、盜汗與便秘感或一天數次大便等。
- 認知方面的症狀：憂鬱者經常低估自己能力並自我責備（常感到罪惡感或自覺沒有價值感）、無法專注、非常健忘、決斷力減退或猶豫不決，並有自殺的意念及行為。較嚴重的案主甚至會有不實際的妄想，例如幻想自己做了不可饒恕的罪，必須以死謝罪。

當然並不是所有的憂鬱症案主都有一樣的症狀，依其症狀的傾向、發病時間的長短及緩急情形，可分為下列數種不同的型態：重度憂鬱症（major depression disorder）、情緒障礙症（dysthymia disorder）、其他無特定型態的憂鬱失調症（depression disorder not otherwise specific）。美國心理諮商的診斷工具是美國精神醫學會出版的《精神疾病診斷與統計手冊》（*Diagnostic and Statistical Manual of Mental Disorder,* DSM-IV-TR）（American Psychiatric Association, 2000）。所以本節將針對該手冊對各種不同憂鬱症的診斷標準加以詳細的介紹。

壹、重度憂鬱症

一、案例

case

王同學，北部某醫學院大三的學生，到輔導中心尋求協助。他告訴諮商師自己是從南部來的，由於從小成績優異，所以父母都希望他能進醫學院就讀。在多年努力用功之下，終於如願的進入醫學院。但來北部後，他發現每到冬天情緒就很低落，晚上睡不著，白天提不起勁去上課，即使勉強去上課了也無法專心聽課。晚上睡不著時想看點書，但是都看不下去只想吃東西。所以每到冬天就胖了很多。到了春天天氣變暖和時，或是放寒假回南部時這種情況就會轉好。三年來，這種情況已經發生三次了，每到冬天他的成績就退步很多，他很擔心這樣下去可能會被當掉，無法完成父母要他當醫生的期望。

二、診斷標準

按《精神疾病診斷與統計手冊》（American Psychiatric Association, 2000）的標準，重度憂鬱症指的是案主至少持續兩個星期之久有五項（或五項以上）下列的症狀，並且嚴重到會影響其正常生活的運作；而且會有憂鬱心情或者對平常喜歡的事失去興趣或對生活感到無趣的情況（如果是十八歲以下，則包括有急躁及易怒的情緒）。

- 幾乎每天大部分的時間都感到憂鬱、悲傷或空虛（如果是小孩及青少年則是急躁及易怒的情緒）。
- 幾乎每天大部分的時間都提不起勁參與任何活動。
- 在沒有刻意減肥的情況下，體重明顯的減輕、食慾不振或飲食過量、體重增加（每個月增加或減少 5%的體重）。
- 幾乎每天都失眠或睡眠過多。
- 幾乎每天都不想動、動作遲緩或激動不安。
- 幾乎每天都感到疲倦或精神不繼。
- 幾乎每天都感到內疚或自覺無用感。
- 幾乎每天都注意力不集中、記憶力不好、猶豫不決。
- 常常有自殺意念、企圖自殺計畫或行為。

如果案主的症狀符合上述的標準，而且其上述症狀皆不是因由任何藥物或其他病因所引起的，則此類情況稱為重度憂鬱症。

約有半數左右的重度憂鬱症案主，也會同時伴隨其他附屬型態的心理失調症。茲分別說明如下：

第一種附屬型態是伴隨抑鬱的特質（melancholic features）：此類案主無法體會快樂的感覺，有明顯的憂鬱心情（特別是早晨時情緒最差）、心理動作遲緩（psychomotor retardation）（如感官與動作配合度遲緩、手眼協調緩慢）、重複做一些無目的性動作（psychomotor agitation）（如不斷的咬手指頭）、有明顯的厭食症或體重減輕的現象，並有過度的罪惡感。

第二種附屬型態是伴隨精神疾病的特質（psychotic feature）：此類案

主會有憂鬱性的妄想或幻覺的狀況。

第三種附屬型態是僵直的特質（catatonic feature）：案主會有非尋常的行為動作，包括：全身僵直的停格在某個動作、無意義的重複著某個動作（例如身體不停的左右搖擺著）、異常的語言表達（可能都不說話或重複著別人說的話）。

第四種附屬型態是伴隨非典型的特質（atypical features）：案主對某些事件會顯得很興奮、食慾變好且體重明顯增加、嗜睡、過度將感覺放在手臂和腿上、對他人的拒絕相當敏感。

第五種附屬型態是產後憂鬱症（postpartum onset）：案主在產後四週期間出現重度憂鬱症的症狀。

第六種附屬型態是季節性的憂鬱症（seasonal pattern），有時可稱為是季節性的情感失調（seasonal affective disorder, SAD）：此類案主需具有至少兩年（每年中的某一個特定的季節，通常是冬天）患有重度憂鬱症，而且已完全復原的歷史。要符合此診斷的病人，其病因的引發必須是無原因的，且與任何社會心理事件（如被解雇或失喪親人）是無關的（Nolen-Hoeksema, 2004）。

三、案例討論

王同學有情緒低落、睡不著、提不起勁去上課、無法專心聽課、食慾增加、體重增加，此情況持續兩個星期以上，所以可被歸類為重度憂鬱症。其重度憂鬱症狀已連續在兩個冬天出現，而且季節過後就完全復原。因為其症狀只發生在天氣寒冷的冬天，所以可被診斷為伴隨季節性憂鬱症特質的重度憂鬱症。

貳、情緒障礙症

一、案例

case

林太太，商學院研究所畢業，在一家大型貿易公司工作有一年半的時間。於兩年前結婚，先生是公務人員，他們在公婆家的附近以貸款方式買一棟公寓，每個週末他們會到公婆家一起吃晚餐。結婚兩年並未刻意避孕，但卻一直沒有懷孕。每次回公婆家或娘家，常會被問起有關懷孕的事情。夫妻倆曾至婦產科檢查，檢查結果一切正常。雖然林太太與先生都有一份穩定的職業，但林太太卻總是鬱鬱寡歡，對自己的工作、婚姻及前途都感到擔憂。她對諮商師說她在大學及研究所時，就常會因對前途的擔憂而感到憂慮，她覺得自己長相並不出眾，很擔心自己會嫁不出去或找不到工作，也常為此而失眠。畢業後，經朋友介紹認識現在的先生，也順利的找到了工作。原本以為從此以後自己就不會再憂慮了，想不到自己還是快樂不起來。兩年來，她常會擔心公婆會不喜歡自己或工作上會因表現不好或經濟不景氣而被革職。為此她常半夜失眠。特別是早晨起床時，常會有無名的罪惡感。她常很羨慕快樂的人，因為她從不知道快樂的滋味是什麼樣子的。

二、診斷標準

按《精神疾病診斷與統計手冊》（American Psychiatric Association, 2000）的診斷標準，情緒障礙症指的是案主至少持續兩年之久（小孩子與青少年則是一年）的大多數的日子中都感到憂鬱，而且需具有下列的兩項（或兩項以上）的症狀：

- 食慾不振或飲食過量。

- 失眠或睡眠過多。
- 感到疲倦或精神不繼。
- 自尊心低。
- 注意力不集中、猶豫不決很難做決定。
- 感覺沒有希望。

這些症狀持續呈現兩年（小孩子與青少年則是一年）之久。且這期間即使情況好轉（即未呈現上述的症狀），也未能持續超過兩個月之久。此類情況稱為情緒障礙症。

比較起重度憂鬱症，情緒障礙症的症狀較輕微但患病的時間卻較久，案主的情況時好時壞，但情緒卻常是處於低潮狀態。有位案主就形容自己像是在無底深淵的黑洞中，似乎永遠看不到盡頭。兩者的區別可摘要如表1-1：

表 1-1　重度憂鬱症與情緒障礙症的區別

	重度憂鬱症	情緒障礙症
出現症狀	五項以上的症狀，並包括感到悲傷或失去興趣或快樂	兩項以上的症狀，並包括憂鬱的心情
症狀出現期間	至少兩個星期	至少兩年

有些案主很不幸的會同時患有重度憂鬱症及情緒障礙症，臨床上稱之為雙重憂鬱（double depression）。其情況是大多數時間，案主會有情緒障礙的症狀，但偶爾情況會變嚴重而進入重度憂鬱症的狀況；當重度憂鬱症的狀況恢復後，並沒有恢復至正常人的情緒狀況，只是回復至情緒障礙症的狀況中。如同重度憂鬱症的案主一樣，約有半數左右的情緒障礙症案主，也會同時有伴隨其他附屬型態的心理失調症，例如伴隨抑鬱、精神疾病、僵直性、非典型、產後憂鬱症、季節性的憂鬱症等（Nolen-Hoeksema, 2004）。

三、案例討論

林太太的憂鬱狀況已有兩年之久，且大多數的日子中她都感到憂鬱。雖然憂鬱情況不是很嚴重，但她對自己缺乏信心、經常失眠、對前途感覺沒有希望。除此之外，她常會在早晨起床時，有無名的罪惡感，且無法體會快樂的滋味。所以林太太明顯的是患了伴隨抑鬱特質的情緒障礙症。

參、其他無特定型態的憂鬱症

按《精神疾病診斷與統計手冊》（American Psychiatric Association, 2000）的診斷標準，其他無特定型態的憂鬱症，是指案主的憂鬱症狀並沒有符合上述兩種憂鬱症或其他類型的心理疾病的診斷標準。以下將介紹四種此類型的憂鬱症：

一、月經前的煩躁不安症

女性的月經週期可分為月經期（menstrual phase）、繁殖期或濾泡期（proliferative or follicular phase）、分泌期或黃體期（secretory or luteal）。按《精神疾病診斷與統計手冊》（American Psychiatric Association, 2000），如果案主在過去一年多數的月經週期黃體期的最後一個星期中，至少有五項下列的症狀，而且這些症狀在濾泡期開始後就漸漸減輕，並且在月經停止後那個星期症狀就消失了。其五項的症狀中又必須包括下列的：1.、2.、3.或 4.的其中一項，而且其失調狀況已經明顯的干擾到其工作、學校及社交生活，此類情況稱為月經前的煩躁不安症（premenstrual dysphoric disorder）。

1. 有明顯的憂鬱情緒，感到無助，或否定自己。
2. 有明顯的焦慮及緊張感。
3. 非常情緒化（例如頓覺傷心感或很容易流淚，或很怕被拒絕）。
4. 非常易怒或暴躁，或易與他人有衝突。

5.對經常性的活動（如上學、工作、與朋友交往或其他嗜好）的參與興趣減低。
6.注意力無法集中。
7.呆滯冷漠、易感疲倦，或缺乏體力。
8.食慾改變，飲食過量或對某項食物特別嘴饞。
9.睡眠過量或失眠。
10.感覺壓力好大或有失控感。
11.其他生理方面的不適，如乳房腫脹、頭痛、關節或肌肉疼痛、體重增加。

二、輕度的憂鬱症

輕度的憂鬱症（minor depression disorder）案主與重度憂鬱症案主一樣，至少持續兩個星期之久感到憂鬱的心情或者對任何事物都引不起興趣；但不同的是輕度的憂鬱症案主其症狀較輕微。按《精神疾病診斷與統計手冊》（American Psychiatric Association, 2000），案主需呈現下列症狀中的至少兩項（但是至多五項）的症狀：

- 幾乎每天大部分的時間都感到憂鬱、悲傷或空虛。
- 幾乎每天大部分的時間對任何活動的參與都提不起勁。
- 在沒有刻意減肥的情況下，明顯的體重減輕、食慾不振或飲食過量、體重增加（每個月增加或減少 5%的體重）。
- 幾乎每天都失眠或睡眠過多。
- 幾乎每天都不想動、動作遲緩或激動不安。
- 幾乎每天都感到疲倦或精神不濟。
- 幾乎每天都感到內疚或自覺無用感。
- 幾乎每天都注意力不集中、記憶力不好、猶豫不決。
- 常常有自殺意念、自殺計畫或行為。

另外要符合輕度憂鬱症的診斷標準是：案主從來沒有患過重度憂鬱症

及情緒障礙症，且其上述症狀不是因由任何藥物或其他生理疾病因引起的（American Psychiatric Association, 2000）。

三、短暫復發性的憂鬱症

短暫復發性的憂鬱症（recurrent brief depression disorder）的案主出現與重度憂鬱症一樣的症狀，但發病的時間是從兩天至兩個星期之久，之後十二個月中每個月復發一次，但與月經週期無關，且嚴重影響社會、工作及其他生活功能。另外，案主從來沒有患過重度憂鬱症及情緒障礙症，且其上述症狀不是因由任何藥物或其他病因引起的（American Psychiatric Association, 2000）。

四、患精神官能症後的憂鬱症

患精神官能症後的憂鬱症（postpsychotic depressive disorder of schizophrenia）的案主在精神官能症的病症減輕期間（residual phase）出現如重度憂鬱症一樣的症狀。

至此，你是否已能對不同的憂鬱症清楚區分其差別了呢？現在請翻回本章的第一節細讀兩個案例並進行診斷。首先看看王女士的情況，她離婚半年間一直覺得很無助和難過。每次一難過她就猛吃，所以體重增加了三十公斤。多數的晚上她都睡不著，但有時候她又會昏睡，想出去工作，但卻缺乏動力，並常常唸著：真的很想一死百了算了。此情況持續兩個星期以上，出現五項以上的症狀，並包括感到悲傷或對事物缺乏興趣或覺得生活無趣，所以可被歸類為重度憂鬱症。至於李同學呢？他最近兩個星期突然變得鬱鬱寡歡，沒有去上課也不去參加任何社團活動，睡不好也吃不下。他很想勉強自己好好讀書，但是看到書就頭痛。他說好幾次他都想自殺了結自己的生命。跟王女士一樣，李同學的情況持續兩個星期以上，出現五項以上的症狀，並包括感到悲傷或對事物缺乏興趣或對生活無趣，所以也可被歸類為重度憂鬱症。

第四節　引發憂鬱症的原因

引發憂鬱症的原因相當複雜，現代的論點認為憂鬱症是源自於心理—社會—生理等條件。根據形成心理失調的無辜—壓力模式（vulnerability-stress model of the development of disorder），人們需要帶有無辜的因素加上壓力的誘因，才會引致心理失調。無辜的因素包括生理性、社會性及心理性（Nolen-Hoeksema, 2004）。生理性因素如遺傳基因、腦部結構、荷爾蒙及性別等；社會性因素如生活事件、家庭互動、親子關係及文化環境等；心理性因素如行為、認知及情緒等。壓力因素可分為：生物性誘因如：疾病、受傷等；社會性誘因如：創傷事件、失去親人或工作等；心理性誘因如：自覺失去自主性、缺乏自信心及社交技巧等。從圖 1-1 可清楚看出其間的關係：

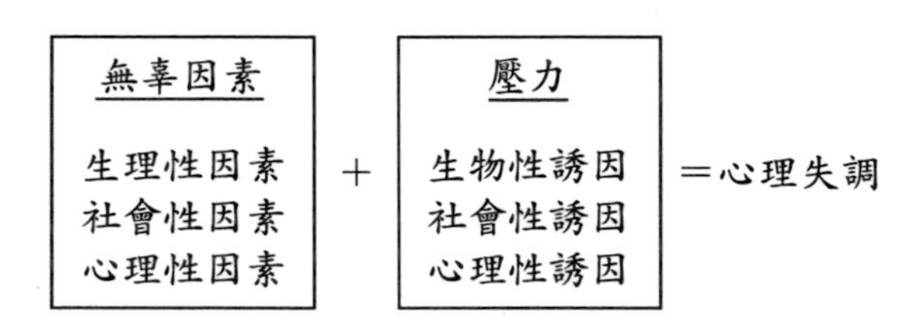

圖 1-1　形成心理失調的無辜—壓力模式

資料來源：參考 Nolen-Hoeksema（2004）。

但從本章第一節的統計資料顯示個人性因素，例如性別與年紀，也是一個重要的環節。根據此，本書作者提出壓力形成的架構（如圖 1-2 所示）。

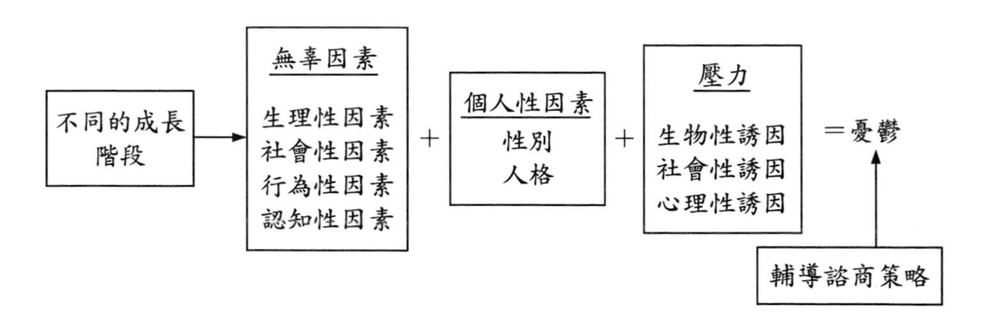

圖 1-2　形成憂鬱成因的探討架構

根據圖 1-2 的架構，本書的探討方向可歸納如下：首先是探討憂鬱的基本概念及診斷的標準（第一章）；然後，探討憂鬱的生理、環境及個人性因素與心理治療及心理諮商策略（第二章）、憂鬱的行為因素與輔導諮商策略（第三章）、憂鬱的認知因素與輔導諮商策略（第四章與第五章）；最後再根據不同年紀的各個階段探討憂鬱問題與輔導策略，包括：小學階段（第六章）、國中與高中階段（第七章）、大學階段（第八章）、成年與中年階段（第九章）及老年階段（第十章）。每個因素對憂鬱症的影響及輔導諮商的因應策略將留待在各章中做詳細探討。

另外，因為諮商輔導與心理治療兩名詞經常會被互用，所以在本書中，對於提供協助者將以諮商師（counselor）或治療者（therapist）互換使用。至於被協助者的稱法，為與各章節介紹的內容一致，其稱呼亦有數種。描述症狀、成因與個別諮商或心理治療時，稱為案主（client）；提到團體諮商或治療時，稱為成員（member）。當提到不同年紀的諮商輔導策略時，則按案主的年紀稱之〔如兒童、青少年、學生（指大學生）〕，至於成年人、中年人及老年人則以成員稱之。

本章摘要

憂鬱症是一個淵源久遠的心理疾病，案主不分男女及老少皆有。造成憂鬱症的原因很多，可能有生理方面的原因，也可能有心理、認知或行為方面的因素。憂鬱症若未能即時有效的治療，不僅有八倍於常人的自殺率，也會產生各種生理疾病。因此確實了解憂鬱症的種類與症狀，並了解導致憂鬱症的成因及諮商輔導策略，將有助於幫助憂鬱症案主走出憂鬱，尋回快樂。

美國精神醫學會出版的《精神疾病診斷與統計手冊》按案主憂鬱症狀的傾向及發病時間的長短及緩急情形，將憂鬱症分為重度憂鬱症、情緒障礙症，及其他各種無特定型態的憂鬱症。比較起重度憂鬱症，情緒障礙症的症狀較輕微但患病的時間卻較久，案主的情況時好時壞，但情緒常常屬於低潮狀態。

最後針對造成憂鬱症的原因，作者提出本書的探討架構。至於詳細的生理、社會、個人、行為、認知因素與壓力性誘因（包括生理性、社會性與心理性）在各年齡階段互動中對形成憂鬱症的影響，則留待各章節中再做詳細探討。

參考文獻

中文書目

生命中的暗潮（無日期）。**生命中的暗潮——男性與女性的憂鬱指數**。2008年8月1日，取自 http://www.scc.yuntech.edu.tw/SexEqual/column/AA/a/a_01/a_01_12.htm

卓良珍（2005）。**憂鬱症的心理治療**。2008年8月1日，取自 http://www.ccmm.org.tw/magazine/magview/magazine1view.asp? key=441

許伶楓（無日期）。**藍色殺手——認識情感性疾患症**。2007年2月20日，取自 http://www.ym.edu.tw/scc/source/961015.doc

湯華盛（2005）。**吃粽子悼屈原談憂鬱症與自殺防治**。2007年11月22日，取自 http://www.depression.org.tw/knowledge/know_info_part.asp? paper_id=33

董氏基金會（2003）。**大台北地區民眾對於憂鬱及憂鬱症的認知狀況調查**。

2008 年 8 月 1 日，取自 www1.ndmctsgh.edu.tw/PW/ch/nwes/憂鬱症.doc

英文書目

American Psychiatric Association (2000). *Diagnostic and Statistical Manual of Mental Disorder* (4th ed, text revision). Washington, DC: American Psychiatric Association.

Berman, A. L., & Jobes, D. A. (1991). *Adolescent suicide: Assessment and intervention.* Washington DC: American Psychological Association.

Burton, R. (2001). *The Anatomy of Melancholy.* New York: Review Books Classic.

Chaplin, T. M. (2006). Anger, happiness, and sadness: Associations with depressive symptoms in late adolescence. *Journal of Youth Adolescence, 35*(6), 977-986.

Freud, S. (2005). *On murder, mourning, and melancholia.* London: Penguin.

Galaif, E. R., Chou, C., Sussman, S., & Dent, C. W. (1998). Depression, suicidual ideation, and substance use among continuation high school students. *Journal of Youth and Adolescence, 27*, 275-299.

Garber, J., & Horowitz, J. L. (2002). Depression in children. In L. H. Gotlih & C. L. Hammen (Eds.), *Handbook of depression* (pp. 510-540). New York: Guildford Press.

Gatz, M., Kasl-Godley, J. E., & Karel, M. J. (1996). Aging and mental disorders. In J. E. Birren (Ed.), *Handbook of the psychology of aging* (4th ed.) (pp. 365-382). San Diego, CA: Academic Press, Inc.

Gilbert, P. (1992). *Depression: The evolution of powerlessness.* New York: The Guilford Press.

Kessler, R. C., McGonagle, K. A., Zhao, S., Nelson, C. B., Hughes, M., Eshleman, S., Wittchen, H., & Kendler, K. S. (1994). Lifetime and 12-month prevalence of DSM-III-R psychiatric disorders in the United States: National Comorbidity Study. *Archives of General Psychiatry, 51*, 8-19.

King, D. A., & Markus, H. E. (2000). Mood disorders in order adults. In S. K. Whitbourne (Ed.), *Psychology in later adulthood* (pp. 141-172). New York: Wiley.

Knaus, W. J. (2006). *The Cognitive Behavioral Workbook for Depression.* New Harbinger Publication, Inc.

Lewinsohn, P. M., & Essau, C. A. I. H. (2002). Depression in adolescents. In I. H. Gotlib & C. L. Hammen (Eds.), *Handbook of depression* (pp. 541-559). New York: Guildford Press.

Michau, M. R. (n.d.). *Doing, suffering, and creating: Willaim James and depression.* Retrived Febrary 20, 2008, from http://web.ics.purdue.edu/~mmichau/james-and-depression.pdf

Noble, R. E. (2005). Depression in women. *Metoblism*, *54*, 49-52.

Nolen-Hoeksema, S. (2004). *Abnormal psychology* (3rd. ed.). New York: McGraw-Hill Companies, Inc.

Okasha, A., & Okasha, T. (2000). Notes on mental disorder in Pharaonic Egypt. *History of Psychiatry*, *11*, 413-424.

Seidlitz, L., Fujitz, F., Duberstein, P. R. (2000). Emotional experience over time and self-reported depressive symptoms. *Personality and Individual Differences*, *18*, 447-460.

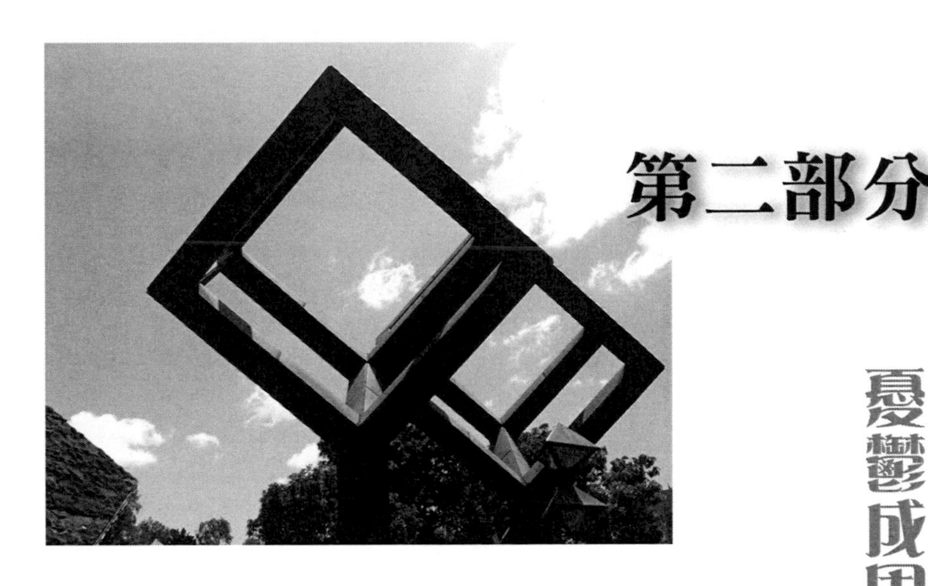

第二部分

憂鬱成因的理論探討與因應之道

當看到別人憂鬱的時候，我們最常跟對方說的一句話就是：「唉呀！你就是想太多了，想開一點就沒事了！」真的是這樣嗎？

憂鬱的成因是多重且複雜的，不同的個體可能會因為遺傳、生理及認知的不同而對同樣的情境有不同的情緒反應。

本書的第二部分是以橫切面的觀點探討影響憂鬱感的成因與因應之道，幫助讀者從理論的觀點來認識憂鬱的形成原因，並針對各成因提出可能的因應之道，以作為讀者們的參考。

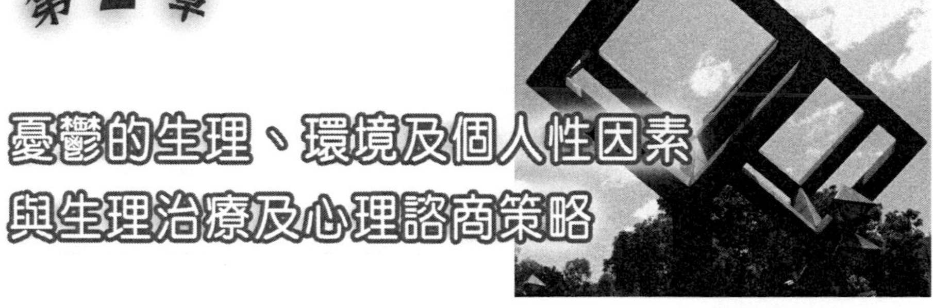

第2章 憂鬱的生理、環境及個人性因素與生理治療及心理諮商策略

前言

俗話說：「一樣米養百樣人。」有人不管遇到多大的挫折或壓力，都可以屹立不搖；而有些人卻是一蹶不振。人們常會勸憂鬱的人說：「想開一點就沒事了！」真的是這樣嗎？本章將從生理、環境及個人性因素探討造成憂鬱的成因，並提出生理與心理的治療策略。

第一節　憂鬱症的生理成因與治療

壹、憂鬱症的生理成因

Thase、Jindal 及 Howland（2002）指出至少有四個原因可以證實憂鬱症與生理因素是有關聯的：⑴憂鬱症像其他生理的疾病一樣，在第一次發作後仍會有再發作的可能；⑵憂鬱症的症狀包含有生理的失調現象，例如睡覺、飲食及性功能的失調；⑶憂鬱症是有遺傳性的；⑷憂鬱症狀是可以透過藥物治療獲得改善。多數生理方面的理論對憂鬱症的探討包括：⑴憂鬱症來自遺傳；⑵憂鬱症來自神經傳導物質不足或接受器不敏感；⑶憂鬱症來自腦部結構異常；⑷憂鬱症來自荷爾蒙失調。以下將針對這四方面逐一進行探討。

一、憂鬱症來自遺傳

很多研究發現憂鬱症確實與家庭史有關，例如家族中的一等親（如父母、子女及兄弟姊妹）中若有人患憂鬱症，其同家族的人患憂鬱症的機率就比那些一等親沒有患憂鬱症者大二到三倍（Klein, Lewinsohn, Seeley, & Rohde, 2001; Sullivan, Neale, & Kendler, 2000）。雙胞胎的研究發現同卵雙胞胎之間同樣患憂鬱症的比率比異卵雙胞胎還高（Sullivan et al., 2000）。研究更指出遺傳對女性的影響大於男性（Jacobson & Rowe, 1999）。不過也有研究發現遺傳對男女性罹患憂鬱症的影響性並無差異（Kendler & Prescott, 1999）。另外，從領養方面的研究也發現被領養者的親戚若有情緒失調者，比那些被領養者其親戚未有情緒失調者會有顯著高的機率罹患情緒失調症或自殺（Wender, Kety, Rosenthal, Schulsinger, Ortmann, & Lunde, 1986）。

二、憂鬱症來自神經傳導物質不足或接受器不敏感

不同的神經傳導物質（neurotransmitter）在人的情緒失調上扮演著不同的角色，但被應用較廣的是單胺（monoanmines），特別是血清素（serotonin）、正腎上腺素（norepinephrine）及多巴胺（dopamine）這幾個特定的單胺。這些傳導物質主要是集中在邊緣系統（limbic system），負責管轄睡眠、食慾及情緒的過程。因為血清素與腎上腺素都是重要的神經傳導物質，但儲量有限，為了充分利用，細胞會進行回收工作，把釋放出去的神經傳導物質（正腎上腺素、血清素）再吸收回來，儲存在細胞中，提供下次釋放再用。當細胞將太多的神經傳導物質再吸收回去，突觸的神經傳導物質降低就可能會導致憂鬱症（羅瑋萱、李怡慧及李嘉音，2004；Nolen-Hoeksema, 2004）。另外的原因是可能是來自神經傳導素的接受器的數量與敏感

度失常所致（Thase et al., 2002）。Kujawa 及 Nemeroff（2000）就發現患重度憂鬱症的案主，其神經傳導素中的血清素及正腎上腺素的數量較少或者神經傳導素的接受器較不敏感。另外研究也發現憂鬱症的案主其神經傳導物質較未患憂鬱症者易失序（Post, Speer, Leverich, Weise, & Ketter, 2000）。所以學者（Fava & Rosenbaum, 1995）認為透過藥物改善神經傳導物質的接受器敏感度，可以使案主的心情獲得改善。

三、憂鬱症來自腦部結構異常

腦部中有幾個部分與人的情緒是有密切的關係，如杏仁核（amygdala）、左前額葉皮質（left prefrontal cortex）及海馬區（hippocampus）（圖 2-1）。杏仁核是大腦皮質顳葉基部的一群神經核，也是邊緣系統中重要的神經衝動轉運站之一（張春興，1989），其主要的功能是引導人們去注意與情緒有關的刺激物。研究發現憂鬱症案主，其杏仁核有擴大的現象（Mervaala, Fohr, Kononen, Valkonen-Korhonen, & Vainino, 2000），而且該部分的腦部細胞活動量變大。當憂鬱症案主痊癒後，其杏仁核就會再恢復至一般正常人的大小（Drevets, 2001）。

當杏仁核接受到與情緒有關的訊息後，會將訊息傳達到左前額葉皮質及右前額葉皮質 （right prefrontal cortex）。左前額葉皮質是負責趨動性的情緒（approach emotion），所以若這部分失調就會使個體因缺乏動機而引致憂鬱症（Davidson, Pizzagalli, Nitschke, & Putnam, 2002; Kennedy, Evans, Kruger, Mayberg, & Meyer, 2001）。

另外，人類腦部中海馬區是掌管記憶及害怕（fear）方面的情緒。研究發現憂鬱症案主的海馬區比未患憂鬱症者小（Noga, Vladar, & Torrey, 2001）而且新陳代謝活動較不頻繁（Saxena, Brody, Ho, Alborzian, Ho, Maidment, Huang, Wu, Au, & Baxter, 2001）。

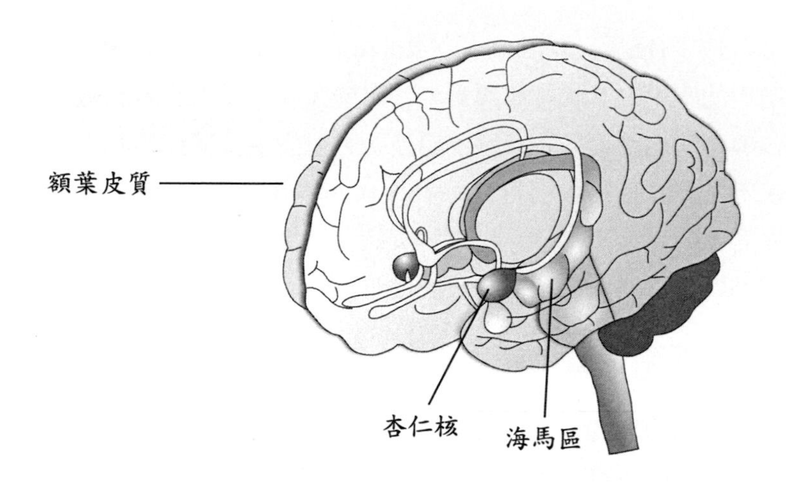

圖 2-1　腦部中與情緒有關的部位圖

四、憂鬱症來自荷爾蒙失調

神經內分泌系統（neuroendocrine system）管轄許多影響人們睡眠、食慾、性慾、愉悅及反應外在環境壓力等方面的重要荷爾蒙。其荷爾蒙的分泌狀況是影響憂鬱症發生的原因之一。神經內分泌系統包括下視丘（hypothalamus）、腦下垂體（pituitary）及腎上腺皮質（adrenal cortex）。這三部分協力形成一個回饋系統並與邊緣系統及大腦皮質互相聯繫，這樣的系統稱為下視丘—腦下垂體—腎上腺皮質軸，或稱為HPA軸。HPA軸在調整壓力的反應上扮演一個相當重要的角色。當人們遇到壓力時，HPA軸會釋放較多的荷爾蒙，以幫助人們的身體應付外來的壓力。HPA軸的運作系統如下：⑴下視丘的室旁核（paraventricular nucleus, PVN）的神經元會促動促腎上腺皮質激素釋放因素（corticotrophin releasing factor, CRF）的釋放；⑵ CRF 啟動腦下垂體釋放腎上腺皮質激素（adrencorticotropin, ACTH）；⑶CRF進入血液後（glucocorticoid）會啟動腎上腺糖皮質激素的的合成與釋放〈惡魔生醫雜談——淺談憂鬱成因11，無日期〉（詳見圖2-2）。一旦壓力解除後，HPA軸則恢復正常的運作狀態（Nolen-Hoeksema, 2004）。研究發現，憂鬱症的案主有長期性的HPA軸過度反應的現象；而且當壓力減除後，他們的HPA軸常無法回到正常的運作狀態（Pariante & Miller, 2001）。

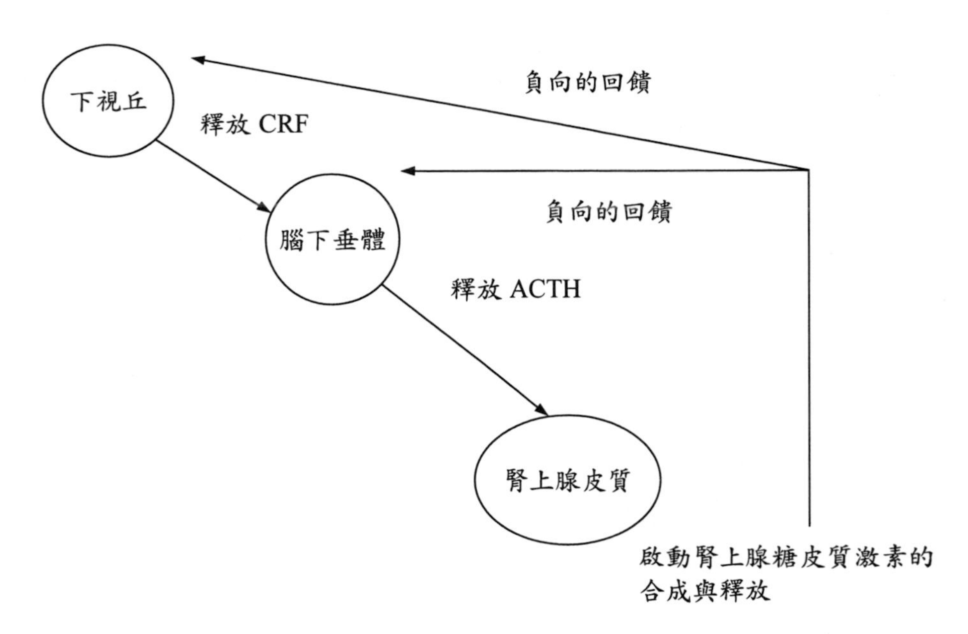

圖 2-2　HPA 軸的運作系統

資料來源：參考 http://www.biology.ucr.edu/people/faculty/Garland/HPA_axis.jpg。

貳、憂鬱的生理治療之道

根據上述探討，憂鬱症的生理原因除了遺傳與基因是屬於較不可抗拒的因素之外，其他方面的成因皆有其治療處理的因應對策。在生理治療方面包括：藥物治療、電擊療法（electrovulsive therapy, ECT）及光照治療（light therapy）。

一、藥物治療

有效藥物方面的治療起始於一九六〇年代，現在有關治療憂鬱症的藥物已不斷被開發出來，使用者極眾。以下將介紹較常用的幾種藥物及其可能產生的負作用。

㈠三環抗抑鬱藥

血清素與腎上腺素都是重要的神經傳導物質，但儲量有限，為了充分利用，細胞會進行回收工作，把釋放出去的神經傳導物質再吸收回來，儲存在細胞中，提供下次釋放再用。因為憂鬱症案主可能是因為其突觸的神經傳導物質降低（羅瑋萱等人，2004），所以三環抗抑鬱藥（tricyclic andidepressants）的主要功能抑制突觸前神經細胞，將神經傳導物質〔血清素（serotonin）及正腎上腺素〕再吸收回去，以及增進神經傳導物質的接受器的敏感度來治療憂鬱症（Nolen-Hoeksema, 2004）。這種藥物適用於減緩急性的憂鬱症狀，約有 60%的憂鬱症案主使用這種藥物（Nemeroff, 2000）。不過其副作用是使用此藥物後會有口乾、便秘、性功能失調、視覺模糊、頭昏眼花及白天睏倦的問題，而且要服用四至八週後才會出現療效。所以除非是有自殺企圖的案主，醫生不太建議服用此藥物（Nolen-Hoeksema, 2004）。

㈡單原子氧化酵素抗化劑

單原子氧化酵素抗化劑（monoamine oxidase inhibitors, MAOIs）的功用，是可在神經交會的突觸（synapses）幫助單胺分解重要酵素，以增加突觸神經傳送素的量數。這種藥物的效果與三環抗抑鬱藥相當，但醫生在開立此處方時要極度小心，因為此種藥物的副作用較危險，除了與三環抗抑鬱藥一樣的副作用外，還加上會傷害肝臟、增加體重及降低血壓等現象（Nolen-Hoeksema, 2004）。

㈢選擇性的血清素回收抑制劑

選擇性的血清素回收抑制劑（selective serotonin reputake inhibitors, SSRIs）的主要作用是在抑制突觸前（presynaptic）神經細胞血清素的回收。如前所述，血清素與腎上腺素的儲量有限，為了充分利用，細胞會把釋放出去的神經傳導物質再吸收回來，儲存在細胞中，提供下次釋放再用。但很多憂鬱症案主其血清素濃度較低，所以選擇性的血清素回收抑制劑的功用是要藉由抑制突觸前神經細胞血清素的回收，來增加憂鬱症案主的血清素濃度來改善其憂鬱症。此藥物的結構與三環抗抑鬱藥類似，但對於抑制血清素回收選擇性較高（羅瑋萱等人，2004）。此藥物現在較普遍被採用，主要的理由是：⑴約兩三週就出現療效；⑵副作用較輕微；⑶因療效較快所以較不會導致過度服用；⑷也適用於處理其他的心理疾病，如焦慮及飲食失調等（Pearlstein, Stone, Lund, Scheft, Zlotnik, & Brown, 1997）。專家建議這種藥物可能較適合治療長期性的憂鬱症案主（Frank, Grochocinski, Spanier, Buysse, Cherry, Houck, Stapf, & Kupfer, 2000）。但此藥物仍有些副作用，較常見的包括感覺焦慮與緊張、輕微顫抖、出汗、感到虛弱、易怒或增加敵意、性功能失調等。不過這些副作用通常會在幾週後慢慢減少（Nolen-Hoeksema, 2004）。

二、電擊療法

電擊療法是在二十世紀初期由義大利的醫生 Ugo Cerlettii 及 Lucui Bini 嘗試啟用。原本是用在治療精神分裂症，不過後來發現此法對憂鬱症的治療效果更好，尤其對藥物治療已完全無效的案主，治癒率是 50%到 60%（Fink, 2001）。電擊療法的治療之前治療師要先將案主麻醉及將其肌肉鬆弛，然後將電荷傳送到大腦使其經歷到短暫的痙攣現象。使用麻醉及將其肌肉鬆弛可使病患在治療過程中較不會感到痛苦或不適。典型的狀況下，需要連續接受六到十二次的療程（Nolen-Hoeksema, 2004）。多年來電擊療法受到不少爭議，原因是：⑴很多人視其為一種懲罰；⑵這種治療會導致短暫記憶喪失的現象；⑶雖然有效但復發率也高（約是 85%）（Fink, 2001）。所以現在的電擊療法都只針對與記憶及學習較無關的右腦進行電擊（Glass, 2001）。

三、光照治療

一般人在一天二十四小時的生理運作上，是有其自然生物性的律動循環，稱為全天性的節奏（circadian rhythms），但若因季節性的天氣變化而導致這循環節奏上的失調，就會引起季節性的憂鬱症。這種現象在冬天最為普遍。不過這全天性的節奏是可以透過外在的刺激加以調整，所以光照治療的功能就是在幫助案主調整其全天的節奏循環，使體內的荷爾蒙及神經傳導物質能正常的釋放。光照治療對於幫助季節性憂鬱症案主症狀的減除上特別有效（Koorengevel, Gordijn, Beersma, Meesters, den Boer, & van der Hoofdakker, 2001）。

第二節　憂鬱症的環境成因與因應之道

中國有句成語說：「貧賤夫妻百事哀。」是描寫貧窮的環境可能會使一個家庭在面對生活挑戰與壓力的能力減低。長久以來，學者們都極重視社會環境因素對憂鬱的影響，他們相信人們居住的環境狀況是影響憂鬱的原因之一（Monroe & Hadjiyannakis, 2002）。尤其是對長期性與復發性的憂鬱症案主，其環境對他們的影響更是不容忽視的因素（Kessler, 2002）。環境成因對憂鬱的影響可歸納為：⑴生活事件（life event）與生活壓力（life stress）；⑵親子關係與家庭互動；及⑶文化的差異與適應。下面將針對這些因素逐一探討。

壹、憂鬱來自生活事件與生活壓力的影響

一、案例

case

林同學在高中最後一年時，母親突然心臟病發作送醫急救，在藥效枉然之下，他親眼看著母親去世。當時因為忙著升學考試，他化悲傷為力量，不斷的提醒自己要專心準備考試，以好的成績告慰母親在天之靈，所以眼淚一滴也沒掉，也沒有表現出任何哀傷的情緒，考試結果果然不負眾望順利進入大學。那年暑假就在忙著升學考試、考上的興奮及忙著準備進大學中度過。大一那年，一切都很順利，不僅課業成績保持中等以上，他也參加兩個社團活動（後來都順利的被選為幹部），並且在學校內找到打工的機會。但就在過完興奮的新生活，回家過暑假時，他才

在漫長的暑假中真正嘗到沒有媽媽的苦澀滋味。大二開學返校後，班上的老師及打工單位的督導發現林同學開始翹課及翹班，成績一落千丈，到學期中時每科的成績都不及格，原來打工的工作被解僱，在社團裡擔任的幹部職位也被取消了。導師本來以為他是交友不慎或染上惡習，找他個別談話後才發現其實他什麼都沒做，只是常常整天躺在床上對著天花板發呆，提不起勁做任何事。後來學校轉介他去心理輔導中心尋求諮商，診斷之後才發現林同學是患了重度憂鬱症。

二、消極負向的生活壓力事件對憂鬱的影響

林同學的憂鬱症主要導因是來自失去母親的打擊。消極負向的生活壓力事件（stressful negative life events）與生理因素一樣，是影響憂鬱症的重要因素之一（Mazrue, 1998）。學者（Grant, Compas, Stuhlmacher, Thurm, McMahon, & Halpert, 2003）指出當人們長期處在生活壓力狀況中，其生理與心理健康皆易受到不良的影響。

消極負向的生活壓力事件可以預測憂鬱嗎？從一九六〇年代開始，很多研究致力於探討這個主題，證實生活壓力與憂鬱是很有關聯的，也就是說生活中經歷較多負向的重大事件者，比未經歷者較易患有憂鬱症（Kessler, 1997; Mazrue, 1998; Monroe & Depue, 1991; Paykel, 2002）及有自殺的企圖（Slater & Depue, 1981）。根據研究，65%的憂鬱症案主在病發前的六個月中經驗到不幸或負面的壓力事件（Frank, Anderson, Reynolds, & Ritenour, 1994）。憂鬱症案主也比未有憂鬱症者經歷過較多的創傷事件，特別是經歷過生離死別者（Kessler, Davis, & Kendler, 1997）。Holmes 及 Rale（1967）指出親人及所愛的人死亡是人生經歷中最大的壓力來源。例如 Goodyer 等人就發現在精神科就診患情緒失調的兒童比其他的兒童經歷較多不幸的生活事件（Goodyer, Kolvin, & Gatzanis, 1985, 1987）。針對老年人的研究也發現，憂鬱的老人也比一般的老人經歷過較多不幸的生活事件（Emmerson, Burvill, Finlay-Jones, & Hall, 1989; Murphy, 1982）。

到底生活事件與壓力是如何影響到憂鬱感的產生呢？目前有兩個理論提出了這方面的說明：(1)壓力敏感模式（stress sensitization model）；(2)壓力自發性模式（stress autonomy model）。壓力敏感模式認為當主要的壓力事件首次出現時（例如第一次找工作失利）其衝擊最大，最易導致個體的憂鬱感，當該壓力事件重複出現時，其影響（impact）會增加，亦即案主對該壓力事件的敏感度會增加，但是該壓力主要事件再發生時導致憂鬱症再患的次數反而較減少。壓力自發性模式則是認為當生活中主要的壓力事件首次出現時（例如第一次考試不及格）雖然衝擊很大，會使個體感到憂鬱感，但其影響性是僅限於該次的發生事件，且當壓力事件再發生時導致憂鬱症再患的次數也會較減少（Monroe & Harkness, 2005）（見圖 2-3）。

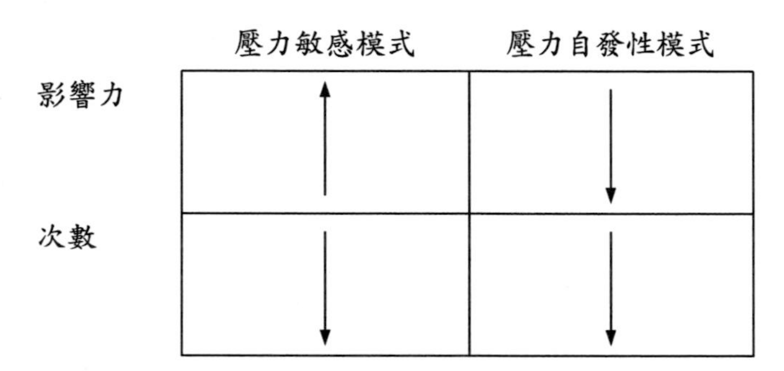

圖 2-3　壓力敏感與壓力自發性模式：兩種模式在主要壓力事件對於憂鬱症再患的影響力與次數間不同看法的比較

資料來源：引自 Monroe 及 Harkness（2005: 428）。

當進一步探討主要壓力事件與次要壓力事件對憂鬱症再患的影響時，壓力敏感模式認為，當個體經過主要壓力事件連續衝擊後，會對該壓力事件的敏感度會增加，但是這敏感度並不會影響到主要的壓力事件，而是會影響到個體對壓力等級較少的次要事件的反應。所以當壓力等級較少的次要事件若多次連續發生，個體對這次要事件的敏感度會增加，而且其導致憂鬱症再患的次數也會增加（例如當媽媽說案主沒做好她交代的事時，案主會敏感的聯想到連自己媽媽都不信任自己，難怪自己找不到工作，因而感到憂鬱）。壓力自發性模式則認為生活中主要的壓力事件對個體的衝擊，僅限於該次的發生事件，不僅主要的壓力事件再發生時導致憂鬱症再患的次數會較減少，也不會影響到個體面對類似的次要事件再發的心情，且該次要事件會導致個體憂鬱症再患的次數或機率也很小（Monroe & Harkness, 2005）（見圖 2-4）。

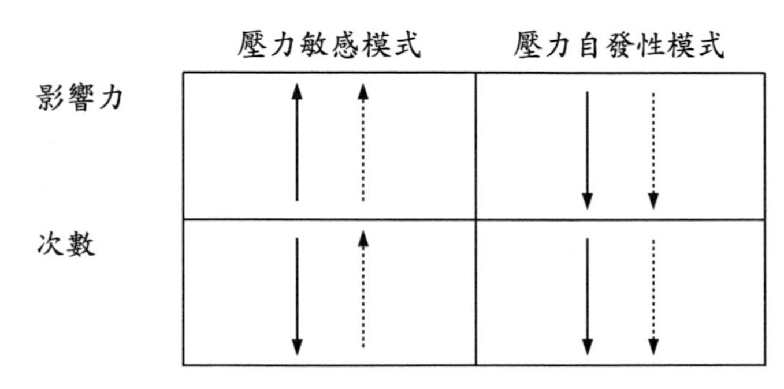

圖 2-4　壓力敏感與壓力自發性模式：兩種模式在主要及次要壓力事件對於憂鬱症再患的影響力與次數間不同看法的比較

資料來源：引自 Monroe 及 Harkness（2005: 429）。

不過總結來說，這兩個理論都不否定生活壓力是可以預測憂鬱的。有研究發現先前患過憂鬱症的人在連續經歷有壓力的生活事件時，其再患憂鬱症的機率也較大（Monroe & Hadjiyannakis, 2002）。另一個研究也發現，案主第一和第二次憂鬱症的發作常是受到其生活壓力事件的影響（Dolan, Calloway, Fonagy, De Souza, & Wakeling, 1985; Ezoquiaga, Gunerrez, & Lopez, 1987; Ghaziuddin, Ghazuddin, & Stein, 1990）。

很多研究也發現案主遇到壓力事件時的處理方式會影響到其憂鬱的程度。例如：Galaif、Sussman、Chou 及 Wills（2003）發現用生氣的方式來克服壓力會增加憂鬱感。而且如果不敢對他人發怒氣，僅以對自己生氣的方式來面對壓力的情境，也會增加憂鬱的程度（Law, 2007; Law & Guo, 2007）；另外，以逃避的方式（像案例中的林同學的反應方式）來處理壓力事件，也會導致憂鬱（Law, 2007; Law & Guo, 2007）。相反的，若能適當的尋求社會協助來處理壓力事件，其憂鬱感就會降低（Galaif et al., 2003; Wills & Hirky, 1996）。

三、處理消極的生活壓力事件所導致憂鬱的諮商輔導策略

由上述的探討可看出在我們生活中所遇到的消極壓力事件對個人的憂鬱情況甚有影響性。尤其是親人及所愛的人死亡是人生經歷中最大的壓力來源（Holmes & Rale, 1967）。不過在諮商過程中應幫助案主區分哀悼（grief）與憂鬱的不同。哀悼的心情是人在面對親人死亡時的自然反應，通常過一段時間後自然就會恢復的；相反的，憂鬱的情緒如果沒有專家的協助會持續很久且會重複出現。所以針對前述案例中林同學的例子，作者建議採用下列的步驟來處理：

步驟一：應鼓勵案主探討母親去世的事件對其目前憂鬱狀況的影響。

步驟二：幫助他表達對母親去世悼念的心情。

- 讓案主談對母親的印象——母親生前對自己的教導與影響。
- 讓案主談對失去母親的悲傷，鼓勵他盡量將悲傷的情緒發洩出來。
- 讓案主寫信給母親告訴母親自己對她的思念、失去她之後這段時間的困難與成長、計畫如何克服困難。

步驟三：鼓勵案主想想如果母親仍在人間會希望看到自己有什麼樣的成長，鼓勵案主評估母親對自己期望的可行性。如果是可行的，則鼓勵他按此期望定出短程、中程與長程目標及可行的步驟。

步驟四：鼓勵按目標逐一付諸行動。

如果憂鬱是因為案主在認知上告訴自己：「沒媽的孩子就是什麼都沒有了」所造成的，那麼認知學派會是很有效的治療方法。例如挑戰案主這句話的真實性，並幫助案主以積極的話來取代這句話（有關認知學派的治療方法，請詳見第四和第五章）。

再者，學者（Paykel, 2002）指出生活壓力與自殺企圖有很強的關聯性，所以在處理憂鬱的案主時應鼓勵他們探討其負向的生活壓力事件對其目前憂鬱狀況的影響，特別如果發現案主正遭遇到重大的壓力事件時，那

麼在諮商的過程中，應探察案主是否有自殺的企圖與計畫，並把自殺防治納入諮商方案中。

貳、憂鬱來自親子關係與家庭互動的影響

依附理論（attachment theory）將親子關係分為安全性的依附（secure mutual attachment）及不安全的依附（insecure attachment）。安全性依附的親子關係是指父母親對子女的教養態度是一致性、他們提供孩子所需要的照顧與關懷、親子間有很親密的情感關係。上述這些態度對其子女的心理發展有很積極的助益，會幫助他們建立起對人的信任感，並對自己的能力有信心（Armsden & Greenberg, 1987; Cassidy & Shaver, 1999）。此外，父母相互間的關係、父母對子女的支持，以及彼此信任的程度也是子女發展人際關係的重要資源。這不僅會影響他們人際關係的發展，也有助於他們能有效發展出克服成長的壓力與面對挑戰時所需要的技巧（Kenny & Rice, 1995; Vivona, 2000）。

相反的，不安全的依附則是指：親子間未有親密的情感關係、父母教養態度不一致，且未能適時提供或滿足孩子的需要。上述這些消極的態度對子女的心理發展會有很不良的影響（Cicchetti, Toth, & Tynch, 1995）。學者們在分析憂鬱孩童的家庭互動狀況時，就發現很多家庭的互動型態是混亂無秩序、拒絕及敵對型的（McConville & Bruce, 1985）。有關青少年的研究也指出：家庭互動狀態與青少年的憂鬱有很強的關聯性（Dadds, Sanders, Morrison, & Rebgetz, 1992）。例如 Constantine（2006）的研究結果指出生長在有衝突的家庭中的青少年較易有憂鬱感。另外，拒絕型的父母會讓孩子覺得父母對他們不關心或不感興趣（Robertson & Simons, 1989）。拒絕型的父母是指：父母對子女不實際的期望（Maris, Schmidt, Lambrichs, & Meesterns, 2001）、父母給予子女敵對性的批評（Gerlsma & Hale, 1997）。研究發現這種拒絕型的父母型態與青少年的憂鬱有很強的關聯性（Hale, Valk, Engels, & Meeus, 2005; Maris et al., 2001; Robertson & Simons, 1989; Steinhausen & Metzke, 2001）。由於女性對人際互動較敏感，所以父

母拒絕的態度對女性的憂鬱的影響比男性大（Hankin, Abramson, Moffitt, Silva, McGee, & Angell, 1998）。林美珠（1990）發現憂鬱症案主的家庭成員在溝通、問題解決與情感表達上較無憂鬱症案主的家庭有障礙，且其家庭成員在家庭問題的解決能力有明顯不足的現象。

既然親子關係與家庭互動對憂鬱甚有影響，當案主的問題是來自與父母的衝突或家庭互動的因素時，學者（Constantine, 2006）建議可採用依附為主的家庭治療模式（attachment-based family therapy），治療的重點可包括：(1)探討家庭衝突的來源；(2)幫助子女與父母重新建立信任與溝通的關係；(3)鼓勵並教導父母扮演好照顧者的角色；(4)鼓勵並教導子女採用較主動的方式來關心父母，而非被動的等父母來關心自己；(5)鼓勵並教導他們與同儕間建立健康的人際關係。透過這些問題的處理可讓案主重新經驗到積極與正向的家庭關係，因而有助於憂鬱症的減緩。此部分將在兒童與青少年憂鬱的章節中有更詳盡的介紹（詳見第七章第二節）。

參、憂鬱來自文化的差異與適應

由於交通的發達、世界各地文化交流迅速，人們可能會因為讀書、工作或婚姻關係而遷移他鄉，面臨新文化的衝擊（culture shock）。學者指出，在二十一世紀的今天，住在跨文化環境的人口比率比往常還要多。例如有 12%的美國居民是非在美國出生的移民（March, 2005）。根據國際教育機構（International Education Institute）二〇〇五年的統計，全世界有上百萬的學生是在外國留學的（引自 Ying & Han, 2006）。就我國來說，根據二〇〇四年的行政院僑務工作委員會資料顯示，國內大學僑生人數從二〇〇一年的 7,212 名，二〇〇二年的 7,936 名，至二〇〇三年達到 8,324 名，其人數呈穩定成長的趨勢（引自易振成，2004）。另外如我國近年來，外籍勞工及外籍配偶的人數不斷增加，這些人們都可能會在文化的差異與不適應中產生憂鬱感。

所謂文化適應（acculturation）指的是當由原有熟悉的文化移居到一個新的文化，對新文化的學習與適應的過程。Rhinesmith（1985）指出文化適應的過程可分為八個階段：

1. 申請焦慮期（application anxiety）：準備申請到一個新的國家去留學或移居時，心裡充滿緊張及焦慮。
2. 初生之犢的好奇期（arrival fascination）：初抵異鄉異地時，對新地方與新景象充滿好奇與興奮。
3. 文化衝擊期（initial cultural shock）：發現異鄉異地的人在食衣住行及風土人情各方面與自己的國家有很大的差異，覺得有格格不入之感。
4. 表面適應期（surface adjustment）：一切安置妥當，適應了時差，能夠用簡單的單字片語與人溝通，開始認識與適應新的環境。
5. 心靈孤單期（mental isolation）：發現自己的語言能力不夠應付實際的需要，與他人之間沒能有心靈契合之感，感受到獨處異鄉的孤獨感。
6. 整合與接受期（integration/acceptance）：將新文化與原有文化加以整合，能坦然的面對新的環境與文化。
7. 返鄉焦慮期（return anxiety）：準備返鄉但卻有近鄉情怯之感。
8. 衝擊與整合期（shock/integration）：初返家時驚訝於自己的家鄉已非昔日的景觀，之後慢慢熟悉適應後就又習慣了。

在這過程中的第五個階段可能是最容易感到憂鬱的時候。另外，在文化適應的過程中，可依人們對新文化與原有文化認同程度的高低劃分為四種適應的模式（圖 2-5）：

		對新文化的認同	
		高	低
對原有文化的認同	高	雙文化	分離
	低	同化	排斥

圖 2-5　文化適應的四個取向

資料來源：引自 Wade 及 Tavris（2006: 284）。

- 雙文化（bicultural）：對原有文化與新文化都有相當高的認同感。
- 同化（assimilation）：對原有文化認同程度不高但與新文化有很高的認同感。
- 分離（separation）：對原有文化認同程度很高但與新文化的認同程度不高。
- 排斥（mariginalization）：對原有文化與新文化的認同感都很低，這樣的人可能會因為無根的感覺而最容易有憂鬱感（Wade & Tavris, 2006）。

學者（Ying & Han, 2006）就將因需要適應不同的文化環境所帶來的壓力，稱為文化適應上的壓力（acculturative stressors）。文化適應上的壓力包括物理性（例如不熟悉的環境及不一樣的氣候）（Ying, 2005）、生物性（例如不一樣的食物及飲食習慣）（Ryan & Twibell, 2000; Ying, 2005）、社會性（例如思鄉與孤獨感）（Swagler & Ellis, 2003; Yeh & Inose, 2003; Ying, 2005）、文化性（例如不同的價值觀與生活習慣）（Ying, 2005）及功能性 （例如語言、工作、讀書、經濟及交通方面）（Ryan & Twibell, 2000; Swagler & Ellis, 2003; Ying, 2005）五個層面。例如一位來台就學的僑生就提到：「在台灣我是外國人，文化背景不一樣，有些事情的看法我們不能接受，和台灣人的想法不一樣，但是你又不能不接受，因為要在台灣求生存，只有接受台灣人的想法。」（蔣美華，2003：94）。另外一位僑生也提到：「美加和台灣授課方式不一樣，因為台灣的教育方式、文化背景、民族性，所以學習方式的不同，風格不一樣，授課的方式也不一樣，大環境我無能改變，我只有適應。」（蔣美華，2003：87）。這兩個例子就道盡僑生們面對文化適應壓力的心聲。在黃璉華（1995）的研究中，僑生也表達其適應的困難是來自不了解台灣的教育制度及不了解台灣的習俗。

研究發現文化適應的過程與憂鬱的程度有很強的關聯性（Cuéllar, 1997），當文化適應程度越高其憂鬱程度就會降低（Parker, Chan, Tully, & Eisenbruch, 2005）。所以幫助僑民認識與熟悉所居住當地的人文環境，是幫助他們減輕憂鬱的途徑之一。

研究也發現，在工業越發達地區的人民，其患憂鬱症的比例會比住在工業越不發達地區的人民還高（Cross-National Collaborative Group, 1992）。主要原因在於工業發展較發達地區的人們，由於各自忙於工作彼此疏於往來，且多數是核心家庭，在缺乏社交互動及支持系統的情況下，較易導致人們的憂鬱感；反之，工業發展越不發達地區，一般都是大家庭且社區之間互動頻繁，這種社區間的支持系統對人民的心理健康甚有助益（Nolen-Hoeksema, 2004）。不過，從憂鬱症狀的表達上，在工業發展越不發達地區或亞洲國家的人民在憂鬱時較傾向於抱怨生理方面的症狀，如頭痛、睡不著或沒體力；在工業發展較發達的地區或美洲國家的人民在憂鬱時較傾向於抱怨心理方面的症狀，如感到傷心、缺乏動機或無助感等（Kleinman & Kleinman, 1985）。

有些學者認為其實憂鬱的成因之一是與人們生氣的表達有關的，如果人們因為不敢將怒氣表達給讓他生氣的人較易感到憂鬱。例如 Law（2007）以中美大學生的比較研究中就發現不管是美國學生或中國學生，猛對自己生氣或責怪自己的生氣表達方式與其憂鬱情緒有顯著的關聯性。不過有研究指出，不同文化背景的個體對生氣表達的方式與對生氣的容忍度是有不同的，例如西方國家較鼓勵人們將心裡的情緒表達出來；而我們東方的文化卻較鼓勵壓抑情緒的處事原則（Lin & Wang, 1995; Ho, 1986; Ho & Kang, 1984），尤其是婦女，更常被要求要忍氣吞聲（Aubert, Daigle, & Daigle, 2004）。上述文化的不同可能會導致生長在不同文化環境的人在心理狀態上有所不同影響。這可能可以解釋一般來說西方的人較東方的開朗的原因。

針對上述的文獻，作者建議在輔導來自不同文化的僑生、外籍來台人士或外籍配偶等的憂鬱問題時，應同時顧及其文化適應、文化認同、兩邊文化對情緒表達上的不同等方面的因素。在此作者將提出一個針對處理僑生或其他外籍來台人士的憂鬱案主的團體諮商範例供讀者作參考（表 2-1，此模式亦可用於個別輔導的情境）：

表 2-1　處理憂鬱僑生或外籍人士的團體諮商範例

次數	階段重點	內容	家庭作業
第一次	暖身活動，彼此認識	• 諮商員可準備一張世界地圖，請每個成員介紹自己及來自的國家（這時請成員以圖釘在地圖上標明自己的國家）。 • 介紹一個該國家讓他最喜歡的特色，並教導其他成員如何以該國家的語言講「你好！」	
第二次	了解文化適應的過程	• 諮商員解釋文化適應的八個階段，幫助讓案主了解在文化適應過程中可能會遇到的問題及其解決之道，然後讓成員按其目前所處的階段分組。 • 各組帶開分享他們如何知道自己是在這個階段，以及自己在這個階段最深刻的體會。	讓成員寫出自己到目前為止所經歷的文化適應過程（自己為每個過程命個名），並列出在每個過程中所經歷最難忘的事、遇到最大的困難及當時所採用的處理方式。
第三次	我的文化適應過程	• 讓每個成員分享自己的文化適應過程（自己為每個過程的命名），在每個過程中所經歷最難忘的事、所遇到最大的困難及當時所採用的處理方式。 • 諮商師可針對成員所提出的困難情境以角色扮演的方式讓成員一起探討可以採取的對策。 • 讓成員分組集思廣益列出校園（或社區）資源單，想出有哪些校園或社區的資源他們可以尋找、可以幫助他們解決困難。並在家庭作業中分配給每個成員到一或兩個單位進行實地訪問。	請成員個別針對所列出的校園（社區）資源單去實際拜訪，並回答三個問題：(1)該單位的所在地、(2)開放的時間、(3)該單位提供服務的項目。

（續上表）

第四次	認識資源	• 每個成員分享所蒐集到的資源及參觀的心得報告。 • 諮商師再針對成員未介紹到的其他可用資源進行補充。	找一個在新文化裡讓他們最感新奇的一樣東西（可以是有形的或無形的）。
第五次	了解文化認同的四個向度	• 成員分享一個新文化裡讓自己感到最新奇的一樣東西（可以是有形的或無形的）。 • 諮商師解釋文化認同的四個向度，然後讓成員按其目前所處的向度分組。各組帶開分享：⑴他們如何知道自己是在這個向度——最認同或不認同自己原有文化的什麼？最認同或不認同新文化的什麼？⑵是否喜歡目前所處的向度以及自己在這個向度最深刻的體會？⑶如果不喜歡目前的向度，希望能進到哪個向度？要如何做才能改變？	成員針對文化適應壓力的五個壓力源，在每個壓力源列出兩個例子。
第六次	探索情緒	• 諮商師介紹文化適應壓力的五個壓力源，然後讓每個成員在每個壓力源填上他們的例子。 • 成員分組針對一個在異國生活遇到的挫折經驗，然後針對五個壓力源具體列出在該情境中所遇到的壓力情況，標明出在每個壓力下自己的情緒狀況（特別是生氣的情緒）及表達方式。	成員記錄自己在生活中遇到的挫折情境，寫下當時的情緒，列出自己表達情緒的方法及如何利用資源來幫助自己克服困難。

（續上表）

第七次	了解情緒表達與文化背景的關係	•成員分享自己在生活中遇到的挫折情境、當時的情緒，及自己表達情緒的方法。 •成員針對其作業所描述的生氣情緒及表達方式，標明出哪些是健康或不健康的生氣及表達方式，及其與其家庭與文化背景的關係。 •成員分享自己家庭文化背景中，在遇到挫折情境時，哪種情緒表達是被容許的？效果如何？表達後對自己心情的影響是如何？如果效果不好，請成員寫下另一種可能表達的方式及將如何利用資源來幫助自己克服困難。	鼓勵成員在生活中遇到的挫折情境時，嘗試著採用不同的表達情緒的方法，並記錄下表達後對自己心情的影響是如何，表達上所遇到的困難及如何利用資源來幫助自己克服困難。
第八次	了解情緒表達與憂鬱的關係	•諮商師介紹健康與不健康的生氣、生氣表達方式與憂鬱的關係。 •讓成員分享作業中嘗試著採用不同的表達情緒的方法，表達上所遇到的困難，表達後對自己心情的影響是如何。 •成員輪流針對自己的挫折經驗及情緒表達的困難，探討影響自己表達上有困難的原因（認知或行為的原因），並以角色扮演的方式進行練習。讓成員自己評量何種情緒表達方式效果較好，且對自己的情緒有較好的影響。 •讓成員針對一個干擾自己的情境，設想出一個較適當的情緒表達方法、預定要達到的目標及如何利用資源來幫助自己克服困難。	成員針對一個干擾自己的情境及所設想的情緒表達方法去執行，記錄下效果如何及是否達到預期的目標及如何利用資源來幫助自己克服困難。

（續上表）

第九次	了解適當的情緒表達對心理健康的關係	• 成員分享家庭作業中原所設想的情緒表達方法的執行狀況，效果如何、是否達到預期目標的情況及對自己心情影響的情況。 • 針對成員中仍遇到的困難之認知或行為的原因做進一步處理與練習。 • 讓成員再針對一個干擾自己的情境，計畫出一個情緒表達的方法及預定要達到的目標。	成員繼續針對一個干擾自己的情境及所計畫的情緒表達的方法去執行，記錄下效果如何、是否達到預期的目標及如何利用資源來幫助自己克服困難。
第十次	回饋與分享	成員針對十次的經驗做回饋與分享。	

第三節　憂鬱的個人性成因與因應之道

壹、性別因素與憂鬱

除了生理與環境因素，個人性因素對憂鬱也很有影響性。個人性因素包括性別、年紀與人格因素。不過本書將有特定章節分別探討不同年紀的憂鬱問題，就不在此占篇幅，所以這裡將針對性別及人格因素與憂鬱的關係進行探討。

根據世界健康組織的疾病研究（The World Health Organization's Global of Disease），發現最主要造成女性失去自理能力與生活功能的首要原因就是憂鬱症（Murray & Lopez, 1996; Noble, 2005）。研究指出約有 6%到 17%的女性一生中會有機會罹患憂鬱症（Blazer, Kessler, McGonagle, & Swartz, 1994），另一個研究發現 10%至 23%的女性有罹患憂鬱症的機會（Noble, 2005）。很多研究指出，女性比男性有較高的憂鬱傾向（Ali, Oztley, & Toner, 2002; Gutierrez-Lobos, Woefl, Scherer, Anderer, & Schmidl-Mohl, 2000），

這情況從青少年時期就開始，約在十三歲時，女生的憂鬱情況開始急速增加，男生罹患率仍低（Nolen-Hoeksema, 2001），青少年後期女性患憂鬱症的機率是男性的兩倍（Galaif, Chou, Sussman, & Dent, 1998; Galaif et al., 2003; Nolen-Hoeksema, 2001, 2004），這情況不僅到大學是如此（Chaplin, 2006; Seidlitz, Fujitz, & Duberstein, 2000），成人世界也是一樣（Berman & Jobes, 1991; Hankin et al., 1998）。至於為何女性患憂鬱症的比例較高呢？在此將分別從壓力的生活事件與對壓力的反應兩方面來探討：

一、壓力的生活事件

學者（Nolen-Hoeksema, 2001）指出，女性較男性面對較多的生活壓力，例如很多女性同時要負擔全職工作、全職母親與家庭主婦的角色；女性可能在工作與薪資所得上受到差別待遇；在職場上女性較男性易受到性騷擾；或女性的意見較少被重視或較少有機會參與重大事件的決定等長期的壓力下，都易導致其憂鬱感。此壓力的產生可能是來自社會對男女角色不同的期望，以及女性較男性易受到無辜的對待所引致的。下面將針對這兩方面做進一步的探討。

㈠社會角色的期望

女性憂鬱的性別角色理論（sex-role theory of female depression）認為，女性之所以較男性易患憂鬱症是因為女性在生活中承受到較多的壓力（Mirowsky & Ross, 1989），且又有無法符合社會對女性角色期待的虧欠感。而且已婚女性這方面的感受較未婚女性強，這可能是因社會對已婚女性的傳統角色期望較未婚女性高（Barnett, Biener, & Baruch, 1987）。研究也發現很多青少年感覺父母對女孩子的行為限制較男孩子多，但對女孩子能力的期望卻又較男孩子低；而且如果她們對數理方面或運動方面較有興趣，又可能不被同儕認同，這種經驗易導致其憂鬱感（Nolen-Hoeksema, 2001）。

㈡被不當的對待

據研究，女性比男性有多到兩倍的機會會受到性侵犯（sexual assault）。例如約有 7%到 19%的女性在孩童時期受到性侵犯；但只約有 3%

到 7%的男性在孩童時期受到性侵犯（Culter & Nelen-Hoeksema, 1991）。而有被性侵犯的經驗者其日後產生憂鬱症的機率會較未受害者來得高（Weiss, Longhurst, & Mazure, 1999）。而且幼時被虐待的經驗會影響到他們的自信心，對日後的生活事件較禁不起打擊且易患憂鬱症（Zahn-Waxler, 2000）。

二、對壓力的反應

男性與女性之所以在罹患憂鬱症的比例上有懸殊的差異，不僅是因經驗到的事件不同，也可能是因為對壓力事件不同的反應所導致的。

(一)對壓力的生理反應

在本章第一節的生理成因中我們介紹到由下視丘、腦下垂體及腎上腺皮質三部分組成的下視丘—腦下垂體—腎上腺皮質軸（HPA 軸），在調整壓力的反應上扮演一個相當重要的角色。當人們遇到壓力時，HPA 軸會釋放較多的荷爾蒙，以幫助人們的身體應付外來的壓力，一旦壓力解除後，HPA 軸則恢復正常的運作狀態（Nolen-Hoeksema, 2004）。據研究女性在面對壓力時較男性易有HPA 軸的運作上產生失調的現象，所以雖然壓力事件已解除，但 HPA 軸卻未能即時恢復正常的運作狀態而感到憂鬱感（Weiss et al., 1999）。而女性的 HPA 軸的運作上易產生失調的現象，可能是因女性較常經歷到創傷性的事件；或因女性荷爾蒙（ovarian hormones）的分泌而影響到 HPA 軸的調節狀況（Young & Korszun, 1999），這也說明為什麼有些女性會在月經期間、生產後或更年期會出現憂鬱症的情況。據估計約有 10%至 15%的婦女會在生產後的三至五個星期中受苦於產後憂鬱症（post-partums）。不過當婦女們具有較樂觀的天性及較高的自尊心，則有助於降低在受孕期間及產後患有憂鬱症的機率（Fontains & Jones, 1997）。

(二)情緒表達的方式

在談到文化因素對憂鬱的影響時，我們提到過人們情緒表達的方式會影響到憂鬱的程度，研究發現過度的壓抑情緒會導致憂鬱、罪惡感及焦慮的情緒（Kooper & Epperson, 1996）。由於傳統的禮教鼓勵女性以忍氣吞聲的方式處理情緒，所以當遇到壓力的情境時女性就只好對自己生悶氣。研究就發現女性較男性更易以生氣的方式表達憂鬱的情緒（Zuckerman, 1989），女性的生氣情緒與憂鬱的關聯性也比男性強（Galaif et al., 2003）。一項以五百五十八位台灣大學生的研究指出女性若能以口語方式將生氣表達出來，其憂鬱症狀會減輕；男性如果以肢體方式表達生氣，其憂鬱症狀反而更嚴重（Cheng, Mallinckrodt, & Wu, 2005）。

根據衍生理論（rumination theory），當男性遇到令其憂鬱的事件較常轉移注意力去做一些其他的事情以沖淡憂鬱感，並以行動的方式去應付它；女性較會沉溺於該情緒中（Nolen-Hoeksema, 1987; Nolen-Hoeksema & Jackson, 2001; Nolen-Hoeksema, Larson, & Grayson, 1999）。人們若沉溺於悲傷與憂鬱的情緒，其憂鬱症狀就會持續較久，也較會被診斷有重度憂鬱症（Nolen-Hoeksema, 2000）。研究也發現，女性因為較男性有較強的忍受力，所以很容易讓輕微的症狀衍生至長期的情緒障礙的憂鬱症狀（Nolen-Hoeksema, 1990）。

㈢自我概念

婦女的自我概念會影響其憂鬱程度（Jack, 1991）。Jack 指出人的自我概念包括三個部分：一是自我沉默（self-silencing），亦即將滿足他人的需要看得比滿足自己的需要更重要；二是自我隱藏（self-concealment），即將不愉快的事或情緒與感受隱藏起來以不干擾自己與他人的關係；三是自尊心（self-esteem），即認為自我價值感的程度。而人們的自我沉默與自我隱藏的程度會影響自尊心的程度。當自我沉默程度越高時，其自我隱藏的程度就越高，亦即當人們將滿足他人的需要看得比滿足自己的需要更重要時，就越會將屬於自己不愉快的事或情緒與感受隱藏起來以不干擾自己與他人的關係。也因為如此，人們就會以外在的標準來評量自己，而降低了自尊心與自我價值感，容易引致憂鬱感。由於傳統社會價值觀，很多女性就是扮演這樣的角色（Cramer, Gallant, & Langlois, 2005）。Cramer 等人（2005）就發現高自我沉默、高自我隱藏與低自尊心會直接影響到婦女的憂鬱程度。

其他的研究也指出當個體對自己抱持著消極的自我概念時，較易導致憂鬱的感受（Nolen-Hoeksema & Girgue, 1994）。有關男女性在自我概念上的不同，研究上發現女性較男性重視人際方面的自我概念（Zahn-Waxler, 2000）。當女性的自我概念過度的建立在他人的肯定上，一旦其人際關係上不順心就易感到憂鬱（Cyranowski, Frank, Young, & Shear, 2000）。

最後，研究發現雖然工作對男女性自尊心的維繫皆有影響性，但對中年婦女的影響性特別的大。工作有助於中年婦女們自尊心的提高、降低心理的焦慮及減少生理疾病的產生（Coleman & Antonucci, 1983）。盧欣怡（2003）也發現更年期無工作的婦女其自我概念較有工作者還消極負向。

三、整合性的模式

當然壓力的生活事件與對壓力的反應兩方面對女性憂鬱的影響是有交互作用的。多數的女性長期處在壓力下，其承受壓力的能力會變得比較脆弱，所以當壓力來時就很容易感到憂鬱。所謂變得比較脆弱指的是當女性經常處在壓力下，其生理與心理上就容易會對可能會來的壓力狀況有過度的反應（hyperresponsiveness）。這種過度的反應會削弱她們本身掌控環境的能力，因而感到更大的壓力。相對的，憂鬱的情緒也會干擾其工作及社交生活的正常運作、減損其自信心，而且因為沉溺於悲傷與憂鬱的情緒，而使得其承受壓力的能力變得較為脆弱（Nolen-Hoeksema, 2001）。

因此作者建議在輔導憂鬱的案主時應顧及案主性別因素的影響，尤其在輔導女性憂鬱案主時應幫助她們探討其憂鬱的成因是否因早期創傷的經驗、其自我概念與情緒表達方式是否受社會期待負向的影響，或是受到生理調節情況的影響。所以在輔導諮商時應著重在是幫助她們發掘自我、對自己定出合理的期待、學習適當的情緒表達技巧，並提升自信心。

貳、人格因素的影響

Blatt（1974）提出兩種較易患上憂鬱的人格結構。一種稱為依賴性的憂鬱（anaclitic depression or dependency），其特質是在人際關係上感覺無助感，且很擔心被拋棄；另一種是投入性的憂鬱（introjective depression），其特質是覺得無價值及罪惡感，而這種感覺是來自於覺得自己未能達到自己所定的期望，唯恐會遭至批評與反對。這主要也是來自人際關係的經驗，所以當個體對自己的人際關係逐漸滿意及對自己越能認同時，其憂鬱情況就會改善（Blatt, 1991）。

Vredenburg、O'Brien 及 Krames（1988）也指出，另外一些與憂鬱有關的人格特質，例如缺乏自我肯定、消極不健全的態度（dysfunctional attitudes）、自覺無法掌控自己及缺乏堅持性。Martin、Flett、Hewitt、Krames 及 Szanto（1996）則指出，完美主義（protectionism）與有拖延個性（procrastination）的人格特質與憂鬱有關。完美主義可分為自我取向的完美主義、他人取向的完美主義及社會取向的完美主義。自我取向的完美主義者若生活在高壓力的環境，其憂鬱程度就會升高；但若生活在低壓力的環境下，其憂鬱程度就會降低（Hewitt & Flett, 1993）。拖延個性者則容易有適應上的問題（Flett, Blankstein, & Martin, 1995; Lay, 1995），且可能會因未能即時完成任務而產生焦慮與憂鬱。

因此作者建議在幫助憂鬱的案主時，也應留意其人格特質對其憂鬱的影響。當然人格特質是很難一夕之間做改變的，所以應幫助案主自我察覺到其人格特質是如何影響其憂鬱的情況，在進行憂鬱處理時要針對其人格特質給予特別的處理措施，例如以角色扮演的方式讓完美主義者體會不完美者的心態；讓拖延者體會到不拖延的好處；另外給予與其人格特質完全相悖的家庭作業，如讓缺乏自我肯定者每天找一個陌生人問問題、規定拖延個性要比別人早五天交作業等方式進行行為改變。

本章摘要

本章探討影響憂鬱症產生的生理、環境與個人性因素。在生理性方面的影響包括遺傳、神經傳送素失序、腦部結構異常及荷爾蒙失調，針對生理症狀的治療方面包括：藥物治療、電擊治療及光照治療。藥物的治療起始於一九六〇年代，現在有關治療憂鬱症的藥物已不斷被開發出來，使用者極眾。較常用的三種藥物為三環抗抑鬱藥、單原子氧化酵素抗化劑及有選擇性的血清素，其中有選擇性的血清素較普遍被採用，主要的理由是此藥物約兩三週就出現療效、較少副作用、較不會導致過度服用，而且也適用於處理其他的心理疾病。

環境成因對憂鬱的影響包括生活事件與壓力、親子關係與家庭互動及文化的差異與適應。不論哪個年齡層的人遇到重大的生活壓力事件都可能會導致憂鬱症，甚至易有自殺企圖，所以在處理憂鬱的案主時應鼓勵案主探討其生活壓力事件對其目前憂鬱狀況的影響；成長於親子間不安全的依附關係，混亂無秩序、拒絕及敵對的家庭互動型態的人易患有憂鬱症，所以在處理憂鬱的案主時，應著重探討與處理家庭的衝突及重建正向的親子關係；另外，文化適應、文化認同、原有文化與新文化對情緒與表達上的不同等因素也會影響憂鬱症的產生，所以輔導來自不同文化的僑生、外勞人士等的憂鬱問題時，應幫助他們探討其文化適應程度對其情緒表達的影響，並學習如何善用資源克服困難及有效的表達情緒。

個人性的成因對憂鬱影響，針對性別因素的影響方面，研究發現女性患憂鬱症的機率是男性的兩倍，女性的憂鬱主要是受壓力的生活事件及與對壓力的反應兩方面的交互作用。壓力生活事件方面的研究，發現女性在生活中承受到較多的壓力，而且女性比男性約有兩倍的機會受到不當的對待（例如成為性侵犯的受害者）。然而在面對壓力時的反應上，女性的 HPA 軸的運作較男性易有失調的現象、較常沉溺於悲傷與憂鬱的情緒，而且對自己的人際關係的自我概念較消極。所以在輔導女性的憂鬱案主應著重在幫助她們發掘自我、建立對自己合理的期待、學習適當的情緒表達技巧，以期能提升其自信心，減低其憂鬱感。針對人格因素的影響方面，研究發現兩種較易患上憂鬱的人格結構。一種是依賴性的憂鬱特質，另一種是投入性的憂鬱特質。這主要也是來自個體人際關係的經驗。當個體對自己的人際關係漸漸滿意及對自己越能認同時，其憂鬱情況就會改善。其他如缺乏自我肯定、消極不健全的態度、自覺無法控制自己、缺乏堅持性、完美主義及拖延個性等人格與憂鬱也相當有關。

參考文獻

中文書目

易振成（2004）。**大學僑生生活問題、因應策略與生活適應之研究**。國立彰化師範大學商業學系碩士論文，未出版，彰化市。

林美珠（1990）。**憂鬱症患者家庭功能之研究**。東海大學社會工作所碩士論文，未出版，台中縣。

黃璉華（1995）僑生適應問題之探討。**護理研究，3**（3），211-224。

蔣美華（2003）。**大專僑生生活適應與生涯輔導之研究**。國立彰化師範大學輔導與諮商學系輔導活動教學碩士班碩士論文，未出版，彰化市。

盧欣怡（2003）。**更年期婦女的生活事件壓力、更年期態度、更年期症狀、自我概念與憂鬱之關係**。國立成功大學護理學系碩士班碩士論文，未出版，台南市。

張春興（1989）。**張氏心理學辭典**。台北市：東華書局。

惡魔生醫雜談——淺談憂鬱成因 11（無日期）。2008 年 7 月 29 日，取自 http://blog.pixnet.net/strife0102/post/12799004

羅瑋萱、李怡慧、李嘉音（2004）。選擇性的血清素回收抑制劑。**成醫藥誌，14**（6），1-6 版。

英文書目

Ali, A., Oztley, K., & Toner, B. B. (2002). Life stress, self-silencing, and domains of meaning in unipolar depression: As investigation of an outpatient sample of women. *Journal of Social and Clinical Psychology*, *21*, 669-685.

Armsden, G. C., & Greenberg, M. T. (1987). The inventory of parent and peer attachment: Individual differences and their relationship to psychological well-being in adolescence. *Journal of Youth and Adolescence*, *16*, 427-454.

Aubert, P., Daigle, M. S., & Daigle, J. G. (2004). Cultural traits and immigration:

Hostility and suicidality in Chinese Canadian students. *Transcultural Psychiatry, 41*(4), 514-532.

Barnett, R. C., Biener, G. K., & Baruch, G. K. (1987). *Gender and stress.* New York: The Free Press.

Berman, A. L., & Jobes, D. A. (1991). *Adolescent suicide: Assessment and intervention.* Washington DC: American Psychological Association.

Blatt, S. J. (1974). Levels of object representation in anaclitic and introjective depression. *Psychoanal Study Child, 29*, 107-157.

Blatt, S. J. (1991). A cognitive morphology of psychopathology. *Journal of Nervous & Mental Disease, 179*, 449-458.

Blazer, D. G., Kessler, R. C., McGonagle, K. A., & Swartz, M. S. (1994). The prevalence and distribution of major depression in a national community sample: The National Comorbidity Survey. *American Journal of Psychiatry, 151*, 979-986.

Cassidy, J., & Shaver, P. R. (1999). *Handbook of attachment: Theory, research, and clinical applications.* New York: Guilford Press.

Chaplin, T. M. (2006). Anger, happiness, and sadness: Associations with depressive symptoms in late adolescence. *Journal of Youth Adolescence, 35*(6), 977-986.

Cheng, H. L., Mallinckrodt, B., & Wu, L. C. (2005). Anger expression toward parents and depressive symptoms among undergraduates in Taiwan. *The Counseling Psychologists, 33*(1), 72-97.

Cicchetti, D., Toth, S. L., & Tynch, M. (1995). Bowlby's dream comes full circle: The application of attachment theory to risk and psychopathology. *Advances in Child Clinical Psychology, 17*, 1-75.

Coleman, L. M., & Antonucci, T. C. (1983). Impact of work on women at midlife. *Developmental Psychology, 19*(20), 290-294.

Constantine, M. G. (2006). Perceived family conflict, parental attachment, and depression in African American female adolescents. *Cultural Diversity and*

Ethnic Minority Psychology, *12*(4), 697-709.

Cramer, K. M., Gallant, M. D., & Langlois, M. W. (2005). Self-silencing and depression in women and men: Comparative structural equation models. *Personality and Individual Differences*, *39*, 581-592.

Cross-National Collaborative Group (1992). The changing rate of major depression. *Journal of the American Medical Association*, *268*, 3098-3105.

Cyranowski, J, M., Frank, E., Young, E., & Shear, K. (2000). Adolescent onset of the gender difference in lifetime rates of major depression. *Archives of General Psychiatry*, *57*, 21-27.

Cuéllar, I. (1997). Relations of depression, acculturation, and socioeconomic status in a Latino sample. *Hispanic Journal of Behavioral Sciences*, *19*(2), 230-238.

Culter, S., & Nelen-Hoeksema, S. (1991). Accounting for sex differences in depression through female victimization: Childhood sexual abuse. *Sex Roles*, *24*, 425-438.

Davidson, R. J., Pizzagalli, D., Nitschke, J. B., & Putnam, K. (2002). Depression: Perspective from affective neuroscience. In L. H. Gotlih & C. L. Hammen (Eds.), *Handbook of depression* (pp. 219-244). New York: Guildford Press.

Dadds, M. R., Sanders, M. R., Morrison, M., Rebgetz, M., (1992). Childhood depression and conduct disorder: II. An analysis of family interaction pattern in the home. *Journal of Abnormal Psychology*, *101*, 505-513.

Dolan, R. J., Calloway, S. P., Fonagy, P., De Souza, F. V. A., & Wakeling, A. (1985). Life events, depression and hypothalamic-pituitary adrenal axis function. *British Journal of Psychiatry*, *147*, 429-433.

Drevets, W. C. (2001). Neuroimaging and neuropathological studies of depression: Implications for the cognitive-emotional features of mood disorders. *Current Opinions in Neurobiology*, *11*, 240-249.

Emmerson, J. P., Burvill, P. W., Finlay-Jones, R., & Hall, W. (1989). Life events, life difficulties and confiding relationships in depressed elderly. *British Jour-*

nal of Psychiatry, *155*, 787-792.

Ezoquiaga, E., Gunerrez, L. L. A., & Lopez, A. G. (1987). Psychsocial factors and episode number in depression. *Journal of Affect Disorder*, *12*, 135-138.

Fava, M., & Rosenbaum, J. E. (1995). Pharmacotherapy and somatic therapies. In E. E. Beckman & W. R. Leber (Eds.), *Handbook of depression* (2nd ed.) (pp. 280-301). New York: Guilford Press.

Fink, M. (2001). Convulsive therapy: A review of the first 55 years. *Journal of Affective Disorder*, *63*, 1-15.

Flett, G. L., Blankstein, K. R., & Martin, T. R. (1995). Procrastination, negative self-adjustments, and stress in depression and anxiety: A review and preliminary model. In J. Ferrari, J. Johnson & W. McCown (Eds.), *Procrastination and task avoidance: Theory, research, and treatment* (pp. 137-167). New York: Plenum.

Fontains, K. R., & Jones, L. C. (1997). Self-esteem, optimism, and postpartum depression. *Journal of Clinical Psychology*, *53*(1), 59-63.

Frank, E., Anderson, B., Reynolds, C. E., & Ritenour, A. (1994). Life events and the research diagnostic criteria endogenous subtype: A confirmation of the distinction using the Bedford College methods. *Archives of General Psychiatry*, *51*, 519-524.

Frank, F., Grochocinski, V. J., Spanier, C. A., Buysse, D. J., Cherry, C. R., Houck, P. R., Stapf, D. M., & Kupfer, D. J. (2000). Interpersonal psychotherapy and antidepressant medication: Evaluation of a sequential treatment strategy in women with recurrentmajor depression. *Journal of Clinical Psychiatry*, *61*, 51-57.

Galaif, E. R., Chou, C., Sussman, S., & Dent, C. W. (1998). Depression, suicidal ideation, and substance use among continuation high school students. *Journal of Youth and Adolescence*, *27*, 275-299.

Galaif, E. R., Sussman, S., Chou, C., & Wills, T. A. (2003). Longitudinal relations among depression, stress, and coping in high risk youth. *Journal of Youth and*

Adolescence, *32*(4), 243-258.

Gerlsma, C., & Hale, W. W. III (1997). Predictive power and construct validity of the Level of Expressed Emotion (LEE) Scale: Depressed out-patients and couples from the general community. *British Journal of Psychiatry*, *170*, 520-525.

Ghaziuddin, M., Ghazuddin, N., & Stein, G. S. (1990). Life events and the recurrence of depression. *Canadian Journal of Psychiatry*, *35*, 239-242.

Glass, R. M. (2001). Electroconvulsive therapy: Time to bring it out of the shadows. *Journal of the American Medical Association*, *285*, 1346-1348.

Goodyer, I., Kolvin, I., & Gatzanis, S. (1985). Recent undesirable life events and psychiatric disorder in childhood and adolescence. *British Journal of Psychiatry*, *147*, 517-523.

Goodyer, I., Kolvin, I., & Gatzanis, S. (1987). The impact of recent undesirable life events on psychiatric disorders in childhood and adolescence. *British Journal of Psychiatry*, *151*, 179-184.

Grant, K. E., Compas, B. E., Stuhlmacher, A. F., Thurm, A. E., McMahon, S. D., & Halpert, J. A. (2003). Stressors and child and adolescent psychopathology: Moving from markers to mechanisms of risk. *Psychological Bulletin*, *129*, 447-466.

Gutierrez-Lobos, K., Woefl, G., Scherer, M., Anderer, P., & Schmidl-Mohl, B. (2000). The gender gap in depression reconsidered: The influence of marital and employment status on the female/male ratio of treated incidence rates. *Social Psychiatry & Psychiatric Epidemiology*, *35*, 202-210.

Hale, W. W. III, Valk, I. V. D., Engels, R., & Meeus, W. (2005). Does perceived parental rejection make adolescents sad and mad? The association of perceived parental rejection with adolescent depression and aggression. *Journal of Adolescent Health*, *36*, 466-474.

Hankin, B. L., Abramson, L. Y., Moffitt, T. E., Silva, P. A., McGee, R., & Angell, K. E. (1998). Development of depression from preadolescence to young adulthood: Emerging gender differences in a 10-year longitudinal study. *Journal of Abnormal Psychology, 107*, 128-140.

Hewitt, P. L., & Flett, G. L. (1993). Dimensions of perfectionism, daily stress, and depression: A test of the specific vulnerability hypothesis. *Journal of Abnormal Psychology, 102*, 58-65.

Ho, D. Y. E. (1986). Chinese pattern of socialization: A critical review. In M. H. Bond (Ed.), *The psychology of the Chinese people* (pp. 1-37). Oxford: Oxford University Press.

Ho, D. Y. E., & Kang, T. K. (1984). Intergenerational comparisons of child-rearing attitudes and practices in Hong Kong. *Developmental Psychology, 20*, 1004-1016.

Holmes, T. H., & Rale, R. H. (1967). The social readjustment rating scale. *Journal of Psychosomatic Research, 11*(2), 213-218.

Jack, D. C. (1991). *Silencing the self: Women and depression.* Cambridge: Harvard University Press.

Jacobson, K. C., & Rowe, D. C. (1999). Genetic and environmental influences on the relationships between family connectedness, school connectedness, and adolescent depressed mood: Sex differences. *Developmental Psychology, 35*, 926-939.

Kendler, K. S., & Prescott, C. A. (1999). A population based twin study of lifetime major depression in men and women. *Archives of General Psychiatry, 56*, 39-44.

Kennedy, S. H., Evans, K. R., Kruger, S., Mayberg, H. S., & Meyer, J. H. (2001). Changes in regional brain glucose metabolism measured with position emission tomography after paroxetine treatment of major depression. *American Journal of Psychiatry, 158*, 899-905.

Kenny, M. F., & Rice, K. G. (1995). Attachment to parents and adjustment in late adolescent college students: Current status, applications, and future considerations. *The Counseling Psychologist, 23*, 433-456.

Kessler, R. C. (1997). The effects of stressful life evens on depression. *Annual Review of Psychology*, *48*, 191-214.

Kessler, R. C. (2002). Epidemiology of depression. In L. H. Gotlih & C. L. Hammen (Eds.), *Handbook of depression* (pp. 23-41). New York: Guildford Press.

Kessler, R. C., Davis, C. G., & Kendler, K. S. (1997). Childhood adversity and adult psychiatric disorder in the U.S. National Comorbidity Survey, *Psychological Mediciane*, *27*, 1101-1119.

Klein, D. N., Lewinsohn, P. M., Seeley, J. R., & Rohde, P. (2001). A family study of major depressive disorder in a community sample of adolescents. *Archives of general Psychiatry*, *58*, 13-20.

Kleinman, A., & Kleinman, J. (1985). Somatization: The interconnections in Chinese society among culture, depressive experiences, and meanings of pain. In A. Kleinman & B. Good (Eds.), *Culture and depression* (pp. 429-490). Berkerley: University of California.

Kooper, B. A., & Epperson, D. L. (1996). The experience and expression of anger: Relationships with gender, gender role socialization, depression, and mental health functioning. *Journal of Counseling Psychology*, *43*(2), 158-165.

Koorengevel, K, M., Gordijn, M. C. M., Beersma, D. G. M., Meesters, Y., den Boer, J. A., & van der Hoofdakker, R. H. (2001). Extraocular light therapy in winter depression: A double-blind placebo-controlled study. *Biological Psychiatry*, *50*, 691-698.

Kujawa, M. J., & Nemeroff, C. B. (2000). The biology of bipolar disorder. In A. Marneros & J. Angst (Eds.), *Bipolar disorders: 100 years after manic-depressive insanity* (pp. 281-314). London: Kluwer Academic Publishers.

Law, F. M. (2007). *Anger and Depression: The Correlation Between Anger Expression and Depression Symptoms in Late Adolescence.* Paper presented at All Ohio Counselors Conference, November 1, 2007 in Columbus, Ohio.

Law, F. M., & Guo, G. J. (2007). *A Study of Ways of Expressing Anger and Coping with Stress in Predicting Depression for First-Year College Students.* Paper presented at the 26th Annual Conference on The First-Year Experience, February 18, 2007 in Addison, Texas.

Lay, C. H. (1995). Trait procrastination, agitation, dejection, and self-discrepancy. In J. Ferrari, J. Johnson, & W. McCown (Eds.), *Procrastination and task avoidance: Theory, research, and treatment* (pp. 97-112). New York: Plenum.

Lin, W. E., & Wang, C. W. (1995). Chinese parenting: Discipline or punishment? *Journal of Research on Indigenous Psychology* (Taipei, Taiwan), *3*, 2-92.

March, R. (2005). Immigrants' kids found to make gains. *San Francisco Chronicle,* p. A6. February 22, 2005.

Maris, P., Schmidt, H., Lambrichs, R., & Meesterns, C. (2001). Protective and volunerability factors of depression in normal adolescents. *Behaviour Research and Therapy*, *39*, 555-565.

Martin, T. R., Flett, G. L., Hewitt, P. L., Krames, L., & Szanto, G. (1996). Personality correlates of depression and health symptoms: A test of a self-regulation model. *Journal of Research in Personality*, *31*, 264-277.

Mazrue, C. M. (1998). Life stressor as risk factors in depression. *Clinical Psychology: Science and Practice*, *5*, 291-313.

McConville, B. J., & Bruce, R. T. (1985). Depressive illnesses in children and adolescents: A review of concurrent concepts. *Canadian Journal of Psychiatry*, *30*, 119-129.

Mervaala, E., Fohr, J., Kononen, M.,Valkonen-Korhonen, M., & Vainino, P. (2000). Quzntitative MRI of the hippocampus and amygdale in severe depression. *Psychological Medicine*, *30*, 117-125.

Mirowsky, J., & Ross, C. E. (1989). *Social causes of psychological distress.* New York: Aldine De Gruyter.

Monroe, S. M., & Depue, R. A. (1991). Life stress and depression. In J. Becker & A. Kleinman (Eds.), *Psychological aspects of depression* (pp. 101-130). New

York: Erlbaum.

Monroe, S. M., & Hadjiyannakis, K. (2002). The social environment and depression: Focusing on severe life stress. In I. H. Gotlib & C. L. Hammen (Eds.), *Handbook of depression* (pp. 314-339). New York: Guildford Press.

Monroe, S. M., & Harkness, K. L. (2005). Life stress, the "kindling" hypothesis, and the recurrence of depression: Considerations from a life stress perspective. *Psychological Review*, *112*(2), 417-445.

Murphy, E. (1982). Social origins of depression in old age. *British Journal of Psychiatry*, *141*, 135-142.

Murray, C. J. L., & Lopez, A. D. (1996). Alternative visions of the future: Projecting mortality and disability, 1990-2020. In C. J. L. Murray & A. D. Lopez (Eds.), *The global burden of disease: A comprehensive assessment of mortality and disability from diseases, injuries and risk factors in 1990 and projected to 2020* (pp. 313-328). Boston: Harvard University Press.

Nemeroff, C. B. (2000). An ever increasing pharmacopoeia for the management of patients with bipolar disorder. *Journal of Clinical Psychiatry*, *61*, 19-25.

Noble, R. E. (2005). Depression in women. *Metoblism*, *54*, 49-52.

Noga, J. T., Vladar, K., & Torrey, E. F. (2001). A volumetric magnetic resonance imaging study of monozygotic twins discordant for bipolar disorder, *Psychiatry Research: Neuroimaging*, *106*, 25-34.

Nolen-Hoeksema, S. (1987). Sex differences in unipolar depression: Theory and evidence. *Psychological Bulletin*, *101*(2), 259-282.

Nolen-Hoeksema, S. (1990). *Sex differences in depression.* Palo Alto, CA: Stanford University Press.

Nolen-Hoeksema, S. (2000). The role of rumination in depressive disorders and mixed anxiety/depressive symptoms. *Journal of Abnormal Psychology*, *109*, 504-511.

Nolen-Hoeksema, S. (2001). Gender differences in depression. *Current Direction in Psychological Science*, *10*(5), 173-176.

Nolen-Hoeksema, S. (2004). *Abnormal Psychology* (3rd ed.). New York: McGraw-Hill Companies, Inc.

Nolen-Hoeksema, S., & Girgue, J. S. (1994). The emergence of gender differences in depression in adolescence. *Psychological Bulletin, 115*, 424-443.

Nolen-Hoeksema, S., & Jackson, B. (2001). Mediators of the gender difference in rumination. *Psychology of Women Quarterly, 25*, 37-47.

Nolen-Hoeksema, S., Larson, J., & Grayson, C. (1999). Explaining the gender difference in depression. *Journal of Personality and Social Psychology, 77*, 1061-1072.

Pariante, C. M., & Miller, A. H. (2001). Glucocorticoid receptors in major depression: Relevance to pathophysiology and treatment. *Biological Psychiatry, 49*, 391-404.

Parker, G., Chan, B., Tully, L., & Eisenbruch, M. (2005). Depression in the Chinese: The impact of acculturation. *Psychological Medicine, 35*, 1-9.

Paykel, E. S. (2002). Which depressions are related to life stress? *Blackwell Munksgaard, 14*, 167-172.

Pearlstein, T., Stone, A., Lund, S., Scheft, H., Zlotnik, C., & Brown, W. (1997). Comparison of fluoxetine, bupropion, and placebo in treatment of premenstrual dysphroic disorder. *Journal of Clinical Psychopharmacology, 17*, 261-266.

Post, R. M., Speer, A. M., Leverich, G. S., Weise, S. R. B., & Ketter, T. A. (2000). Predictive validity of the sensitization and kindling hypothesis. In J. C. Soares & Gershon (Eds.), *Bipolar disorders: Basic mechanisms and therapeutic implications* (pp. 387-432). New York: Marcel Dekker.

Rhinesmith, S. H. (1985). Cultural differences, culture shock, and intercultural adjustment. In S. H. Rhinesmith (Ed.), *Bring home the world* (pp. 131-156). NY: Walker and Company.

Robertson, J. F., & Simons, R. L. (1989). Family factors, self-esteem, and adolescent depression. *Journal of Marriage and Family, 51*, 125-38.

Ryan, M. E., & Twibell, R. S. (2000). Concerns, values, stress, coping, health, and educational outcomes of college students who studied abroad. International *Journal of Intercultural Relations*, *24*, 409-435.

Saxena, S., Brody, A. L., Ho, M. L., Alborzian, S., Ho, M. K., Maidment, K. M., Huang, S. C., Wu, H. M., Au, S. C., & Baxter, L. R. Jr. (2001). Cerebral metabolism in major depression and obsessive-compulsive disorder occurring separately and concurrently. *Biological Psychiatry*, *50*, 159-170.

Seidlitz, L., Fujitz, F., & Duberstein, P. R. (2000). Emotional experience over time and self-reported depressive symptoms. *Personality and Individual Differences*, *18*, 447-460.

Slater, J., & Depue, R. A. (1981). The contribution of environmental events and social support to serious suicide attempts in primary depressive disorder. *Journal of Abnormal Psychology*, *90*, 275-285.

Steinhausen, H. C., & Metzke, C. W. (2001). Risk, compensatory, vulnerability, and protective factors influencing mental health in adolescence. *Journal of Youth Adolescence*, *30*, 259-280.

Sullivan, P. E., Neale, M. C., & Kendler, S. K. (2000). Genetic epidemiology of major depression: Review and meta-analysis. *American Journal of Psychiatry*, *157*, 1552-1562.

Swagler, M. A., & Ellis, M. V. (2003). Crossing the distance: Adjustment of Taiwanese graduate students in the United States. *Journal of Counseling Psychology*, *50*, 420-437.

Thase, M. E., Jindal, R., & Howland, R. H. (2002). Biological aspects of depression. In I. H. Gotlib & C. L. Hammen (Eds.), *Handbook of depression* (pp. 192-218). New York: Guildford Press.

Vivona, J. M. (2000). Parental attachment styles of late adolescents: Qualities of attachment relationships and consequences for adjustment. *Journal of Counseling Psychology*, *47*, 316-329.

Vredenburg, K., O'Brien, E., & Krames, L. (1988). Depression in college students:

Personality and experiential factors. *Journal of Counseling Psychology*, *35* (4), 419-425.

Wade, C., & Tavris, C. (2006). *Psychology* (8th ed.). Pearson Education, Inc.

Weiss, E. L., Longhurst, J. G., & Mazure, C. M. (1999). Childhood sexual assault as a risk factor for depression in women: Psychosocial and neurobiological correlates. *American Journal of Psychiatry*, *156*, 816-828.

Wender, P. H., Kety, S. S., Rosenthal, D., Schulsinger, F., Ortmann, J., & Lunde, I. (1986). Psychiatric disorders in the biological and adoptive families of adopted individuals with affective disorders. *Archives of General Psychiatry*, *43*, 923-929.

Wills, T. A., & Hirky, A. E. (1996). Coping and substance abuse: A theoretical model and review of the evidence. In M. Zeidner & N. S. Endler (Eds.), *Handbook of coping: Theory, research, and applications.* Wiley, New York: 279-302.

Yeh, C. J., & Inose, M. (2003). International students' reported English fluency, social support satisfaction, and social connectedness as predictors of acculturative stress. *Counseling Psychology Quarterly*, *16*, 15-28.

Ying, Y. (2005). Variation in acculturation stressors over time: A study of Taiwanese students in the United States. *International Journal of Intercultural Relations*, *29*, 59-71.

Ying, Y., & Han, M. (2006). The contribution of personality, acculturative stressors, and social affiliation to adjustment: A longitudinal study of Taiwanese students in the United States. *International Journal of Intercultural Relations*, *30*, 623-635.

Young, E., & Korszun, A. (1999). Women, stress, and depression: Sex differences in hypothalamic-pituitary-adrenal axis regulation. In E. Leibenluft (Ed.), *Gender differences in mood and anxiety disorders: From bench to bedside* (pp. 31-52). Washington, DC: American Psychiatric Press.

Zahn-Waxler, C. (2000). The development of empathy, guilt, and internalization of distress: Implications for gender differences in internalizing and externalizing problems. In R. Davidson (Ed.), *Wisconsin Symposium on Emotion: Vol. 1. Anxiety, depression, and emotion* (pp. 222-265). Oxford, England: Oxford University Press.

Zuckerman, D. M. (1989). Stress, self-esteem, and mental health: How does gender make a difference? *Sex Roles*, *20*, 429-444.

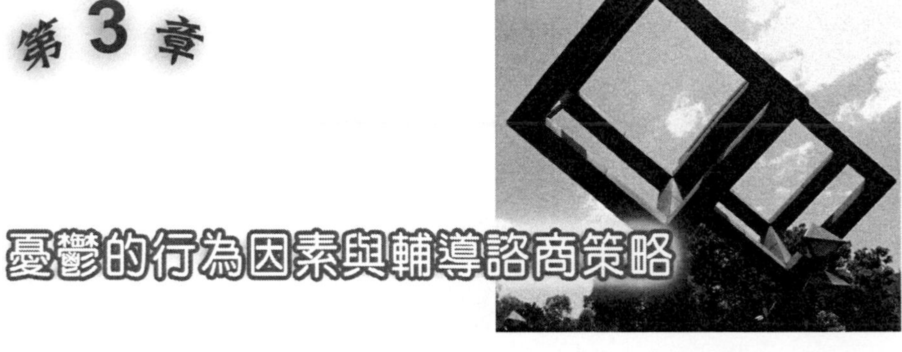

前言

行為理論在憂鬱症方面的探討歷史並不長，最早應用行為治療憂鬱症的報告見於 Lazarus（1968）、Burgess（1969）和 Lewinsohn、Weinstein 及 Shaw（1969），但是很多探討憂鬱症的行為理論卻如雨後春筍般提供了許多很有見地的觀點。行為理論對憂鬱症的探討主要是來自古典制約與操作制約兩方面的理論。行為學者認為要處理案主的憂鬱最好的方法是幫助他們改變行為，所以在幫助的過程中著重的是探討案主的問題及不適當的行為是如何學到的（Gilbert, 1992）。本章所要介紹的理論包括：⑴憂慮的自我控制模式（self-control model of depression）；⑵憂鬱的功能性分析（a functional analysis of depression）；⑶社會增強理論（social reinforcement theory）；⑷學得無助論（learned hopelessness theory）、歸因論（attribution theory）及憂鬱症的絕望理論（the hopelessness theory of depression）。

第一節　憂鬱的自我控制模式理論與輔導諮商策略

壹、憂鬱的自我控制模式理論

憂鬱的自我控制模式是由 Rehm（1977）提出，此理論應用到古典制約與操作制約兩方面理論的原理原則。他認為憂鬱是源自於自我控制的問題，是個體沒有能夠適當的自我監督（self-monitoring）、自我評價（self-evaluation）及自我增強（self-reinforcement）所導致的結果。自我監督方面，憂鬱的案主常常會選擇性的注意負面的事件，他們未能將眼光放遠，等待未來的結果，並只在乎短暫即時的增強。自我評價方面，憂鬱的案主常給自己設立很高的標準，因此常常會給自己很低且是消極的評價，並且常在與他人比較後看到自己的不足。自我增強方面，憂鬱的案主很少自我獎勵卻經常自我懲罰，而且很在乎又很依賴外在的增強。

貳、憂鬱的自我控制模式輔導諮商策略

所以憂鬱的自我控制模式的輔導諮商策略就著重於幫助案主學習自我監督、自我評價與自我增強的技巧。表 3-1 是一個為期六週的輔導諮商範例，是作者參考 Fruchs 及 Rehm（1977）的架構設計而成，整個治療過程分為三個階段，每一階段有兩次聚會，第一次的聚會主要是介紹理論的原理原則及其與憂鬱症的關係，第二次的聚會則討論與分享家庭作業。這過程中諮商師需適時的強調相關的理論原則並適時的給予增強。這個輔導諮商範例雖是設計成團體諮商的模式，但只要稍加修改亦適用於個別諮商的情境。

表 3-1　憂鬱的自我控制模式輔導諮商範例

次數	階段重點	內容	家庭作業
第一次	暖身活動	• 彼此認識。 • 強調保密原則。 • 團體互動與評量。	• 發給每個成員一張記錄單，讓他們記錄每天所發生及所做的較積極正向活動。 • 成員必須將每個正向的活動做個簡單的描述，並以 0（表示其經驗過最糟的心情）至 10（表示其經驗過最好的心情）來評量其每個經驗。
	介紹理論及活動目標	• 介紹憂鬱的自我控制模式理論及心情對行為的影響。 • 介紹活動的目標：要幫助成員學會對自己所決定的目標與方向更能有掌控力。	
	第一階段：學習適當的自我監督	• 幫助成員了解正確的自我觀察對心情的影響。 • 帶領成員討論過度在意負向事件及行為對心情的消極性影響。 • 鼓勵每個成員列出一份積極活動單，作為他們做家庭作業的參考（內容如主動打電話給一個朋友）。	
第二次	第一階段：學習適當的自我監督	• 諮商師與成員一起回顧與檢討他們一個星期中所做的家庭作業。 1. 問成員所觀察積極正向的活動是否比想像中的還多？ 2. 探討正向活動的次數與心情的關係，並彼此分享心得與感想。 • 諮商師需適時的強調相關的理論原則並適時的給予增強。	成員繼續記錄下每天所發生及所做的正向活動並以 0 至 10 來評量其每個經驗。並鼓勵成員注意哪些經驗是很重要但卻很少去做的。
第三次	第二階段：學習適當的自我評價	• 本次聚會的目的是幫助成員了解為了要能正確的評量自己，最重要的是要設立具體及可達成性高的目標。為達成此目標，首先讓成員針對其列出的積極活動單的每個活動中想達成的目標，列出其具體的行動計畫；然後請成員從其家庭作業	請成員預先設定想達到的目標及具體的行動計畫，然後記錄每天所發生及所做的正向活動，並註明目標達成的狀況。

（續上表）

		的記錄中找出某項對自己很重要但卻做得很少的項目，定出其想達到的目標，然後列出具體的行動計畫。 • 諮商師舉例示範成員如何設立具體的行動計畫，然後團體成員一起討論及評量各自所定的行動計畫，看是否符合具體及可達成性高的原則。	
第四次	第二階段：學習適當的自我評價	• 諮商師與成員一起回顧與檢討所做的家庭作業，然後諮商師要成員在其所定的目標中以一至五分去評量具體行動的困難性及重要性，並彼此分享心得與感想。	成員設定想達到的目標及具體的行動計畫，記錄每天所發生及所做的正向活動，並在每個行動中以一至五分別評量其困難性及重要性。
第五次	第三階段：學習適當的自我增強	• 諮商師與成員一起回顧與檢討家庭作業。然後由諮商師介紹增強的一般原則，區別出立即增強與延宕增強的不同、增強的型態及將增強與行動連結的重要性。並介紹自我增強與憂鬱的問題及行動的關係。 • 鼓勵成員從自己身邊可使用的資源中列出給自己的酬賞清單；下一步則在每個酬賞項目訂出點數（但一開始點數不要定得太苛刻，以後有需要增高點數），並定出累積點數的方法。	成員設定想達到的目標及具體的行動計畫，記錄每天所發生及所做的正向活動，並在每個行動中以一至五分去評量其困難性及重要性。然後根據酬賞清單及點數的原則，給自己應得的酬賞。
第六次	第三階段：學習適當的自我增強	• 諮商師與成員一起回顧與檢討家庭作業。然後一起對六週的活動做回饋與分享。	

資料來源：參考 Fruchs 及 Rehm（1977）。

Fruchs及Rehm（1977）發現三十六位憂鬱症的案主經過自我控制團體輔導治療後，其症狀比控制組的案主有更多的改善；其效果在六週後的追蹤調查時仍顯現正向的效果。現在很多諮商師會將自我控制輔導諮商與認知方面的輔導諮商合併使用。但是Rehm、Kaslow及Rabin（1987）的研究發現，合併行為與認知的輔導諮商效果與單著重行為或認知者效果上是大同小異。

第二節　憂鬱的功能性分析理論與輔導諮商策略

壹、憂鬱的功能性分析理論

憂鬱的功能性分析模式是採用操作制約的原則來說明憂鬱症。第一個企圖對憂鬱進行功能性分析的是Skinner（1953），但是Ferster（1965, 1966, 1973）將此理論繼續擴展。他認為患憂鬱症的案主其心理動作（psychomotor）及思考過程會變得遲鈍（如感官與動作配合度遲緩、手眼協調緩慢），而且很少或不再能表現出先前自己很熟悉且拿手的事或行為。學者（Ferster, 1973; Gilbert, 1992）將憂鬱者的特質及形成原因歸納如下：⑴憂鬱者的積極適應性（adjustive）行為減少；⑵憂鬱者的逃避行為增加；⑶被動的個性使憂鬱者無法看清社會環境的真實面；⑷憂鬱者無法建立有效的區別學習；⑸憂鬱者可能就是個生氣者。

一、憂鬱者的積極適應性行為減少

憂鬱者的主要特質是其表現積極適應性行為的次數逐漸減少，且因為很少去做可獲得積極增強性的行為（positively reinforced behavior）。例如參加社交活動及出遊等，其獲得正向增強的機會也相對的就減少了。Ferster認為其導因可能是來自：⑴環境的突然改變；⑵受到懲罰性或令其嫌惡事物的煩擾；⑶與原先取得增強物的關聯性改變了（Lewinsohn, 1975）。

二、憂鬱者的逃避行為增加

憂鬱者善於逃避。憂鬱的案主常以逃避的方式來應付會造成令他嫌惡結果的社會互動事件，其逃避的方式包括抱怨或只要求別人的幫忙而不願意自己嘗試去做。Ferster（1973）認為這是導致他們憂鬱的前因。同時也因為退縮而減少其獲得正向增強的機會，例如因為不喜歡老闆的做法但又怕跟老闆反應會得罪老闆，乾脆就不去上班，結果因缺席太多次而被解僱失去工作。此負向的結果讓他更加的消極。當然另一方面，如果他們逃避的反應可以順利的逃避了消極的結果，此反應就變成是一種增強。以後遇到類似的情況，可能就會繼續採用逃避的方式。例如自覺某一門課跟不上就退選，因為退選後嘗到鬆了一口氣的滋味，以後對其他課也會做同樣反應。結果漸漸對自己的能力就有所質疑而更加感到憂鬱了。

三、被動的個性使憂鬱者無法看清社會環境的真實面

憂鬱者經常是被動的，尤其是對於會導致其嫌惡結果的情境常採取被動的反應方式。例如他們遵從權威人士的要求，只是消極的為了要避免因使用拒絕的方式而可能導致的不利結果。尤其是當對方的要求違背自己的意願時其影響更大。如果他們的反應可以順利的逃避了不利的結果，此反應就變成是一種增強。Ferster（1973）指出憂鬱者這種被動的適應方式是來自於三個原因，分別是：侷限的世界觀（A limited view of the world）、不適當的世界觀（A lousy view of the world）及不變的世界觀（An unchanging view of the world）。

㈠侷限的世界觀

憂鬱者常沒有真正的看到社會環境的不同面。他們可能會抱怨或生悶氣，但卻無法看清何種適當行為可帶給他們期望中的增強物。

㈡不適當的世界觀

憂鬱者可能知道什麼行為可帶來期望中的增強物，但也擔心該行為可能會帶來不好的結果。他們常認為如果不逃避令其嫌惡的情境就會有咎由

自取的嘗到令其嫌惡的結果。

㈢不變的世界觀

憂鬱者在過去有著不太順心或創傷的經驗。例如因為一段失敗的婚姻經驗，就認為「天下烏鴉一般黑」是不變的真理。也因此，憂鬱者常缺乏應變能力與技巧來適應迅速改變的事件以獲得理想的增強物。

四、憂鬱者無法建立有效的區別學習

區別學習（discrimination learning）主要是建立於能正確的對某個事件做出適當的反應而獲得有效的增強；但是，憂鬱者常因無法掌握及預測增強物，所以無法建立有效的區別學習。例如有些人會因為不知道什麼行為會得到讚賞、什麼行為會受到處罰，乾脆就一概採用消極退縮的方式。一個人若是沒有學到採用適當或替代性的反應方式來幫助自己獲得增強物或克服困境時，就容易變得退縮而憂鬱。

五、憂鬱者可能就是個生氣者

Ferster 的另一個貢獻是提出生氣對憂鬱的影響。他指出不足的增強物不但影響區別學習，也會引起情緒的反應。但是生氣的表達更會阻擾到未來獲得增強的機會，因而影響到未來的學習。

歸納言之，此理論認為憂鬱是來自未能獲得足夠增強物的結果。其實，Lazarus（1968）的看法也與 Ferster 一致。Lazarus 認為憂鬱的起因常源自於從一個主要增強物的來源逃離（例如辭去一個收入優渥的工作職位），退縮後卻感到懊惱。如果此時可以找到一個替代性的增強物，其懊惱的情況就會好轉；但是如果自覺無能力來尋獲替代性的增強物，長期下來就很容易會導致憂鬱。以下作者將導致憂鬱的流程以圖 3-1 表示出來：

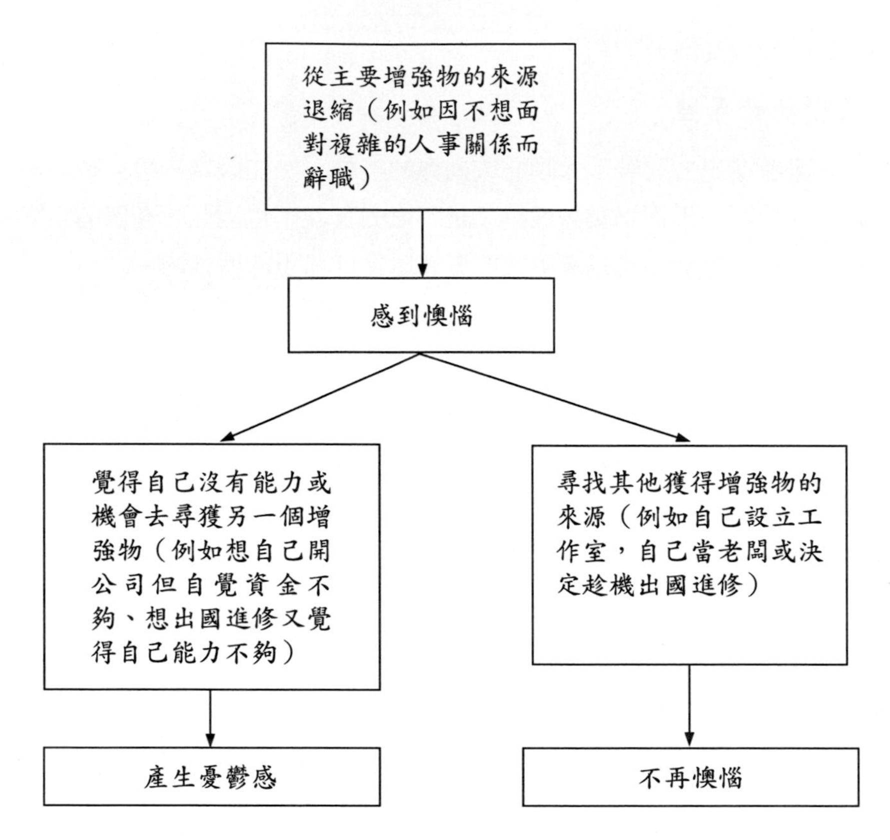

圖 3-1　Lazarus 的導致憂鬱流程圖

貳、憂鬱的功能性分析的輔導諮商策略

上述的分析陳述了 Ferster 的理論指出幾個影響憂鬱的重要現象，因此在幫助憂鬱症案主時需要：⑴請案主檢查導致其憂鬱性行為的先前事件，並評量該行為的功能性；⑵幫助案主探討自己害怕失去正向的增強物與生氣表達之間的關聯性；⑶幫助案主了解其過度依賴會獲致增強物的來源，是因為缺乏自我肯定與克服挫折的能力，也缺乏以微小的增強物來讓行為持續及能有彈性的尋找替代性增強物的能力。所以輔導諮商策略的重點應幫助案主建立正向的自我肯定、提高克服挫折的能力、能有彈性的尋找替

代性的增強物，並學會即使以微小的增強物也能讓行為持續的能力。

第三節　社會增強的憂鬱理論與輔導諮商策略

壹、社會增強的憂鬱理論

如同 Ferster 的理論，Lewinsohn 的社會增強憂鬱理論也是採用操作制約的原理原則。但不同的是 Lewinsohn 強調憂鬱是導因於社會行為，是生活上的問題，特別是人際互動方面的行為，而不是一種疾病（引自 Brown & Lewinsohn, 1984）。在他一九七四與一九七五年代的研究中發現憂鬱是因為個體的行動反應與正向增強之間的關聯性（response-contingent positive reinforcement, RCPR）很弱。因此影響憂鬱的情況不是來自正向的增強物本身，而是在於與反應的關聯性。Lewinsohn（1974）針對此提出幾個對憂鬱來源的假設：⑴憂鬱源自於反應與正向的增強來源之間缺乏關聯；⑵憂鬱源自於獲得錯誤的增強；⑶憂鬱源自於正向增強物的減少（reducing positive reinforcers）。

一、憂鬱源自於反應與正向的增強來源之間缺乏關聯

此理論認為當反應與正向的增強來源之間若沒有產生連結的關係（unconditioned）時，會引發出煩躁不安 （dysphroia）、疲累的感覺，及其他的生理症狀（如失眠、缺乏食慾及頭痛）。而行動反應與正向增強之間關聯性的比例所以低的緣由可能是來自：⑴憂鬱者的生活環境本身缺乏正向增強的事件；或者是⑵憂鬱者本身缺乏社交技巧，且缺乏可引發出增強物的潛在行為（Lewinsohn, 1974, 1975）。例如 Youngren 及 Lewinsohn（1980）的研究就發現憂鬱者比不憂鬱者表示自己對社交活動的參與較不積極且也覺得彆扭，且不敢表現出自我肯定的行為，所以就較無法從人際交往中獲得社會增強。

二、憂鬱源自於獲得錯誤的增強

當個體因上述的症狀而獲得他人（特別是家人）給予的同情與關心時，反而會助長憂鬱者憂鬱行為的延續。但同時，因為很多原先給予他們同情與關心的人可能會漸漸對這些憂鬱行為感到反感，而開始逃避憂鬱者，這也使得憂鬱者會因受到關心及同情的增強次數減少，而更加憂鬱。

三、憂鬱源自於正向增強物的減少

Lewinsohn及Gotlib（1995）進一步提出生活上的壓力事件是導致憂鬱的原因之一，因為當人們遇到壓力事件時常採用退縮的方式來逃避，而退縮的反應會剝奪了個體獲得增強物的機會，所以就更會退縮，如此惡性循環結果就會導致憂鬱。例如一個太太抱怨每次先生下班回家想跟先生訴個苦，希望得到先生的安慰（增強物）；但常常反倒被先生冷嘲熱諷一番，說是太太自己太笨不會處理事情，才會把事情弄得那麼糟（剝奪了增強物）。太太被先生數落一番後，心情就很沮喪而感到憂鬱。而且因為這情況常常發生，所以漸漸的太太就不再跟先生溝通，結果不僅婚姻關係變壞，太太也越來越憂鬱了。這種情況特別容易發生在社交技巧不良者的身上，因為他們在人際互動上有較多被拒絕的經驗，而且因為經常是採用退縮與逃避的方式來處理被拒絕的情境，而未有機會獲得增強。

貳、社會增強的憂鬱理論輔導諮商策略

從以上的介紹及 Lewinsohn、Youngren 及 Grosscup（1979）的研究，可發現社交性的增強是影響憂鬱的重要原因之一，所以要幫助憂鬱症案主應從協助他們改善社會增強行為著手。Zeiss、Lewinsohn及Muñoz（1979）強調要在短期的諮商過程中有效的幫助案主克服憂鬱的要素包括：(1)幫助案主相信自己是有能力掌控自己的行為與憂鬱狀況；(2)提供案主技巧訓練，使其能較有效的處理生活上的事物；(3)幫助案主了解能獨立使用所學會的技巧重要性，並透過清楚的解說與練習以幫助案主能學會並獨立的使用這

些技巧；(4)必須提醒案主心情的改善與憂鬱減少應歸功於是自己社交技巧的進步而非諮商師的輔導技巧。表 3-2 介紹作者根據 Brown 及 Lewinsohn（1984）的社會增強理論架構所設計處理憂鬱的團體諮商範例。此團體諮商模式也可稍加修改應用於個別諮商的情境。

表 3-2 社會增強憂鬱理論的團體輔導諮商範例

次數	階段重點	內容	家庭作業
首次會談	個別會談	• 在正式活動之前，每個成員需與諮商師有一個半鐘頭的個別會談。會談內容包括彼此認識、介紹處理的策略、強調在諮商過程中成員自己的努力及完成家庭作業的重要性。在會談過程中諮商師將評量每個成員參加的意願。	
第一、二次	認識社會增強的憂鬱理論	• 介紹社會增強理論與憂鬱的關係及諮商策略與目標。	
第三、四次	學習如何放鬆	• 教導成員如何放鬆的技巧，並針對每個成員的狀況給予個別性的指導，並鼓勵成員將學得的放鬆技巧用在其實際生活上。	練習放鬆的技巧（詳見表 6-15），並記錄自己在遇到不同情境中放鬆的情形。
第五、六次	增加參與自己喜歡活動的次數	• 成員分享自己在遇到不同情境中放鬆的情形與經驗，必要時諮商師以角色扮演的方式讓成員能根據某個情境進行練習並給予回饋。	練習增加參與自己喜歡活動的次數的技巧，並記錄自己利用這些技巧與人互動的情形。

（續上表）

		• 教導成員如何增加參與自己喜歡活動的次數的技巧（例如首先定義自己喜歡參加的活動是什麼、如何開始、如何享受其中的快樂等）並針對每個成員的狀況給予個別性的指導，讓成員可將學得的技巧用在其實際生活上，以增加參與自己喜歡活動的次數。	
第七、八次	改變思考的方向	• 成員分享自己在遇到不同人際情境中參與的情形與經驗，必要時諮商師以角色扮演的方式讓成員能根據某個情境進行練習並給予回饋。 • 教導成員改變其思考方向的技巧，並針對每個成員的狀況給予個別性的指導，讓成員可將學得的技巧用在其實際生活上以改變其思考的方向。	成員觀察自己在一些令其憂鬱的狀況下其思考的情形，然後記錄其利用所學的改變思考方向的技巧後的情形。
第九、十次	改進社交技巧並且增加正向的社交活動	• 成員分享自己在利用所學的改變思考方向技巧後其憂鬱改善的情形。必要時諮商師以角色扮演的方式讓成員能根據某個情境進行練習並給予回饋。 • 教導成員社交技巧（詳見表3-3）例如：如何開始對話、如何傾聽、如何表達自己等），並針對每個成員的狀況給予個別性的指導，讓成員可將學得的社交技巧用在其實際生活上，以增加正向的社交活動的次數。	成員練習所學的社交技巧，然後記錄其利用所學的社交技巧後其參與社交活動次數增加的情形。

（續上表）

第十一、十二次	設定生活計畫	• 成員分享自己在利用所學的社交技巧後參與社交活動次數增加的情形。必要時諮商師以角色扮演的方式讓成員能根據某個情境進行練習並給予回饋。 • 幫助成員從此課程中所學的技巧中找出幾個他們覺得很有用的技巧，鼓勵他們繼續使用以避免憂鬱的情況再次發生。	
註：整個活動中皆不鼓勵憂鬱性的陳述句。 在整個課程諮商師與成員之間採用的是師生的關係。			

資料來源：參考 Brown 及 Lewinsohn（1984）。

表 3-3　社交技巧訓練

活動一：如何開啟話題

1. 諮商師說明為何學習開啟話題對改善人際關係的重要性。
2. 諮商師展示並發給成員「如何開啟話題」清單：
   (1)以微笑或握手的方式與對方打招呼，如果是初次碰面則應告知對方自己的姓名。
   (2)講話時要與對方保持眼神接觸。
   (3)保持談話內容的有趣性。
   (4)問對方問題，好讓對方有機會表達他自己。
   (5)仔細傾聽。
3. 首先請一位志願者與諮商師做角色扮演，並請成員做回饋。
4. 諮商師發給每個成員一張紙（如果人數少可多發幾張），請他們列出自己較困難的對話情境，然後將每個情境摺起來放在袋子中，諮商師讓團體成員抽籤決定角色扮演的情境。每個情境可由兩三人輪流扮演，然後成員互相給予回饋與討論。

活動二：如何做一個好的傾聽者

1. 諮商師問成員為什麼要當一個好的傾聽者？並讓成員填寫下面的填充題：

（續上表）

⑴多數的人喜歡＿＿＿＿他們正在想的事情。 ⑵當你傾聽對方談話時，你讓對方感受到你很＿＿＿＿他。 ⑶當你傾聽對方談話時，你會讓對方覺得＿＿＿＿＿＿。 ⑷當你傾聽對方談話時，你也會從傾聽中＿＿＿＿很多有趣的事。 ⑸當對方要給你一些指導時，你必須要＿＿＿＿才學得到。 參考答案：⑴談論⑵關心⑶很舒服／很重要⑷學到⑸傾聽。 2.請成員分組討論答案，然後各組公布他們的答案。 3.請成員一起腦力激盪列出好的傾聽者的特質。例如： ⑴問對方問題 ⑵重複對方的話 ⑶注視對方 ⑷不要打斷 ⑸分享自己的看法 4.請成員列出他們覺得困難的情境，以角色扮演的方式針對傾聽者的特質進行演練。每個情境可由二三人輪流扮演，然後成員互相給予回饋與討論。

資料來源：參考 Khalsa（1999）。

另外，對於對自己、過去皆持悲觀看法，以及過度的表明自己的罪惡感及常有生理方面的抱怨者，可以用下列幾個方法來處理：

- 諮商師可以故意不要去理會這些負向消極的陳述句或抱怨。
- 請案主的家人、學校或同事故意不要去理會案主這些負向消極的陳述句或抱怨。
- 教導案主以思考停止法去控制自己的消極思考。剛開始可由諮商師與案主一起練習。請案主閉著眼睛思考一個事件，當負向思考進入腦中時就給諮商師一個訊號，此時諮商師對案主呈現某種巨響（如拍掌）並大聲喊：「停！」來阻止其消極思考。漸漸的案主可以學習在消極思考進入腦中時對自己喊：「停！」或以橡皮筋彈自己的手腕以提醒自己，然後漸漸改成默念的方式提醒自己（Lewinsohn, 1975）。

第四節　從學得無助論到憂鬱症的絕望理論發展與輔導諮商策略

壹、從學得無助論到憂鬱症的絕望理論發展

學得無助論有三個階段的發展。第一個階段是由一九四八年到一九七八年；第二個階段是由一九七八年到一九八九年；第三個階段則是一九八九年到現在。

一、第一個階段的發展

學得無助論由 Mowrer 及 Viek 於一九四八年起始，觀察動物在自己無法掌控的電擊下學會的反應（Gilbert, 1992）。Seligman於一九六〇年代做進一步的探討。Seligman（1975）指出當我們在生活上遇到一些自己無法抗拒的壓力事件時，會因為相信自己無能為力來挽回局面，而放棄努力尋求解決的動機；而且因為放棄嘗試，就更沒有機會學到解決的方法，而就更相信自己真的是無能為力而感到憂鬱。在這種狀況下造成的憂鬱，其症狀是缺乏動機、被動、猶豫不決及裹足不前。

二、第二個階段的發展

第二個階段的發展是在學得無助論中又加入歸因理論（attribution theory）的概念。所謂歸因是指人們對發生事物的解釋。Abramson、Seligman 及 Teasdale（1978）發表新的學得無助理論指出憂鬱是來自三方面的歸因（attribution）：內在—外在、穩定—不穩定、一般—特定。內在因素：例如來自本身的特質。外在因素：例如他人、環境或運氣。穩定因素：例如像自己的能力或長相是不會改變的。不穩定的因素：例如自己的用功程度是會改變的。一般因素：例如案主認為如果這個人不喜歡我，別人也會不喜歡我，很多事是行諸四海皆準的。特定因素：則是將某件事情的發生只

歸咎於某個情境，例如我只是這次考試沒考好，不表示其他的考試我也會考不好。歸因理論認為當人們無法獲得所期望的結果時就會尋找可能導致的原因。嚴重及長期憂鬱常是因為自己認為無法得到期待的結果而導致的。如果人們將無法獲得所期望的結果解釋為內在、個人性及穩定的因素，他們就會相信是因為自己的原因造成，所以以後的情況也會是一樣的糟糕，如此的歸因方式很容易導致自尊心降低，並對未來不抱持任何希望。此模式的歸因如表 3-4 所示。

表 3-4　穩定—不穩定及一般—特定兩因素互動後的歸因

對消極事件的內在歸因		
	穩定	不穩定
一般	• 我是一個很無聊的人 • 我是一個弱者 • 我是一個很愚笨的人	• 有時候我是一個很無聊的人 • 有時候我是一個弱者 • 有時候我是一個很愚笨的人
特定	• 對方對我講的話不感興趣 • 我向對方講的話沒有我期望的那樣肯定 • 我向對方講的話沒有像我期望的那樣清楚	• 有時候對方對我講的話不感興趣 • 有時候我向對方講的話沒有我期望的那樣肯定 • 有時候我向對方講的話沒有我期望的那樣清楚

資料來源：引自 Gilbert（1992: 372）。

這歸因的過程可分為兩個階段，首先個體先經驗到反應與結果的不一致性，如果他將此結果歸咎於是自己的無能為力，而且情境是穩定的無法改變的，他們就會感到很憂鬱。憂鬱者傾向於做一般性、穩定性及內在性的歸因（Gilbert, 1992）。

三、第三個階段的發展

在此階段，學者們（Abramson & Alloy, 1990; Abramson, Metalsky, & Alloy, 1989）以一九七八年的學得無助感理論為架構發展出憂鬱症的絕望理論（the hopelessness theory of depression），提出絕望憂鬱（hopelessness depression）這個新名詞。所謂絕望是來自已明知道很期望的結果將不會發生而且不期待的結果將會發生，但是自己又不能做任何事去改變該狀況。在此情況下絕望感很容易會導致絕望憂鬱症（hopelessness depression）。從圖 3-2 的流程圖可以清楚看出此理論的架構。

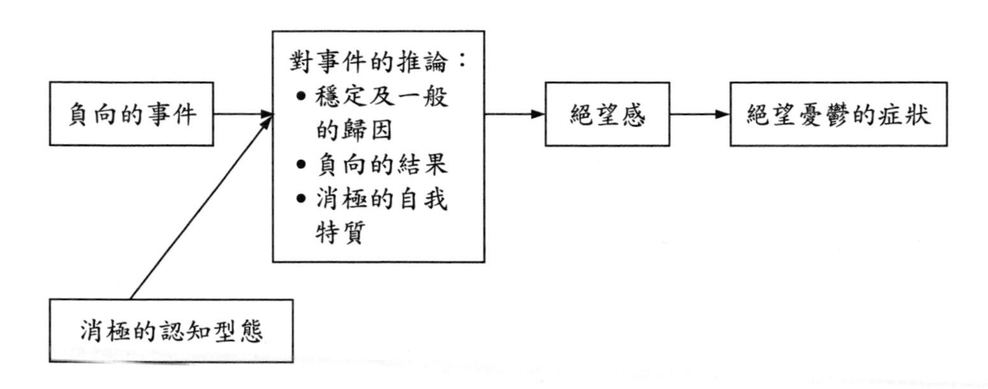

圖 3-2　從絕望到憂鬱的流程圖

資料來源：引自 Abramson、Alloy、Hankin、Haeffel、MacCoon 及 Gibb（2002: 270）。

此理論認為負向的生活事件的發生（或期望的事件沒有發生）可能是影響絕望憂鬱的原因，但是兩者的關係卻不是絕對的，因為不是每個遭受到不順意的事就會引致絕望感，關鍵就在於人們對該情境如何做推論（inference）。如果：⑴人們對該負向事件的發生做了穩定（如常常會發生）及一般性的歸因（如不管在何種情況下都會發生）；以及／或者⑵該負向事件會導致其他負向的結果；以及／或者⑶認為這負向事件是因自己的某個負向特質造成的，因而覺得自己一無是處，而使自尊心降低。例如認為要申請美國研究所的GRE沒考好是因為：⑴自己能力太差；⑵認為將永遠申請不到研究所；⑶責備自己實在是太笨了，真是一無可取。相信如果此情境自己都無能為力，那其他情境也甭談了。如此情況下就易導致憂鬱感。

另外，低自尊心也是絕望憂鬱症一個症狀。低自尊心是來自：⑴人們對生活上的負向事件的發生做了內在、穩定及一般性的歸因；以及／或者⑵認為這負向事件是因自己的某個負向特質造成的；以及／或者⑶將自我的價值感與負向事件關聯在一起。例如一個與男友分手的女孩子向諮商師形容自己是一文不值的，其理由是沒有了愛情，自己也就一無所有了（Abramson & Alloy, 1990; Abramson et al., 1989; Whlsman & Pinto, 1997）。

總結來看，此理論認為負向事件本身並不是導致憂鬱的原因，而是個人對事件本質上的歸因傾向所導致的。有人天生就較易將任何特定的負向事件歸因於穩定及一般性的因素，這樣的人患憂鬱症的機率也較大（Abramson & Alloy, 1990; Abramson et al., 1989）。例如 Hankin、Abramson 及 Siler（2001）研究發現青少年的中期與晚期若使用憂鬱性的歸因（內在、穩定及一般或穩定及一般的歸因），當遇到生活的重大事件時，就易罹患憂鬱症。Whlsman 及 Pinto（1997）的研究特別指出生活的負向事件對於採用負向歸因型態、自尊心低及自我價值感弱的人憂鬱症狀影響尤大。讀者可能不難發現學得無助感理論發展到第三階段的絕望憂鬱論已經是走向認知學派的方向了。

貳、憂鬱症的輔導諮商策略

幫助絕望感的憂鬱案主最主要的工作是增強其自我的信心及價值感。例如 Fry（1984）指出老年的憂鬱案主最易源自絕望感，所以幫助老人時應著重在：⑴建立溫暖與尊重的氣氛及給予無條件的尊重與接納；⑵讓老年人回憶過去的光榮史與成就；⑶增強其精神層面的信心；⑷肯定自己的價值感；⑸透過對別人的幫助知道自己仍是有用的，別人還是需要自己的；⑹恢復體力；⑺知道如果死後還是會被懷念的。Hankin 等人（2001）研究發現此理論也適用於解釋青少年的憂鬱症增加的原因，因為青少年階段所遇到的負向消極事件比兒童時期增加，所以青少年患憂鬱症的比率比兒童時期增加。Weishaar（1996）指出絕望感與自殺想法的關係在成年期較青少年期明顯，青少年的自殺想法可能來自壓力與歸因型態互動的結果。所以在輔導憂鬱青少年的預防之道是減少負向事件的發生，在輔導時要著重於幫助他們對所發生的事件做正確的歸因。

本章摘要

本章探討影響憂鬱症產生的行為性因素。行為理論在憂鬱症方面的探討雖然歷史並不長；最早應用行為治療治療憂鬱症的報告見於一九六〇年代，之後很多探討憂鬱症的行為理論就相繼出現。行為理論對於憂鬱症的探討主要是來自古典制約與操作制約兩方面的理論。行為學者認為要處理案主的憂鬱最好的方法是幫助他們改變行為，在幫助的過程中著重的是探討案主的問題及不適當的行為是如何學到的。本章主要介紹的理論包括：⑴憂鬱的自我控制模式；⑵憂鬱的功能性分析；⑶社會增強理論；⑷學得無助論、歸因論及憂鬱症的絕望理論。

憂鬱的自我控制模式是由 Rehm 提出，此理論應用到古典制約與操作制約兩方面理論的原理原則，認為憂鬱源自於自我控制的問題，是由於沒有適當的自我監督、自我評價及自我增強所造成的。所以此派的輔導諮商策略就著重於幫助案主學習自我監督、自我評價與自我增強的技巧。

憂鬱的功能性分析模式是採用操作制約的原則來說明憂鬱症。第一個企圖對憂鬱進行功能性分析的是 Skinner，但是 Ferster 將此理論繼續擴展。他認為憂鬱症案主其心理動作及思考過程變得遲鈍，而且很少或不再能表現出先前拿手的事或行為。此派學者認為將憂鬱者的特質及形成原因是：⑴憂鬱者適應性的行為減少；⑵憂鬱者的逃避行為增加；⑶被動的個性使憂鬱者無法看清社會環境的真實面；⑷憂鬱者沒能建立有效的區別學習；⑸憂鬱者可能就是個生氣者。因此在幫助憂鬱症案主時需要：⑴請案主檢查導致其憂鬱行為的先前事件，並評量該行為的功能性；⑵幫助案主探討自己害怕失去正向的增強物與生氣表達之間的關聯性；⑶幫助案主了解其過度依賴會獲致增強物的來源，是因為缺乏自我肯定與克服挫折的能力，也缺乏以微小的增強物來讓行為持續及能有彈性的尋找替代性增強物的能力。所以輔導諮商策略的重點應幫助案主建立正向的自我肯定、提高克服挫折的能力、能有彈性的尋找替代性的增強物，並學會即使以微小的增強物也能讓行為持續的能力。

社會增強的憂鬱理論是由 Lewinsohn 提出，是採用操作制約的原理原則。他強調的是憂鬱是導因於社會行為，特別是人際互動方面的行為，它是生活上的問題而不是一種疾病。他在一九七四年提出憂鬱來源包括：⑴源自於反應與正向的增強來源之間缺乏關聯；⑵源自於獲得錯誤的增強；⑶源自於正向增強物的減少。所以要幫助憂鬱症案主應從協助他們改善社會增強行為著手，包括：⑴幫助案主相信自己是有能力掌控自己的行為與憂鬱狀況；⑵訓練案主生活技巧，使其能更有效的處理生活上的事物；⑶幫助案主學會並了解能獨立的使用所學會技巧的重要性；⑷提醒案主要將心情的改善與憂鬱減少歸功於是自己社交技巧的進步而不全然是歸功於諮商師的輔導技巧。

學得無助論有三個階段的發展。第一個階段是由一九四八年到一九七八年；第二個階段是由一九七八年到一九八九年；第三個階段則是一九八九年到現在。學得無助論由 Mowrer 及 Viek 於一九四八年起始，Seligman 於一九六〇年代做進一步的探討。此派學者認為憂鬱是當在生活上經常遇到一些自己無法抗拒的壓力事件時，因為自認無能為力來挽回局面，而放棄努力尋求解決的動機。其症狀是：缺乏動機、被動、猶豫不決及裹足不前。第二個階段的發展是在學得無助論中又加入歸因理論的概念。歸因理論認為當人們無法獲得所期望的結果時就會尋找可能導致的原因，嚴重及長期憂鬱常是因為自認無法得到期待的結果而引致的。如果人們將無法獲得所期望的結果解釋為內在、個人性及穩定的因素，他們就會相信是因為自己的原因造成，所以以後的情況也會是一樣的糟糕，如此的歸因方式很容易導致自尊心降低，並對未來不抱持任何希望。第三個階段的發展是以一九七八年的學得無助感理論為架構發展出憂鬱症的絕望理論。所謂絕望是來自已明知道很期望的結果將不會發生而且不期待的結果將會發生，但是自己又不能做任何事去改變該狀況。在此情況下絕望感也容易會導致絕望憂鬱症。所以在幫助憂鬱的案主時應幫助他們重建自我的價值感並做正確的歸因。

參考文獻

英文書目

Abramson, L. Y., & Alloy, L. B. (1990). Search for "negative cognition" subtype of depression. In C. D. McCann & N. Endler (Eds.), *Depression: New Directions in Theory, Research and Practice.* Toronto: Wall & Emerson.

Abramson, L. Y., Alloy, L. B., Hankin, B. L., Haeffel, G. J., MacCoon, D. G., & Gibb, B. E. (2002). Cognitive vulnerability-stress models of depression in a self-regulatory and psychobiological context. In L. H. Gotlih & C. L. Hammen (Eds.), *Handbook of depression* (pp. 268-313). New York: Guildford Press.

Abramson, L. Y., Metalsky, G. I., & Alloy, L. B. (1989). Hopelessness: A theory-based subtype of depression. *Psychological Review*, *96*, 358-372.

Abramson, L. Y., Seligman, M. E. P., & Teasdale, J. (1978). Learned helplessness in humans: Critique and reformulation. *Journal of Abnormal Psychology*, *87*, 49-74.

Brown, R. A., & Lewinsohn, P. M. (1984). A psychoeducational approach to the treatment of depression: Comparison of group, individual, and minimal contact procedures. *Journal of Counseling and Clinical Psychology*, *52*, 774-783.

Burgess, E. P. (1969). The modification of depressive behavior. In R. D. Rubin & C. M. Franks (Eds.), *Advances in behavior therapy* (pp. 193-200). New York: Academic Press.

Ferster, C. B. (1965). Classification of behavior pathology. In L. Krasner & L. P. Ullmann (Eds.), *Research in behavior modification* (pp. 6-26). New York: Holt.

Ferster, C. B. (1966). Animal behavior and mental illness. *Psychological Record*,

16, 345-356.

Ferster, C. B. (1973). A functional analysis of depression. *American Psychologist*, October, 857-870.

Fruchs, C. Z., & Rehm, L. P. (1977). A self-control behavior therapy program for depression. *Journal of Consulting and Clinical Psychology*, *45*(2), 206-215.

Fry, P. S. (1984). Development of a geriatric scale of hopelessness: Implications for counseling and intervention with the depressed elderly. *Journal of Counseling Psychology*, *31*(3), 322-331.

Gilbert, P. (1992). *Depression: The evolution of powerlessness.* New York: The Guilford Press.

Hankin, B. L., Abramson, L. Y., & Siler, P. A. (2001). The perspective test of hopelessness theory of depression in adolescence. *Cognitive Therapy and Research*, *25*(5), 607-632.

Khalsa, S. S. (1999). *Group exercises for enhancing social skills & self-esteem.* Sarasota, FL: Professional Resource Exchange, Inc.

Lazarus, A. A. (1968). Learning theory and the treatment of depression. *Behavioral Research and Therapy*, *6*, 81-89.

Lewinsohn, P. M. (1974). A behavior approach to depression. In R. J. Friedman & M. M. Katz (Eds.), *The psychology of depression: Contemporary theory and research.* New York: Winston-Wiley.

Lewinsohn, P. M. (1975). The behavioral study and treatment of depression. In M. Hersen, R. M. Eisler, & P. M. Miller (Eds.), *Progress in Behavior Modification, Vol. 1.* New York: Academic Press.

Lewinsohn, P. M., & Gotlib, I. H. (1995). Behavioral therapy and treatment of depression. In B. E. Beckman & W. R. Leber (Eds.), *Handbook of depression* (2nd ed.) (pp. 352-375). New York: Guildford Press.

Lewinsohn, P. M., Weinstein, M. S., & Shaw, D. A. (1969). Depression: A clinical-research approach. In R. D. Rubin & C. M. Franks (Eds.), *Advances in behavior therapy* (pp. 231-240). New York: Academic Press.

Lewinsohn, P. M.,Youngren, M. A., & Grosscup, S. J. (1979). Reinforcement and depression. In R. A. Depue (Ed.), *The psychobiology of depressive disorders: Implications for effects of stress.* New York: Academic Press.

Rehm, L. P. (1977). A self-control model of depression. *Behavior Therapy*, *8*, 787-804.

Rehm, L. P., Kaslow, N. J., & Rabin, A. S. (1987). Cognitive and behavioral targets in a self-control therapy program fro depression. *Journal of Consulting and Clinical Psychology*, *55*(1), 60-67.

Seligman, M. E. P. (1975). *Helplessness: On depression, development, and death.* San Francisco: Freeman, Cooper.

Skinner, B. F. (1953). *Science and human behavior.* New York: Free Press.

Weishaar, M. E. (1996). Cognitive risk factors in suicide. In P. M. Salkovskis (Ed.), *Frontiers of cognitive therapy* (pp. 226-249). New York: Guilford.

Whlsman, M. A., & Pinto, A. (1997). Hopelessness depression in depressed inpatient adolescents. *Cognitive Therapy and Research*, *21*, 345-358.

Youngren, M. A., & Lewinsohn, P. M. (1980). The functional relation between depression and problematic interpersonal behavior. *Journal of Abnormal Psychology*, *89*, 333-341.

Zeiss, A. M., Lewinsohn, P. M., & Muñoz, R. F. (1979). Nonspecific improvement effects in depression using interpersonal skills training, pleasant activity schedules, or cognitive training. *Journal of Consulting and Clinical Psychology*, *47*, 427-439.

第4章

憂鬱的認知因素與輔導諮商策略（一）

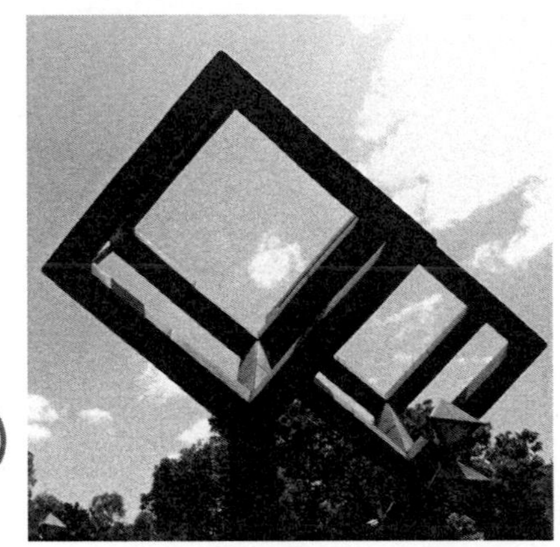

前言

我們每人每天過五關斬六將的開創生活，但是在這過程中，有人享受它，有人卻怨聲載道，苦不堪言。為什麼每個人對生活的體會竟是如此不同呢？是境遇不同？還是只是心境不同？如果你的諮商師是合理情緒治療學派或認知治療學派的專家，他會告訴你不同的生活體會是取決於心境的不同。所以在第四章和第五章所要介紹的這兩個學派都認為憂鬱是肇因於認知的問題。本章將介紹情緒合理治療法及此學派在憂鬱治療上的應用。理性情緒行為治療學派（Rational Emotive Behavior Therapy, REBT）是由 Abert Ellis 發展出來。Ellis 於一九四七年開始從事傳統的心理分析的治療工作，漸漸的，他對傳統的心理分析治療感到不滿意，因為治療時間太久，而且效果不大。在一九五五年春天他開始嘗試新的技巧，例如一改心理分析師讓案主躺著接受治療的方式，他要案主坐著接受治療；改變以前讓案主自己了解到內心衝突的方法，他開始採主動且直接的方式去指出案主所表現的不一致部分。他的治療方法一開始稱為合理治療（rational therapy），於一九六一年改為合理情緒治療（rational-emotive therapy）。其實在Ellis的新治療理論中，他一直都強調認知、情緒與行為三方面的重要，所以終於在一九九三年，他的理論正名為理性情緒行為治療學派。

第一節　理性情緒行為治療學派基本假設及理論

壹、人類的基本目標及價值觀

Ellis（2000a）指出，每個人都有其目標、價值觀或期望。人們的基本目標是要求生存、遠離痛苦，並獲得生活上的滿足。而追求這些目標的達成是希望能有個快樂的生活。所以當事件發生時，如果他們認為那是好的經驗，就會感受到快樂的情緒，然後就會希望那個事件再發生；但是如果他們認為那是不好的經驗，就會感受到挫折或不快樂的情緒，然後就會想辦法遠離該事件。

貳、情緒干擾的 ABC 理論

情緒干擾的 ABC 理論（The ABC's of Emotional Disturbance）中，A 是指發生的事件（activating event）；B是指當事人的信念（belief）；C是指情緒與行為的結果（consequence）。Ellis（2000a）的基本假設是當發生的事件（A）並不符合人們本來的期望時，人們有意識或無意識中可以選擇要如何反應（B），而該反應就會導致是干擾性或非干擾性的結果（C）。如果人們的信念是合理、自助的，這合理的信念（B）會產生合理的情緒結果（C）。例如感到失望、難過、懊惱及挫折感等情緒，雖然這些都是負向的情緒，但Ellis認為這些情緒及行為是人類自然合理的情緒反應，並會促使人們尋求合理的解決方式，以達到預期的目標。但問題是因為我們常能同時對事物有合理（rational）及不合理（irrational）兩種極端的解釋；且同時在努力追求自我實現的時候，又想要逃避或否定自己的努力。所以若人們採用自我干擾的信念（B），就會導致不一樣的結果（C）。

Ellis（2000a）指出人們有兩組主要的自我干擾不合理信念：一是人們常對自己有很嚴格的要求，例如告訴自己我必須、我應該或我絕對必須達到那個重要的目標；另一方面當該目標無法達成時，人們又有另外一組不合理信念來責備自己。例如我如果沒有達到我必須達成的目標，我就是：⑴很糟糕（百分之百的糟）；⑵我就不能忍受了（我就不能活下去或再也快樂不起來了）；⑶我就一文不值（完全沒用了）；而且⑷我將永遠無法得到我要的了！反過來說，合理的信念是：⑴有彈性且具有相對性；⑵有邏輯性；⑶與真實情境是一致的；而且是⑷目標導向的（Hauck & McKeegan, 1997）。

ABC 理論後面跟著 D，D 是代表爭辯（disput）的意思。當人們發現自己在用不合理的信念（B）來自我打擊時，就應該來對抗這個不合理信念，直到能找出 E。E 是代表一個有效且合理的想法（effective philosophy）。例如我是很希望能成功且受到歡迎，但我沒有一定非成功不可。如果能夠有效的做到這一步，就能夠幫助個體體會出新的感覺（feeling）（F）。

爭辯不合理信念時需要理智與情感雙管齊下。首先先採用理性科學的方法，亦即幫助案主找出他要求自己「必須」及「絕對」追求完美的理由。例如：鼓勵案主問自己：「我是希望做得很好，但為什麼我需要做得那麼完美呢？」其次可以鼓勵案主想像，如果他沒有達到原訂的目標時，最糟糕的情況是什麼樣子？讓他去體會憂鬱的感覺，然後幫助案主再將憂鬱的感覺轉變成失望與懊惱的感覺（因為如前所述，失望、難過、懊惱及挫折感等情緒，雖然是負向的情緒，但卻是人類自然合理的情緒反應，會促使人們尋求合理的解決方式，以達到預期的目標）。然後，幫助案主付諸行動尋求合理的解決方式。例如鼓勵因怕被別人拒絕而把自己關在家裡的案主以「萬一被拒絕只是少個伴而已，也不是什麼很可怕的事啊！」的想法其不合理的想法來改變其心情（Ellis, 2000a）。

第二節　理性情緒行為治療學派諮商師在處理憂鬱案主的角色與功能

基於上述的基本信念與理論的根基，理性情緒行為治療的諮商師的主要目標是幫助憂鬱案主透過獲得較實際的生活哲學而能減少其情緒干擾（emotional disturbance）及自我打擊（self-defeating）的行為；幫助憂鬱案主在生活中遇到困難時不再責備自己或他人，而能學到較有效的方法來處理遇到的困難（Corey, 1991）。

根據此目標，作者根據 Corey（1991）的原理原則提出四個諮商師應完成的任務：

第一個任務是幫助案主看清楚他們將很多不合理的「應該」、「一定」、「必須」放在對自己的要求上，是導致自己憂鬱的原因。並鼓勵案主將合理信念與不合理的信念區分出來。

第二個任務要案主覺察到自己重複的使用不健康信念是導致憂鬱的原因，而自己必須為此負大半的責任。

第三個任務要鼓勵案主修正其信念並丟棄令其憂鬱的不合理信念。

第四個任務是鼓勵案主發展出合理的生活哲學。

至於諮商師與案主的關係則是完全接受（full acceptance）或容忍（tolerance），主要的目的是幫助案主不再自我譴責（self-condemnation）。諮商師要讓案主知道他們會完全接納案主也不會評價他們的行為，不過會去對質他們不合理的想法（nonsensical thinking）及自我破壞性的行為（self-destructive behaviors）。理性情緒行為治療並不鼓勵溫暖與同理心的態度，其理由是溫暖與同理心的態度會導致案主過度的依賴及尋求諮商師的贊同（Corey, 1991）。不過有些理性情緒行為治療派的諮商師強調案主與諮商師之間的投契關係是相當重要的（Walen, DiGiuseppe, & Wessler, 1980）。

第三節　三因素模式——評量與處理憂鬱症的臨床模式

根據理情行為學派學者的評量與處理憂鬱症的臨床三因素模式（three-factors model）（Hauck & McKeegan, 1997），憂鬱是來自三個因素：自我責備（self-blame）（例如我很糟）、自憐（self-pity）（例如我好可憐），及他憐（other-pity）（例如你好可憐）。用這三因素去幫助案主釐清其憂鬱的來源，稱為三因素模式。通常治療者應先聆聽與了解案主的問題及想法，然後教導案主三因素模式，鼓勵案主嘗試做自我診斷，找出導致憂鬱症的主要原因。以下將詳細探討每一個因素的認知情緒化的過程，及其處理的方式。

壹、自我責備

自我責備：自我責備的想法主要是來自下面的思考過程：

- 對事件的解釋：當覺得自己沒做好一件事情時，心理的反應是：「糟糕了！我失敗了，我不小心傷到別人了。」
- 絕對的自我導向性的責備：「我應該是完美而且不做錯事的。」
- 做了絕對的評價性的結論：「既然做錯事，我就不是個完美的人，就應該受到懲罰。」

這三個步驟導致人們的自責，而引致憂鬱。自我責備是三個因素中最容易導致憂鬱的，自我責備會引發案主的罪惡感。

所以在處理自我責備型的憂鬱案主時，最重要的是幫助他們了解其罪惡感是來自上述的三個思考過程。當案主能體會到這點時，諮商師就可以教導案主用下面幾個方法來對質自己消極性的自我評論（self-rating）。

- 要案主將行動與自我區分出來。因為自我（self）是個體對自己所有的評價的總和，不是一個行動就可以概括的。

- 讓案主知道自我責備和罪惡感並不能幫助行為的改善；反倒會因不斷責怪自己，自信心會喪失，就越不相信自己有改善的能力。
- 自我責備並不等於是為自己壞的行動負責任。負責任的做法是去改善會導致自己壞的行動的個性。
- 與其將自己沒做好的行動歸因於是因為自己的邪惡，不如將其更具體歸因於是自己的不智、疏忽或情緒干擾所致。
- 讓案主看到他對自己與別人設定不同的標準。自我責備者常可以原諒別人，但就是不能原諒自己。他們常給別人較多的彈性，但卻要求自己絕對不可以犯錯。

當案主學會對質自己的罪惡感與自我責備，就開始能自我接受。如此一來就較不會得憂鬱症。

貳、自憐

自憐的想法是來自於個人對於所遇到的挫折或不順意的情境賦於「糟透了」的定義。它主要是來自下面的思考過程：

- 對事件的解釋：當遇到某個讓自己覺得不順意的事件時，其反應常是：「我的計畫受到阻撓了！」
- 絕對性的自我要求：「我必須要得到我想要的！」
- 做了絕對的評價性結論：「如果我得不到我要的，那是很糟的，我就會很悲慘！」

這三個步驟導致人們的自憐，而引致憂鬱。處理這類自憐性的憂鬱案主，諮商師就可以用下面幾個方法來教導案主對質及改變其「糟透了」的想法：

- 讓案主知道當他將所遇到的情況定義為「糟透了」的時候，就是表示他認為該情況是 101%的糟，也就是說該情境已經比無藥可救還糟；但其實沒有一件事情可比 100%還糟的。

- 讓案主知道不太可能現在遇到的情況就是百分之百的糟，因為還會有別的事情比他現在遇到的還不好。
- 讓案主知道當他認為事情是糟透了時，其涵義包括：⑴他認為自己的生活中不可能會再有快樂或滿意的可能性了；⑵他絕對無法克服這個困難；⑶他認為自己處在比目前的情境還要更壞的情況。

諮商師可以幫助案主以理性的角度來分析，事實上，上述的三個假定沒有一樣是合理的想法。因為：⑴很多人即使在很不好的境遇中還是可能可以換個角度找到一些快樂與滿意感；⑵即使很壞的情境還是有克服的可能性；⑶案主沒有理由說什麼事情該不該存在。如果該情境目前存在的狀況是不好，也只能承認這是事實吧！

- 讓案主知道當他把情況解釋為「糟透了」時，會加添給自己情緒上不必要的痛苦，反而會把整個情況弄得比原來的狀況還不好。

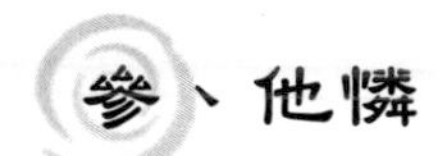

參、他憐

比起其他兩者，他憐性的憂鬱症較少見，但出現的次數仍不少，所以諮商師仍不能疏忽。就像自憐一樣，他憐憂鬱症案主會對別人給所遇到的挫折或不順意的情境賦於「糟透了」的定義。他憐的想法主要是來自下面的思考過程：

- 對事件的解釋：當看到別人遇到不順意的事件時，其反應常是：「某某人遇到了一個非常不幸的事件。」
- 絕對性的完美要求：「他這麼好的人，不應該遭到這樣的不幸！」
- 做了絕對的評價性結論：「這世界真是糟透了，怎麼可以容許這樣的事情發生！」

這三個步驟導致人們產生他憐的憂鬱症狀。諮商師可以用下面幾個方法來教導案主對質，並改變其對他人的情境有糟透化的想法：

- 讓案主知道當他將他人所遇到的情況定義為「糟透了」而感到憂鬱的時候，他會帶給自己一個多餘的情緒負擔。而且當對方知道你因為他們的狀況而感到憂鬱時，也會增加對方心理的負擔。
- 讓案主知道當他為別人的狀況憂鬱時，他無形中就減損了自己解決問題的能力。所以雖然他想幫對方一起解決問題，卻會因過度憂鬱而使不上力，幫不上忙了。
- 讓案主知道當他為別人的狀況憂鬱時，他就給對方示範了一個弱者的角色模範；如此對對方不僅沒有鼓勵作用，反而消弱對方的士氣，讓情況變得更糟了。

結論來說，在理性情緒行為治療學派中，諮商師扮演教導的角色。當諮商師在幫助案主處理其憂鬱症時，首先要以上述的三因素理論來幫助案主了解造成憂鬱的來龍去脈。Hauck及McKeegan（1997）指出，應用這三因素模式來處理憂鬱症有很多好處：⑴因為簡單易懂，所以當案主了解了這個模式後，比較會主動配合參與治療過程；⑵諮商師容易藉著找出案主的思考模式來了解其憂鬱型態。

此外，Hauck及McKeegan（1997）建議諮商師可以教導案主以下面自我肯定的三個原則來學習站穩自己的立場，處理與對自己不友善者的關係：

- ＋＝＋原則：如果對方對你好，你也應以同樣友善的態度回應。
- －＝＋×2原則：如果對方對你不友善，但卻不知道他這樣做傷害到你，你應該跟對方講道理，問明究竟（僅限於兩次即可）。
- －＝－原則：如果你嘗試兩次對方都無反應，就不要太強求，以其人之道還治其人就好了。但切記要這樣做時，你的態度必須是冷靜且篤定的，因為你已經盡力了。

第四節　其他治療憂鬱症的理性情緒行為輔導諮商的技巧

Wilde（1996）分別從認知、行為、情緒三方面提出數個可以用來幫助憂鬱症爭辯（disputing）及治療的理性情緒行為治療的技巧，下面將分別介紹如下：

壹、認知方面的技巧

一、使用「為什麼？」

Wilde（1996）指出雖然很多心理治療不鼓勵使用「為什麼」的問題，但這樣的問法在理情行為治療中卻是很有效的。例如：

案　主：我將永遠不會快樂，除非我找到我的生母？
諮商師：為什麼你不能快樂？
案　主：因為我必須知道。
諮商師：我知道你很想知道，但是我不懂為什麼你非知道不可？
案　主：其實我只是很想知道。
諮商師：好，現在你說其實你只是很想知道。如果你只是很想知道你生母是誰，萬一你找不到，你只是會很失望；但是如果你必須知道，而且非知道不可，萬一你找不到你生母，你會感到那是全世界最糟的事情。

二、故意違背

如果案主對爭辯（disputing）方法，沒有很有效的反應，Wilde（1996）建議可以使用故意違背（paradoxical intention）的技巧，讓案主故意表現相反的行為。例如要一個很憂鬱的案主盡可能的表現快樂的樣子。

Ellis（1977）指出讓案主表現出相反的行為可減低案主的憂鬱感。另外，如只允許案主在一小段特定的時間內憂鬱（試著只在下課十分鐘內憂鬱），如果案主願意遵循，其失望憂鬱的情緒會明顯減低。

三、使用幽默

即使是處理憂鬱，幽默的方法可以幫助案主了解他的想法是不合理的。不過要注意的是，不要讓案主覺得你是在開玩笑。例如：

諮商師：你如何描述你自己？
案　主：我覺得我自己一無是處。
諮商師：你真的覺得自己一無是處嗎？
案　主：是啊！我父母就是這樣說我的啊！
諮商師：這樣好了，我這個門不知怎麼回事，如果我不用椅子擋著它都會一直要關起來。這樣好了，可不可以請你站起來，幫我擋著門，不要讓它關起來。
案　主：（照著指示做了。大約過了五分鐘）你就要我一直站在這裡守住這個門嗎？
諮商師：當然不是，我只是要你知道，你才說你自己一無是處，但是你剛剛才幫了我一個忙，你真的可以說自己一無是處嗎？

四、認知轉移

認知轉移（cognitive distraction）技巧是讓案主回憶其生活中最快樂或最好玩的記憶。當然很多憂鬱的案主會說：「我的人生從來沒有快樂過，所以找不到快樂的記憶。」對此類案主諮商師可以使用創意的方法幫助案主找出快樂的記憶。這個技巧的目的不是在挑戰案主的信念，而只是要讓案主在因不合理的認知出現而感到憂鬱時，可以將注意力轉移到快樂的記憶中。

使用這個技巧可以當一個緩衝的技巧，直到案主學會了他是如何的讓自己沮喪。另外透過這個技巧可以將案主拉離憂鬱的情境，免得案主待在憂鬱的情境中太久而無法自拔。

貳、行為方面的技巧

理性情緒行為治療中，行為治療也是重要的部分。以下將介紹幾個可以治療憂鬱症的技巧。

一、增強

增強（reinforcement）技巧是當案主接受治療時，可鼓勵案主和家人設定一個增強的計畫，所以當案主順利完成諮商師所給的家庭作業時，就可獲得酬賞。

二、橡皮筋技巧

橡皮筋技巧（robber band techniques）是給案主一條橡皮筋套在手腕上，鼓勵案主當覺察到自己有負面、讓自己情緒低潮的不合理的想法時，就拉一下橡皮筋提醒自己。這並不是處罰而是讓案主提醒自己以合理的想法來代替不合理的想法。

三、停止沉溺

憂鬱的案主有傾向沉溺在痛苦中而無法自拔，會從覺得心情不好，然後很快的就滑入深深的谷底中，所以諮商師和案主要設定出一個停止沉溺（stop ruminating）的計畫。例如當心情低落時就出去走走、去做運動等。

參、情緒方面的技巧

一、強迫性的對話

強迫性的對話（forceful dialogue）的技巧是鼓勵案主與自己的不合理的信念對質。剛開始可以讓案主大聲的講出來，當案主熟練後就可以在腦海中對質。讓我們來看下面的例子：

不合理的信念：我絕對沒有辦法找到一個理想的工作！

合理的信念：有可能，不過在此刻誰也不可能真的知道未來會怎麼樣。而且即使沒辦法找到真正理想的工作，退而求其次的工作也沒什麼關係。

不合理的信念：人生的路很坎坷，很難往前走。

合理的信念：人生的路當然不盡都順利，然而你到目前為止都還活得好好的，就好好珍惜你的此刻吧！

這個技巧可以用在諮商過程中，有時候諮商師與案主可以輪流扮演不合理的信念及合理的信念，互相對質。此技巧與下面要介紹的合理角色交換（rational role reversal, RRR）的技巧類似。

二、合理角色交換

使用合理角色交換這個技巧時，諮商師告訴案主導致案主憂鬱的原因，案主的工作是去對質由諮商師呈現出來的不合理信念。這技巧使用起來不僅有趣，而且透過案主的對質，諮商師可以了解到案主對合理信念的概念了解的情形。

三、合理情緒想像

合理情緒想像技巧（Rational-Emotive Imaginary, REI）是由 Maxie Maultsby 醫生於一九七一年發展出來，Ellis（2000b）將它引用在理性情緒行為治療中，過程如下：

- 想像一個可能發生在你身上最壞的情況。
- 讓自己深深的去體會你平常遇到不好的情況會有的自我打擊（self-defeating）的感覺（例如我沒做好這件事，我真的是一無是處）。
- 當你抓到那個感覺時，停在那個感覺一兩分鐘，然後慢慢把自我打擊的信念轉變成健康的負向情緒（例如我沒做好這件事，我真的很失望）。
- 當你在轉變自我打擊的信念轉變成健康的負向情緒時，不要改變你想像的事件（A），也不要使用其他轉移注意力的技巧。

Ellis 指出如果能夠每天做這種練習，大約三十天，案主可以學習如何將自我打擊的信念轉化為建康的負向信念，而克服自我打擊的感覺。

四、完全接受

幫助案主完全接受（full acceptance）自己，所謂完全接受是接受自己的長處與短處，正向與負向特質。例如諮商師可以向案主分享，完全接受就像諮商師接受案主也接受其問題。這樣的分享可幫助案主學習接受自己。

五、爆胎技巧

Howard Young 在一九七七年發展一個技巧叫做爆胎技巧（flat tire techniques），這個技巧是在提醒案主不要再過度的類化（overgeneralizing）負向的感覺。因為過度的類化負向的感覺是案主無法完全接受自己的主要原因。此技巧的做法如下面的例子：

諮商師：如果你有一輛完美的新車，你會很照顧這輛車，對不對？
案　主：當然！
諮商師：如果有一天你發現車子的輪胎破了，你會不會就把車子丟掉？
案　主：當然不會！
諮商師：你會怎麼處理？
案　主：我會去修理或換新的輪胎。
諮商師：是啊！但是當你自己犯了一點錯誤，你看你這麼絕望的樣子，就像你已把自己丟在垃圾場，連修理都不想修理了。這是怎麼回事呢？

六、自我肯定訓練

很多憂鬱的案主無法自我接受，而且不敢自我肯定。所以當進行自我肯定的訓練（assertiveness training）時，要先幫助其探究不合理的信念。通常不能自我肯定的案主會想：「如果我真的告訴對方我的想法與感覺，他們可能就不喜歡我了。如果他們不喜歡我，那是很糟糕的事，那就證明我真的就是一無是處了。」幫助案主爭辯其不合理的信念，讓案主知道沒有人會因為沒有人喜歡而喪失生命；而且沒有一個人對他人的喜好能有那麼大的力量可以來支配另一個人。當案主能夠改變其不合理的信念時，就可以角色扮演及角色演練等方式來幫助他練習自我肯定的技巧。

肆、對於有自殺傾向的案主

如果案主有自殺傾向，除了用上述的技巧進行治療外，應與他簽一份自殺預防同意書：

表 4-1　自殺預防同意書

自殺預防同意書
1. 簽署這份同意書，我同意我將不傷害或殺害我自己。
2. 我如果有自殺的想法或念頭，我將會：
(1)練習我在諮商過程中所學習的爭辯技巧，並將我的不合理想法改變為合理的想法，特別是那些令我憂鬱及想自殺的想法。
(2)做運動：我會做的運動是（列出二至三項）：＿＿＿＿＿＿＿＿
(3)做一些我喜歡做的事（列出二至三項）：＿＿＿＿＿＿＿＿
(4)打電話給朋友（列出名字和電話號碼）：＿＿＿＿＿＿＿＿
(5)到戶外走走
3. 假如我還是有自殺的企圖，我將會：
(1)打電話給我的諮商師約緊急的會談，或
(2)打電話給自殺防治專線（電話號碼是：＿＿＿＿＿＿＿＿），或
(3)到醫院的急診室，或
(4)打緊急專線 119
案主簽名：＿＿＿＿＿＿＿＿
諮商師簽名：＿＿＿＿＿＿＿＿

資料來源：參考 Brocjherdt（2000c: III-100）。

第五節　使用理性情緒行為治療憂鬱的團體輔導諮商範例

理性情緒行為治療常常以團體諮商的方式進行，因為團體諮商可以提供給成員互相對質不合理的想法，及練習不同行為的機會。下面作者將 Wilde（1996）為期六週治療憂鬱的團體輔導諮商範例略加整理修飾後，列舉如下：

第一週

1. 定訂團體規則：就像別的治療團體一樣，定訂團體規則是很重要的一個步驟。規則的內容可讓團體成員集思廣益。大致內容如下：
   (1)準時出席。
   (2)保密原則。
   (3)不能人身攻擊。
   (4)輪流表達。
   (5)每個人都有權利保持沉默，選擇不要在團體中做自我表達。
   (6)誠實與尊重。
2. 上週回顧與省思：這個可當作暖身運動。讓成員從 1-10 的量表中評量他們上一週的日子，並分享他為何給自己這個分數。
3. 教導思考與感覺的關係：可以讓成員分享他們最近在生活中遇到的例子，從每個例子中去討論思考如何影響感覺。
4. 家庭作業：讓成員記錄三個生活上遇到的讓自己感到不舒服或憂鬱的情境，並記錄自己在當時的想法與感覺。

第二週

1. 上週回顧與省思：成員從 1-10 的量表中評量他們上一週的日子，並分享他為何給自己這個分數。
2. 檢查並分享家庭作業。

3.教導 ABC 理論。

4.成員完成 ABC 區分表（如表 4-2）。

表 4-2　ABC 區分表

<table>
<tr><td colspan="2">找出 ABC
這個練習是要幫助你區分出事件（A）、信念（B）與結果（C）。請閱讀左手邊的陳述句，然後將你認為的事件（A）、信念（B）與結果（C）的部分寫在右邊。這並無所謂的正確答案，你只要盡量試試看就好！</td></tr>
<tr><td>我不應該拿到這樣的成績，我想我是畢不了業了。我真的很擔心！</td><td>A.________
B.________
C.________</td></tr>
<tr><td>我不能忍受被她（他）拒絕，沒有了她（他），我的生活就失去意義了。我的人生真的沒什麼指望！</td><td>A.________
B.________
C.________</td></tr>
<tr><td>被解僱了，讓我很憂慮，我再也找不到工作了。這證明我真是無用之徒。</td><td>A.________
B.________
C.________</td></tr>
<tr><td>我跟老闆打了兩次電話都沒聯絡到，留言也沒有回。我想我的老闆一定不喜歡我，我想我是要被解僱了！現在我開始擔憂了！</td><td>A.________
B.________
C.________</td></tr>
<tr><td>先生下班回家，就瞪著電視猛看，看也不看我一眼。我想我對我先生再也沒有吸引力了，他再也不會喜歡我了，再也沒有人要我了！我好沮喪喔！</td><td>A.________
B.________
C.________</td></tr>
<tr><td>他讓我等這麼久還沒來，他一定發生了什麼意外，我真是擔心死了！</td><td>A.________
B.________
C.________</td></tr>
<tr><td>寫一個你自己的情境：</td><td>A.________
B.________
C.________</td></tr>
</table>

資料來源：參考 Froggatt（2000）。

5.家庭作業：成員每天記錄一個情境，並完成ABC分析（如表4-3所示）。

表 4-3　ABC 分析——家庭作業

<table>
<tr><td colspan="2">找出 ABC
這個練習是要幫助你區分出事件（A）、信念（B）與結果（C）。請記錄你自己的情境及當時的想法記錄在左欄，然後將你認為的事件（A）、信念（B）與結果（C）的部分寫在右邊。這並無所謂的正確答案，你只要盡量試試看就好！</td></tr>
<tr><td></td><td>A.____________________
B.____________________
C.____________________</td></tr>
<tr><td></td><td>A.____________________
B.____________________
C.____________________</td></tr>
<tr><td></td><td>A.____________________
B.____________________
C.____________________</td></tr>
<tr><td></td><td>A.____________________
B.____________________
C.____________________</td></tr>
<tr><td></td><td>A.____________________
B.____________________
C.____________________</td></tr>
<tr><td></td><td>A.____________________
B.____________________
C.____________________</td></tr>
<tr><td></td><td>A.____________________
B.____________________
C.____________________</td></tr>
</table>

第三週

1. 上週回顧與省思：成員從 1-10 的量表中評量他們上一週的日子，並分享他為何給自己這個分數。
2. 檢查與分享家庭作業。
3. 教導合理的想法（rational）與不合理想法（irrational）的概念，然後發給成員表 4-4「證據在哪裡？」讓成員回答。

表 4-4　證據在哪裡

證據在哪裡？
回答方式：閱讀下面的每個信念陳述句。如果該陳述句是真實的，就在句子前面註明是「T」；如果該陳述句是不真實的，就在句子前面註明是「F」。
____1. 我很不喜歡我自己的表現，但那並不是全世界最糟的事。
____2. 生活中必須每件事都完全公平。
____3. 即使別人不喜歡我，我還是可以喜歡我自己。
____4. 我無法忍受丟掉重要的東西。
____5. 我希望工作或學校的功課可以簡單些，不過並不是非那樣不可。
____6. 其他人讓我覺得自己很糟。
____7. 我如果做錯一次，可能就會一直錯下去。
____8. 因為我的數學很差，這證明我是一個很笨的人。
____9. 如果別人認為我實在乏善可陳，我就是那個樣子。
____10. 不管你怎麼說我或對待我，我依然肯定自己的價值感。
____11. 如果事情沒按照我原定的計畫去進行，那是非常糟的。
____12. 我需要在大多數的情況都做得百分之百的好。
____13. 大多數的情況下，事情必須按照我原定的計畫去做。
____14. 大多數的情況下，我能掌握我的感覺。

資料來源：參考 Wilde（1996）。

4. 讓每個人針對表 4-4 中註明是「T」的題項，回答下面幾個問題：
   (1)我能否證明這個想法的真實性？
   (2)這樣的想法能否幫助我有健康快樂的生活？

(3)這樣的想法能否幫助我得到我所要的？

(4)這樣的想法能否幫助避免與他人有衝突？

(5)這樣的想法能否幫助我真正體會到我實際的感覺？

如果有三題左右的答案是肯定的，那個想法大概是合理的；如果只有兩題或以下不是肯定正向的答案，那個想法大概是不合理的。

5. 家庭作業：讓成員記錄三個生活上遇到的讓自己感到不舒服或憂鬱的情境，並記錄自己在當時的想法，然後評量自己的想法是合理的想法或不合理的想法。

第四週

1. 上週回顧與省思：成員從 1-10 的量表中評量他們上一週的日子，並分享他為何給自己這個分數。
2. 教導成員憂鬱的症狀及上述的三因素模式。
3. 練習轉換不合理想法單（如表 4-5）。

表 4-5　轉換不合理想法單

轉換不合理想法單
說明：請將下列各個陳述句改換成合理的想法。
1. 真掃興！週末居然必須待在家裡。
2. 我恨學校，我不應該來上學的。
3. 我不能忍受我的朋友知道我的秘密。
4. 假如我做錯事，我就一文不值了。
5. 過去的問題是永遠無法克服的。
6. 我無法忍受事情未按我的方法進行。

資料來源：引自 Wilde（1996: 162）。

4. 將團體分成兩組，每當領導者舉出一個例子時，一組需想出所有會導致憂鬱的想法；另一組想出可表示心裡的失望但並不會造成憂鬱的想法。讓團體區辨出哪些是不合理的想法，並一起把不合理的想法轉為合理的想法。
5. 家庭作業：讓成員記錄三個生活上遇到的讓自己感到不舒服或憂鬱的情境，並記錄自己在當時的想法，然後將不合理想法轉換成合理的想法。

第五週

1. 上週回顧與省思：成員從 1-10 的量表中評量他們上一週的日子，並分享他為何給自己這個分數。
2. 檢查與分享家庭作業。
3. 成員以玩大富翁的方式玩「合理化」的遊戲。成員以擲骰子所得的點數來決定應移動幾步。
   ⑴大概有一半的題目是設計做分享自我的題目。例如：
      a. 告訴團體成員這星期中你遇到的最大的衝突。
      b. 告訴你左邊的成員你從他的身上學到的東西。
      c. 告訴團體成員你從團體過程中的體會。
      d. 告訴團體成員你此刻的想法。
      e. 告訴團體成員最讓你感到沮喪的一件事。告訴團體成員你最想改善的一點。
   ⑵四個格子稱為「肯定格子」。當某個成員走到該格子時，每個成員輪流給他正向的回饋，最後該成員給自己一個正向肯定的陳述句。
   ⑶另外兩個格子稱為「角色扮演格子」。當某個成員走到該格子時，該成員要抽取一張角色扮演卡。有些卡片上要成員以 ABC 及 D 來分析他生活中遇到的一段困難情況，有些卡片上要成員以 ABC 及 D 來分析他生活中自己貶損的情境。有些是要成員演出來，例如演一段與家人或朋友的衝突情境；演一段你認為最能讓你表現自我肯定的情境。
4. 另外有十個「合理化提醒格子」。當某個成員走到該格子時，該成員要抽取一張合理化提醒句，內容可包括：

(1)沒有人希望遇到挫折，但真正遇到時，我們還是可以面對的。
(2)我們不是宇宙的主宰者，所以我們不可能說要什麼就有什麼。
(3)世界上沒有壞人，只有做了壞事的人。
(4)生活的現狀不會因為你的想法而改變，你只能接受它；否則你就會任由你的不合理想法來折磨你。
(5)不管我在順境或逆境，我都能接受我自己。
(6)我能夠理智的列出我的弱點或曾有過的失敗但不會用這些事來判斷自己。
(7)做錯事並非是我的愚蠢；我並不愚蠢，只是有時會做錯事。
(8)我的行事為人不是為了他人的評價，我能夠接受自己不管他人的評價如何。
(9)如果能成功當然很好，但成功不是決定我是不是一個不錯的人的先決條件。
(10)我有時候難免會有一些失敗，但我不會因為這些失敗而說自己是沒有價值的人（Borcherdt, 2000a, III-31）。

5. 成員分享遊戲中所獲得的體會與感想。

第六週

1. 上週回顧與省思：成員從 1-10 的量表中評量他們上一週的日子，並分享他為何給自己這個分數。
2. 將過去拋諸腦後：
   (1)讓成員一起朗誦：我不是一個無助的、被過去所決定的無辜者，我能夠主動的為自己創造一個更好的未來。
   (2)讓成員寫四個字「我的過去」，將它放入信封裡黏起來。
   (3)發給成員一個將過去拋諸腦後的陳述句（表 4-6），請成員每人從中選出一兩句，並唸出來與他人分享。

表 4-6　將過去拋諸腦後的陳述句

將過去拋諸腦後的陳述句
1.我過去所說與所做的已經過去了，我能掌握的是現在與未來。
2.對我最有幫助的是我今天將做什麼，而不是我昨天做了什麼。
3.只是因為某些事情曾經發生，並不表示那件事情還要再繼續發生。
4.因為我過去沒有被公平的對待過，所以我現在要對待自己更公平。
5.不管我過去所遭遇的情境多糟，我不必讓那些負向的影響繼續影響我現在的生活。
6.人生中什麼事情會發生不是最重要，最重要的是你決定怎麼去善用每個發生在你生活上的事件。
7.過去本身並不是我的敵人，最大的敵人是我怎麼去想我的過去。
8.我今天怎麼告訴我自己比過去別人如何告訴我更重要。
9.過去別人把我看得一文不值，不表示我現在就是一文不值。
10.過去的一切並不能代表我，它代表的只是我所經歷過的事件。這些經歷不能用來決定我是一個好或不好的人。

資料來源：引自 Borcherdt（2000b: III-51-52）。

3.回饋與分享：

(1)讓成員分享六週來參加的心得。

(2)每個成員寫一句回饋給其他成員，並把它別在該成員的身上。

第六節　理性情緒行為治療學派對生氣案主的諮商輔導策略

臨床上的研究發現憂鬱越嚴重者越容易生氣（Chaplin, 2006; Davidson, Scherer, & Goldsmith, 2003; Posternak & Zimmerman, 2002; Seidlitz, Fujitz, Duberstein, 2000）。其實在我們成長歷程中每個人或多或少都會有感到生氣的時候（Armstead & Clark, 2002）。Ellis（1977）將生氣分為兩種，一種是健康性的生氣，例如感到失望、難過、懊惱及挫折感等情緒，雖然這些都是負向的情緒，但 Ellis 認為這些情緒及行為是人類自然合理的情緒反應，並會促使人們尋求合理的解決方式，以達到預期的目標。另一種是不健康的生氣，例如狂怒、憤恨及憎恨等，這種情緒常會導致人的攻擊性，讓問題變得更嚴重，對問題的解決沒有幫助作用。研究指出不適當的情緒表達會影響到憂鬱的情況（Chaplin, 2006）。

Spielberger（1999）將生氣的表達分成四種：(1)向外表達情緒（anger expression-out）：是指個體將生氣的情緒直接向他人或外在的事物表達出來；(2)對內表達生氣（anger expression-in）：是指個體將生氣的情緒氣在心裡；(3)控制對外表達生氣（anger control-out）：是指個體企圖控制不將情緒發洩出來；(4)控制對內表達生氣（anger control-in）：是指個體企圖讓自己冷靜下來。Freud（1957）是第一個提出憂鬱其實就是個體對自己生氣所造成的結果。其他學者（Blatt, 2004; Gross, 1999）也和Freud一樣，相信向內表達生氣是導致憂鬱的原因。Law（2007）也發現當大學生以對內表達生氣的生悶氣方式來處理生氣的情緒時，很容易會感到疲累、擔心、無助與憂鬱感；同樣的，當他們控制不將生氣發洩出來時，很容易感到焦慮與憂鬱感。

Wilde（1996）與 Ellis（2000b）分別從認知、行為、情緒三方面提出數個可以用來幫助生氣的案主爭辯（disputing）及治療的理性情緒行為治療的技巧，這些方法與前面介紹用於治療憂鬱案主的方法很類似，只是重點是放在對生氣的治療。下面將分別介紹如下：

壹、認知方面的技巧

一、使用「為什麼？」

當面對生氣的案主時，諮商師可以使用「為什麼」的技巧來問問題，例如：

案　主：他沒有權利批評我所寫的報告。
諮商師：為什麼不可以？
案　主：他就是不可以。

諮商師：為什麼？

案　主：他這樣做顯得很不友善。

諮商師：為什麼他不可以不友善？為什麼他不能批評你所寫的報告？

案　主：因為我不喜歡。

諮商師：但是為什麼你必須要喜歡他所做的行為呢？

二、諮商師幫助案主抓穩自己對自己情勢的控制權

治療生氣的案主一個很有效的方法是讓他知道，如果你對某人生氣，其實你是將控制自己情緒的權利交給對方，例如：

諮商師：你說王某某沒有你的同意就動用你的電腦，所以你很生氣。

案　主：是的！

諮商師：所以王某某贏了兩次。

案　主：為什麼你說他贏了兩次？

諮商師：是啊！他不僅動用了你的電腦，而且還可以讓你生氣。

案　主：我從來沒有這樣想過。

諮商師：如果我是你，我不會讓他來控制及影響我的情緒。

三、使用幽默

幽默的方法可以幫助生氣的案主了解他的想法是不合理的。例如：

案　主：真不公平，為什麼老師要我同時間交兩份報告？

諮商師：你是說他不應該同時讓你交兩份報告？

案　主：是啊！這樣要求不是太過分嗎？

諮商師：那你乾脆就不要交任何報告，不是更輕鬆愉快！

將案主的話加以誇大，可以幫助案主體會到硬要去要求自己無法掌握的情境，並不是很明智的做法。

四、尋求掌控權

很多人在生氣時，認為是在展現自己的權利；事實上，如前所述，他是將自己情緒的主權交給別人來掌管。有一個方法可以用來讓案主體會到這個情況，例如：當學生說：「他讓我很生氣！」時，你可以假裝一副在找東西的樣子。當你的學生問你在找什麼東西時，你就回答是在找「你的掌控權」。

案　主：你在找什麼東西？
諮商師：在找「你的掌控權」。
案　主：我的掌控權？
諮商師：我們每人有掌控自己情緒的權利，但我感覺你失去了它，你似乎已讓別人擁有了它。

同樣的例子也可以用在脾氣的處理上。當案主抱怨自己的問題是來自自己的壞脾氣，例如說：「我跟我的家人一樣，脾氣就是不好。」這時諮商師可以裝作在找東西的樣子。

案　主：你在找什麼東西？
諮商師：在找我的脾氣。
案　主：你的脾氣！
諮商師：是啊！好像當我不再要求整個世界要公平的對待我時，我的脾氣就不見了！

五、故意違背

如同治療憂鬱症案主一樣，此技巧亦適用治療生氣的案主。例如要一個對某人很生氣的案主故意表現得對該人很友善的樣子。如此不但可減低他們的生氣感，而且也可藉此讓與自己有衝突的對方審核其行為，而能以較適當的方式對待自己。

貳、行爲方面的技巧

如同處理憂鬱的案主一樣，增強與橡皮筋技巧也可以用於處理生氣的案主。

一、增強

讓生氣的案主設定一個增強的計畫，所以當他們能順利掌控其生氣的情緒及因生氣所導致的不適當的行為時，就可獲得酬賞。

二、橡皮筋技巧

鼓勵案主掛一條橡皮筋套在手腕上，當他們覺察到自己生氣時，或有不合理的想法時，例如：「全世界應該公平的對待我」時，就拉一下橡皮筋提醒自己，提醒自己以合理的想法來代替不合理的想法。

參、情緒方面的技巧

一、合理情緒想像

以合理情緒想像技巧來治療生氣案主的過程與前述治療憂鬱的案主類似，包括：

- 想像一個可能發生在你身上最壞的情況。
- 讓自己變得非常生氣及不愉快的感覺（例如我很生氣，因為沒有人要按我的想法去做，這怎麼可以）。
- 停在那個感覺一兩分鐘，然後慢慢把消極的信念轉變成健康的負向情緒（例如其實我沒有權利要求別人按我的想法去做，我真的很懊惱）。此時不要改變你想像的事件（A）或轉移注意力。讓案主繼續想像，直到他們只感到懊惱而非生氣或憤怒。

二、強迫性的對話

強迫性的對話的方法是鼓勵案主與導致自己生氣的不合理信念對質。先讓案主以大聲講出來的方式練習，熟練後就可以在腦海中對質。讓我們來看下面的例子：

不合理的信念：教授應該公平的對待我！

合理的信念：如果教授能公平的對待我，那當然很好，但沒有理由說他非得這樣做不可。

不合理的信念：他應該要公平啊！

合理的信念：但是也沒有理由要他一定非要這樣做不行啊！

三、完全接受

很多時候案主對自己生氣是因為案主相信：(1)自己做了不該做的事；(2)因為做了不該做的事，所以自己是一個糟透的人。當案主能接受自己的不完全時，就較不會對自己生氣。所以應幫助案主完全接受自己的長處與短處，正向與負向特質。

四、情緒訓練

此方法適用於有特定生氣對象的情況。請生氣的案主回憶自己與該人曾有過的愉快經驗。所以當他對那人感到生氣時就拿這愉快的經驗出來交換。

五、合理角色交換

使用此技巧時，諮商師與案主交換角色扮演生氣者，並陳述生氣的原因，案主則扮演諮商師的角色去對質對方的不合理信念。透過對質，可以幫助案主對合理與不合理信念的區別更加了解。

本章摘要

理性情緒行為治療學派是由 Abert Ellis 發展出來。情緒干擾的 ABC 理論中，A 是指發生的事件；B 是指當事人的信念；C 是指情緒與行為的結果。當發生的事件（A）並不符合人們本來的期望時，人們有意識或無意識中選擇如何反應（B），而該反應就會導致是干擾性或非干擾性的結果（C）。如果人們的信念是合理、自助的，這合理的信念（B）會創造出健康性的情緒結果（C），而且也會同時去幫他們採用健康的行為以達到預期的目標。ABC 理論後面跟著 D，D 是代表爭辯的意思。當人們發現自己在用不合理的信念（B）來自我打擊時，就應該來對抗這個不合理信念，直到能找出 E。E 是代表一個有效且合理的想法。如果能夠有效的做到這一步，就能夠幫助個體體會出新的感覺（F）。

理性情緒行為治療的諮商師透過完全接納或容忍的態度，幫助憂鬱案主透過較實際的生活哲學而減少其情緒干擾及自我打擊的行為、不再責備自己或他人，而且能學到較有效的方法來處理可能遇到的困難。

根據理性情緒行為學派學者的評量與處理憂鬱症的臨床模式，憂鬱是來自三個因素：自我責備、自憐及他憐。用這三因素去幫助案主釐清其憂鬱的來源，稱為三因素模式。通常諮商師應先聆聽，了解案主的問題及想法；然後教案主三因素模式；最後鼓勵案主嘗試做自我診斷，找出導致憂鬱症的主要原因。

除此之外，Wilde 分別從認知、行為、情緒三方面提出數個可以用來幫助憂鬱者爭辯及治療的理性情緒行為治療的技巧。認知方面的技巧包括：使用「為什麼？」、故意違背、使用幽默及認知轉移。行為方面的技巧包括：增強、橡皮筋技巧及停止沉溺。情緒方面的技巧包括：強迫性的對話、合理角色交換、合理情緒想像、完全接受、爆胎技巧及自我肯定訓練。除此之外，如果案主有自殺傾向，除了用上述的技巧進行治療外，應與他簽一份自殺預防同意書。本章提出一個為期六週治療憂鬱的團體諮商輔導的範例，供讀者做參考。最後，本章介紹如何應用認知、行為和情緒技巧來幫助案主處理生氣的情緒。

參考文獻

英文書目

Armstead, C. A., & Clark, R. (2002). Assessment of self-reported anger expression in pre- and early-adolescent African Americans: Psychometric considerations. *Journal of Adolescence*, *25*, 365-371.

Blatt, S. (2004). *Experiences of depression theoretical, clinical, and research perspective.* Washington, DC: American Psychological Association.

Borcherdt, B. (2000a). Thoughts to help increase self-acceptance. In M. E. Bernard & J. L. Wolfe (Eds.), *REBT resource book for practitioners* (pp. III-31-32). New York: Albert Ellis Institute.

Borcherdt, B. (2000b). Putting the past behind you: Coping statements. In M. E. Bernard & J. L. Wolfe (Eds.), *REBT resource book for practitioners* (III-51-52). New York: Albert Ellis Institute.

Borcherdt, B. (2000c). Suicide prevention agreement. In M. E. Bernard & J. L. Wolfe (Eds.), *REBT resource book for practitioners* (p. III-100). New York: Albert Ellis Institute.

Chaplin, T. M. (2006). Anger, happiness, and sadness: Associations with depressive symptoms in late adolescence. *Journal of Youth Adolescence*, *35*(6), 977-986.

Corey, G. (1991). *Theory and practice of counseling and psychotherapy* (4th ed.). Pacific Grove, CA: Brooks/Cole.

Davidson, R., Scherer, L., & Goldsmith, H. H. (2003). *Handbook of affective sciences.* Oxford University Press, Oxford.

Ellis, A. (1977). *Anger — How to live with and without it.* Secaucus, NJ: Citadel Press.

Ellis, A. (2000a). Emotional disturbance and its treatment in a nutshell. In M. E.

Bernard & J. L. Wolfe (Eds.), *REBT resource book for practitioners* (p. II-2). New York: Albert Ellis Institute.

Ellis, A. (2000b). Rational-Emotive Imagery. In M. E. Bernard & J. L. Wolfe (Eds.), *REBT resource book for practitioners* (pp. II-8-10). New York: Albert Ellis Institute.

Freud, S. (1957). *Mourning and melancholia* (Vol. 14). London: Hogarth Press.

Froggatt, W. (2000). Finding the ABC's. In M. E. Bernard & J. L. Wolfe (Eds.), *REBT resource book for practitioners* (p. III-5). New York: Albert Ellis Institute.

Gross, J. J. (1999). Emotion regulation: Past, present, and future. *Cognitive Emotion*, *13*, 551-573.

Hauck, P. A., & McKeegan, P. (1997). Using REBT to overcome depression. In J. Yankura & W. Dryden (Eds.), *Using REBT with common psychological problems: A therapist's casebook* (pp. 44-73). New York: Springer Publishing Company, Inc.

Law, F. M. (2007). *Anger and depression: The correlation between anger expression and depression symptoms in late adolescence.* Paper presented at All Ohio Counselors Conference, April 1,Columbus, OH.

Posternak M. A., & Zimmerman, M. (2002). Anger and aggression in psychiatric outpatients. *Journal of Clinical Psychiatry*, *63*(8), 665-672.

Seidlitz, L., Fujitz, F., & Duberstein, P. R. (2000). Emotional experience over time and self-reported depressive symptoms. *Personality and Individual Differences*, *18*, 447-460.

Spielberger, C. D. (1999). *State-trait anger expression inventory-2: Professional manual.* Lutz, FL: Psychological Assessment Resource, Inc.

Walen, S., DiGiuseppe, R., & Wessler, R. L. (1980). *A practitioner's guide to rational-emotive therapy.* New York: Oxford University Press.

Wilde, J. (1996). *Treating anger, anxiety, depression in children and adolescents.* Bristol, PA: Accelerated development.

第5章

憂鬱的認知因素與輔導諮商策略(二)

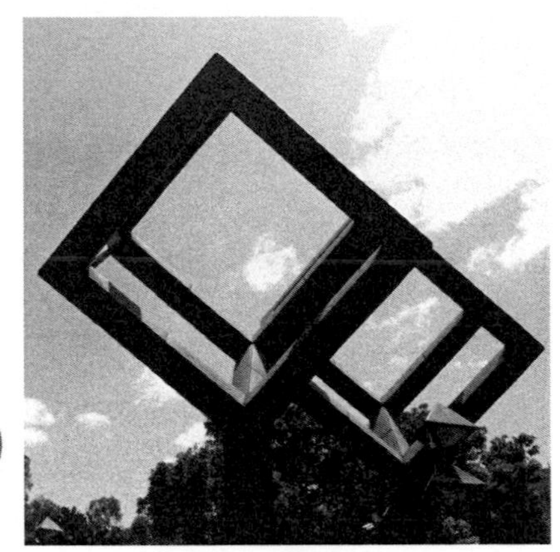

前言

認知治療學派與合理情緒治療學派一樣，認為案主的憂鬱症是肇因其認知的問題，不過兩學派在理論架構及治療方法上仍有很大的不同。認知治療學派（Cognitive Therapy）的創始人是Aaron T. Beck。一九五四年他進入賓州大學的精神科系，開始以心理分析學派的假設來研究憂鬱症，根據心理分析學派的假設，憂鬱症是來自人們企圖將其攻擊性的本能壓抑至潛意識中而造成的，所以Beck多年來一直致力於蒐集憂鬱症病人的夢並加以解釋分析以驗證該假設的正確性，並進一步探討如何以心理分析的治療方法來處理憂鬱症。未料，事與願違的研究結果卻與原來心理分析學派的假設不合。他發現憂鬱症的原因並非來自病人的潛意識；相反的，是病人有意識的思考結果。從一九五六年開始，他就從事憂鬱、自殺、焦慮失調、疼痛失調、酗酒、藥物濫用、邊緣（borderline）人格失調等研究，並探討短期認知治療對有自殺企圖案主的治療效果及認知團體治療對精神病患的治療效果。到目前為止，他已有四百五十篇以上的著作發表。Beck一生致力於研究憂鬱症的本質，他自己也成了二十世紀中具有相當影響力的一位心理治療學家（Freeman, Pretzer, Fleming, & Simon, 2004）。

本文將介紹認知治療學派的基本概念、憂鬱症的認知模式、認知治療學派在憂鬱治療上的應用，並比較認知治療與合理情緒治療兩學派的區別。

第一節　認知治療學派的基本概念

認知治療學派所強調的認知（cognitive）到底指的是什麼呢？有哪些不同等級的認知型態會影響案主的情緒和行為呢？認知與情緒和行為之間的關係到底是單向或是雙向的呢？本節將介紹認知、情緒與行為的關係。

壹、基模、基本的假設與自動性的想法

認知治療學派的學者們（Padesky & Greenberger, 1995）認為人們的認知結構可分為三個等級：它們是基模（schemas）、基本的假設（underlying assumptions）與自動性的想法（automatic thoughts）。

一、基模

認知治療的基本概念是認為每個人都有其對人對事的一套基本態度與假設，稱之為基模。每個人的基模並非透過正式學習獲得，而是從其過去的經驗中漸漸累積而成的。人們常用此來篩選、分類並解釋所經歷到的事件。例如：認為「我不好。」「別人是不值得信任的。」「努力都是白費的。」人們常常不會覺察到自己有這種的信念，也很少會把這種想法講出來（Freeman et al., 2004）。

人們的基模會影響到其對世界的建構與認知方式。然後此認知方式就影響到人們的行為與情緒（Beck, 1976）。這也就是為什麼常常有兩個人雖然面臨相同的經驗，但卻會因為他對該事件不同的解釋方式，結果就有不同的反應。例如甲學生的基模是：「除非我做事做得完美無缺，否則我就是一個失敗者。」乙學生的基模是：「做每件事都難免會有疏忽，我只要盡力去做就行了。」甲乙兩生用此不同的認知方式去看待他們的考試成績，

兩個同時考了八十分，結果甲生非常的沮喪，悶悶不樂的；乙生倒是非常釋懷，因為他知道自己已經盡力了。

二、基本的假設

基本假設（underlying assumptions）又稱為功能不良的信念（dysfunctional belief），指的是每個人對人對事一些較廣泛、不限於特定情境的基本信念，這些信念也是從過去經驗中學得的。例如很多人腦中存著很多「必須」（should）性的陳述句，像「女人必須總是以家庭為主，否則就不是個好太太或好媽媽。」等，來作為其個人生活的準則。除此之外，人們抱持著「假如……就」（if...then）這種條件性的信念。例如：「如果別人對我認識太多就會發現真正的我，當他們發現真正的我時，他們就會不喜歡我了。」這些信念常會影響到人們對其所遇到的情境與事件的行為反應。不同於人們較意識不到的基模，人們會意識到自己的基本假設或功能不良的信念，但卻不能很清楚的表達出來（Freeman et al., 2004; Padesky & Greenberger, 1995）。

三、自動性的想法

自動性的想法（automatic thoughts）是指一個人在日常生活中每個剎那間出現在腦海中短暫、未有計畫性的想法（可能是語文、圖像，或者是記憶的型態）。這想法也可能會留在腦海中一整天，或直到該事情告一段落。例如小孩子弄破了碗，會想著：「天啊！媽媽知道後會生氣，這下我的麻煩可大了！」不同於前述的基本信念，人們可能會或也可能不會覺察出他的這個想法，不過透過學習後，當其自動性的想法再次出現時，人們可以很容易的偵察出來（Freeman et al., 2004）。

從上述的描述中我們可了解到基模、基本的假設與自動性的想法是存在人們不同層次的認知結構中。Padesky 及 Greenberger（1995）認為這三等級的信念之間是互相有關聯的。例如當某人有著「我是一個不值得愛的人」的基模時，會導引出「假如人們看到我，他們會不喜歡我」這樣的基本的信念。然後兩者合在一起就會影響到這人有下面的自動性想法，例如：

「我去參加那個活動可能會掃了他人的興，乾脆不要去好了。」而較不可能會出現較積極的自動性想法，例如：「我就到那個活動去交朋友吧！」

貳、認知上的扭曲

除了上述的基本假設之外，認知治療學派認為人們的想法也會因邏輯推理的錯誤造成認知上的扭曲（cognitive distortion）而影響其情緒與行為。Freeman 等人（2004）及 Knaus（2006）列出以下一些常見的認知扭曲的現象：

一、二分法的思考方式

二分法的思考方式（dichotomous thinking）指的是有些人會認為做每件事情的結果只有兩種可能性，不是對就是錯，沒有中間地帶。所以這種人認為做任何事如果沒達到成功，那就是徹底失敗了。

二、過度的推論

過度的推論（overgeneralization）指的是有些人會把生活中某個事件的結果歸結成這是他人生的全部。例如某個學生因某次考試沒考好，就下結論說自己是一個成績很爛的學生。又如先生一直都很體貼，但只有一次沒有完全照太太的意思去做，太太就抱怨說他是一個很不體貼的先生。

三、選擇性的摘要

選擇性的摘要（selective abstraction）指的是有時候人們會只針對某個小細節就下結論，而忽略到事情的整個狀況。例如某公司老闆對員工甲的年度評量中提到該員工整年有很好的工作表現，但唯一要改進的是希望員工甲建立準時上班的習慣。結果該員工就因這一項負向的評量而感到沮喪，而忽略老闆對他其他九十九項所給予的正向評量。

四、否定正向的經驗

否定正向的經驗（disqualifying the positive）指的是有些人常會不自覺中就否定別人所給他的積極正向評價。例如不相信同事們對自己的讚賞，就以：「他們只是在說善意的謊言罷了，我哪有那麼好！」把自己否定掉。

五、自認為能解讀他人的想法

自認為能解讀他人的想法（mind reading）指的是有些人會在沒有獲得任何證據時，就下結論說別人對自己有負向的反應。例如某個女孩子穿件新衣服去參加宴會，雖然邀她的男伴很有禮貌的接待並稱讚她，但這位女孩卻心裡想著：「我知道他在想什麼，他一定覺得我打扮得很可笑，一副很蠢的樣子。」

六、自認為能預知未來

自認為能預知未來（fortune-telling）指的是有些人會在事情發生以前就認為自己可以預知未來的結果，他們常會有消極結果的預期，因而表現出消極的情緒與行為反應。例如一個失業在家的先生，因太太最近工作較忙且常需要加班較晚回家，就很沮喪地說：「我知道她嫌棄我，我知道她會離開我！」並表現出好像太太已真的離他而去的樣子。

七、災禍來臨了

災禍來臨了（catastrophizing）指的是儘管某個負向事件的發生並不是那麼嚴重，但有些人會把它當作大災禍來臨了那般的可怕，認為自己一定承受不了。例如某人到菜市場買菜時覺得頭暈很不舒服，就開始擔心著：「糟糕了！我如果暈倒了怎麼辦？」而沒有想到其實如果真的暈倒了可能只是會不舒服或者很困窘罷了，並不是世界末日啊！

八、低估

低估（minimize）指的是有些人很容易輕看自己所經歷到的正向經驗。

例如：「是啊！我知道我工作上表現得很好，但那有什麼用？我其他兄弟姊妹在工作上比我更有成就，我的父母根本不把我這點成就看在眼裡。」

九、誇大

誇大（magnetizing）指的是有些人會將發生的一件小事誇大成天大地大了不得的一樁大事。例如因給上司寄文件時寄錯了檔案，被上司說了兩句，就解釋成老闆對自己的工作表現非常的不滿意，認為自己的工作可能不保了。

十、情緒上的推論

情緒上的推論（emotional reasoning）指的是有些人在判斷任何事時，會以自己的感覺為最主要的決定依歸。例如我如果覺得是無望的，那麼這件事一定是真的沒什麼希望。

十一、「應該」性的陳述

「應該」性的陳述（"should" statement）指的是很多時候人們會以「應該」或「必須」這類的話來要求自己去做或不去做某事。例如當一個參加聯考的學生告訴媽媽他不喜歡她為他所填的志願後，很歉疚地說：「我不應該不聽我媽媽的話。她是我媽媽，我應該聽她的。」

十二、貼標籤

貼標籤（labeling）指的是很多時候人們會因某件事情的結果就給自己貼上標籤。例如當一件事情沒做好時不說：「啊！這件事情我沒有處理好。」而是給自己貼上一個大標籤說：「我真是一個失敗者！」

十三、個人化

個人化（personalization）指的是當某件事情發生時，有些人不去思考可能是其他因素的影響，就怪罪在自己身上，認為是自己的錯。例如當老闆臉色不好時，他就怪罪是自己沒把事情做好，才會惹老闆生氣，而不會想到老闆可能是因為家裡的事擔心而臉色不好。

十四、很快下結論

很快下結論（jumping to conclusion）指的是有時候我們會在沒有明顯的證據下做結論。例如：某個公司老闆一件生意沒談成，就認為自己的公司要垮台了。

參、人際策略

正如上述的信念直接影響到人們的行為與情緒一樣，人們的人際行為也會受到他們所抱持的人際策略（interpersonal strategies）的影響（Freeman et al., 2004）。人際策略指的是人們對如何與他人互動上的基本信念，例如當父母相信「孩子不打不成器」時，就較會以責打的方式來教育孩子；若某人相信「要別人對自己好就要先對別人好」，其對人的態度可能會比一個相信「拳頭大的就是老大」的人來得客氣一點。

不過認知與情緒和行為的關係是雙向的，不單是個人的想法會影響其情緒和行為；其情緒和行為也會相對的影響到自己的認知。圖 5-1 可用來解釋這個雙向的關係。

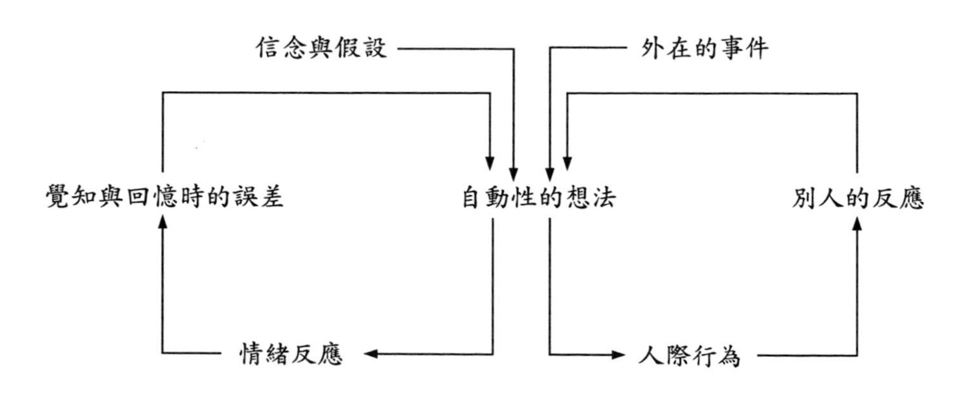

圖 5-1　認知與情緒和行為的關係

資料來源：引自 Freeman 等人（2004: 6）。

第二節　憂鬱症的認知模式

壹、認知三合會

Beck認為案主的憂鬱症主要是來自三個認知信念。Beck、Rush、Shaw及Emery（1979）稱之為認知三合會（the cognitive triad）。

一、憂鬱的人常用負向的態度來看待自己

憂鬱案主常對自己沒有信心，認為自己是有缺點、有病，或是一無所有的。他們常把遇到的不愉快經驗歸咎於自己生心理上的缺陷。案主並認為由於這些缺陷，所以自己是沒價值且不受歡迎的。例如：「我是個很不好、沒用的人。」「不管我如何努力，我都會失敗。」「我沒有一件事可以做得好。」「我這麼沒用，所以不會有人要我的。」Beck認為憂鬱案主會由於相信自己是一無可取，而低估或批評自己，並進而相信自己並沒有具備獲得快樂的條件，所以當然快樂不起來。

二、憂鬱的人常用負向的態度來解釋他生活上的經驗

憂鬱的人不僅自己感到無助，他認為整個世界也是無可救藥的。例如：「社會這麼亂，我有什麼理由要繼續過下去。」「你要自己小心一點，因為別人都可能隨時會來占你的便宜。」「再這樣繼續下去，世界末日就要來了。」憂鬱的人認為自己之所以沒辦法達到目標，是因為外在世界對自己的要求太高；他把自己與環境的互動解釋成像是打仗一樣，不是你輸就是我贏。

三、憂鬱的人常用負向的態度來看未來

憂鬱的人相信目前所處不好的環境會一直持續下去，他們看到未來是充滿無止境的挫折、困難及窮困無助的。例如：「我生活在黑暗的無底洞，

永遠找不到出口了。」「我將永遠無法排除這個困難。」「我無法改變我過去所犯的錯誤，所以我只好這樣過一輩子了。」「現在我的人生這麼無趣，我看我一輩子大概也就只好這樣無趣的混下去了。」（Beck et al., 1979; Wilde, 1996）。

認知學派認為很多憂鬱症狀都是因為這些負向的想法所造成的結果。例如當人們認為自己被拒絕時，其情緒感覺（生氣或傷心）就會像是真的被拒絕一樣的痛苦。當人們相信自己是社會上的特例份子，就會感覺自己是孤單的。患憂鬱症者常會有逃避的傾向，因為對未來抱持悲觀與無助的負向看法，所以就放棄努力，自認為既然努力也不會有什麼好結果，又何必去嘗試呢？另外患憂鬱症者常會變得很依賴，這也是來自他們一方面低估自己的能力，覺得自己一無是處；而另一方面又高估事情的困難程度，更相信自己永遠處理不了。在這種情況下自然就會變得很依賴，特別是會去尋求那些他們認為比自己有能力者的協助。另外，憂鬱案主常感到疲倦及缺乏體力，這也是來自相信自己是愚笨與無能而造成的心身症（psychomotor）（Beck et al., 1979）。

貳、憂鬱性思考的組織架構

如前述，認知學派認為每個人都有其對人對事的一套基本態度與假設，稱之為基模。當面對一個特定的環境時，人們會以原有的基模為基礎，主動的來衡量、區別、歸納及評量該環境，所以人的基模影響到其對世界的建構與認知方式，然後此認知方式就影響到人們的情緒與反應（Beck, 1976）。憂鬱案主常以憂鬱性思考的組織架構（structural organization of depressive thinking）來思考，在理解事物時常會加以扭曲以合乎自己功能失調的基模（dysfunctional schemas）。當他試著以正常合理的基模來解釋事物時，其病態的基模就會加以阻擾，當案主的病態基模越來越強勢及主動後，案主邏輯思考的掌控力就會越來越差。當案主病症較輕時，還可以稍微客觀的覺察到自己負向的想法；但當憂鬱情況越變越嚴重時，案主的想法就會越來越受到負向想法的支配，而漸漸就會遠離現實的環境，甚至無法對所處的環境做任何有效的反應（Beck et al., 1979）。

參、錯誤的資訊處理過程

認知思考方式可以分成兩種，一種稱為原始性的思考（primitive thinking）及成熟性的思考（mature thinking），其區別如表 5-1 所示：

認知學派又認為憂鬱症的另一個起因是來自案主錯誤的資訊處理過程（faulty information processing）。本章第一節所述的認知上的扭曲的現象是錯誤的資訊處理過程的一例；除此之外，Beck 等人（1979）指出憂鬱案主傾向於以原始性的思考方式，他們認為自己的不足與脆弱是無法躲避且無法改善的，所以就把自己歸類成失敗者，也因而導致自己的憂鬱感。因此原始性的思考方式是憂鬱案主常犯的另一個資訊處理過程的錯誤。

表 5-1　原始性的思考與成熟性的思考區別

原始性思考	例子	成熟性思考	例子
單一且廣泛的	我膽子很小。	多角度的	我有點膽小，相當慷慨及中等的智力。
絕對性及是非觀念狹隘的	我是卑鄙的。	相對性及非判斷性	我比我認識的人膽小。
無變化的	我過去總是而且未來也將是個膽小鬼。	有變化的	我害怕的情形會因情況不同而有所不同。
特質的診斷	我的本質中有很多弱點。	行為的診斷	我常常逃避而且我害怕很多事物。
無法改變的	基本上我是脆弱的，這是無法改善的。	可改變的	我可以學習用不同的方法去面對，並克服我對事情的害怕。

資料來源：引自 Beck 等人（1979: 15）。

肆、憂鬱的前因與導因

此理論認為人們早期經驗是塑造他們對自己、未來與外在世界有消極負向概念的基礎。這負向的概念（基模）雖然潛伏著，但一旦遇到某些特定的情境時，這基模會影響人們對該事件產生負向的看法。例如幼年時經驗到父母離異的人，可能因為這先前的經驗而對與婚姻有關的狀況特別敏感，所以當自己的婚姻出現問題時，較會認為婚姻是不可靠且因而感到憂鬱。在此例中，婚姻出現問題的狀況是導致案主感到憂鬱的誘因。

認知學派認為認知三合會、憂鬱性思考的組織架構、錯誤的資訊處理過程明顯的存在案主的自動性想法中。所以作者參考Freeman等人（2004）的架構，將基模、信念及假設與自動性的想法這些會像漩渦式導致憂鬱的因素歸結成下面導致憂鬱的漩渦圖（如圖 5-2 所示）。

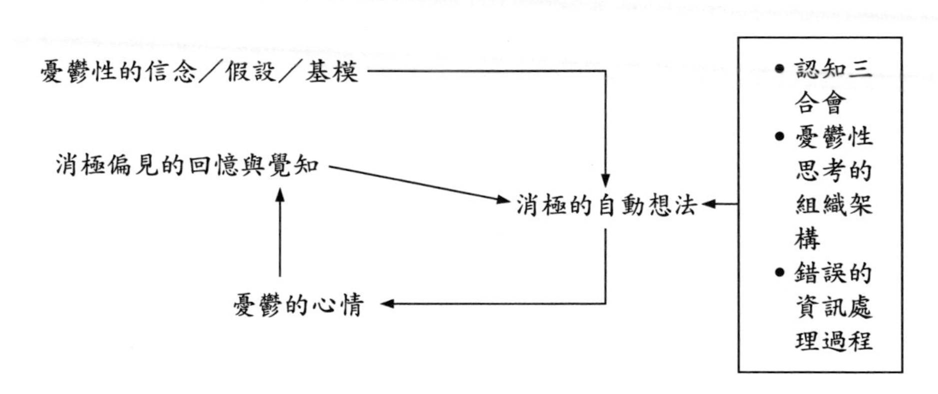

圖 5-2 導致憂鬱的漩渦

資料來源：參考 Freeman 等人（2004）。

第三節　認知學派在處理憂鬱的輔導諮商策略

壹、情緒在治療憂鬱上的角色

認知諮商的目標在於幫助案主專注於其曲解的訊息（misinterpretation）、自我打擊（self-defeating）的行為及功能不良的態度（dysfunctional attitude），以舒緩案主悲傷的情緒及其他的憂鬱症狀。然而諮商師應覺察及同理到案主痛苦的情緒經驗以及幫助案主覺察自己錯誤的資訊處理過程，並了解消極的想法與消極的感覺之間的關聯性。

有效的諮商是取決於案主是否能夠體會自己的情緒且願意將它表達出來，如果案主能真正的將情緒表達出來，他們就能夠真誠的與諮商師互動。諮商師應鼓勵案主將情緒表達出來，並讓案主知道任何情緒都可以在諮商過程中拿出來討論；不過認知治療學派並不鼓勵將所有諮商時間用在處理案主的情緒上，當諮商師發現案主的情緒是來自不合理的想法時，就應該鼓勵案主探討導致該情緒的態度與信念（Beck et al., 1979）。

貳、輔導諮商的關係

一、諮商師應具備的特質

認知學派和其他學派一樣認為溫暖、正確的同理心及真誠是很重要的，因為這些特質會影響諮商師在諮商過程中的態度與行為（Beck et al., 1979）。

㈠溫暖

諮商師應透過動作、聲調及話語來表達溫暖的態度。特別是在諮商過程的早期階段，諮商師需要表達較多溫暖的態度。

(二)正確的同理心

正確的同理心指的是諮商師能進入案主的世界，能從案主的角度來了解案主的問題，並讓案主知道自己能體會到案主的心情，這種同理心有助於治療性的合作關係（therapeutic collaboration）的建立。不過過度的同理心可能使諮商師受到案主負向的影響而接受其負向的想法與觀點。所以諮商師要能區分同情心與同理心的不同。同情心（sympathy）是對案主的痛苦感到憐憫與同情，並將自己的感情都融進去了。同理心則是指諮商師能從理智（intellectual）與情緒（emotional）兩方面去對案主的感覺做認知性的了解，並能將自己從案主生氣、焦慮與悲傷的情緒中抽離出來，以能客觀性的觀察案主的問題。

(三)真誠

真誠在認知學派及其他學派的諮商過程中都很重要。所謂真誠指的是諮商師誠實的面對自己與案主。但是諮商師在表達真誠與給予指導時要做得很有技巧，因為憂鬱的案主常會選擇負向的證據來支持自己的缺點，所以他們可能會將諮商師指導性的話語解釋成是批評，因而表現出敵對與拒絕的反應。在這種情況下，諮商師不要假裝沒事，這會讓案主覺得諮商師對自己不在乎。最有效的方法是讓案主知道自己的感受，同時也示範如何透過改變不真實的觀念與自我打擊的行為來減除心理的痛苦。

但是除了上述三種特質外，Beck等人（1979）也指出在建立最理想的諮商關係中還需要再加上治療性的關係（therapeutic relationship）、合作性（collaboration）的關係及引導案主探索發掘（guiding client discovery）等特質。

二、治療性的關係

(一)基本的信任

在發展信任關係時最重要的是要適當的平衡結構性與自發性、客觀性與主觀性、反應性與設定限制。一般來說，在諮商過程的初期，諮商師要給予較多的結構性（如引導諮商過程進行的方向及主動問問題等）、反應性（如準時或回電話等）及以主動態度傾聽與探討其問題。諮商後期就多讓案主採自發性（如讓案主設定會談的議程及家庭作業的內容等）。

㈡投契關係的重要性

治療性的投契（rapport）關係指的是諮商師與案主間在理智上與情緒上有和諧的關係。在這種關係下，案主會覺得諮商師：⑴是了解自己的感覺與態度的人；⑵是會同情、同理及了解自己的人；⑶是可以接納自己所有的錯的人；⑷是能夠與自己溝通且是很了解自己的人。在投契的關係下，諮商師與案主對彼此都有安全感，且覺得相處上很自在。下面數點的建議可有助於諮商師與案主投契關係的建立：

- 時間方面的掌握：會談時盡量按約定的時間開始，不要讓案主久等；有效的掌握問問題與傾聽的時刻，若問太多問題或問問題的時間不適當，會讓案主感到被打斷，而影響投契的關係。另外如果放任的容許案主有很長的一段沉默的時間，可能會使案主感到焦慮，如此也會影響投契的關係。
- 態度方面的掌握：諮商師的外表、行為及面部表情應注重專業性及溫暖性。例如給予真誠與溫暖的歡迎、談話時保持眼神接觸、注意案主談話的內容、反映對案主的感覺、委婉的提問題及給予回饋。在回饋時也可採用摘要及比喻的方式來給予。例如當案主在有很好的進展後突然又起了自殺的念頭，諮商師可以用「感覺自己像個老鼠一樣的膽怯，但我的心卻像是一隻獅子一樣的堅強」這樣的說法來提醒案主認可自己堅強的意志力及要努力克服憂鬱的決心。
- 表達方面的掌握：諮商師最好使用柔軟、不侵擾性（nonintrusive）的聲調，並且選擇適當的用語來表達。例如告訴案主其想法缺乏建設性（unproductive idea）會比告訴案主其想法是「神經性」（neurotic）、「病態」（sick）或「不合理的思考」（irrational thinking）等語句好一點。
- 諮商過程的掌握方面：諮商師應讓成員清楚知悉在諮商的目標及過

程中可能會遇到的狀況，好讓成員對諮商過程能有清楚的期望。諮商師可以與案主討論有關會談的長度與次數、會談的目標及當案主在進步過程中可能會遇到的挫折（Beck et al., 1979）。

三、合作性的關係

很多時候案主常常會在治療過程中採被動的姿態，一副「來幫我」的樣子。與案主建立合作性的關係是讓案主了解到雖然諮商師是懂得輔導諮商的方法，但必須要案主願意分享資料，問題才可能獲得解決，而且也只有案主才能真正了解與描述自己的想法與情感。合作性的關係也包括幫助案主了解認知學派的輔導諮商理念，並鼓勵案主問問題，如此案主才能有充分的知識來對於諮商師所提出的輔導方案和決定給予回饋（Padesky & Greenberger, 1995）。學者們指出合作性的治療關係對幫助案主的諮商效果的進展上有兩大益處：⑴藉著鼓勵案主對諮商方法的學習，案主可以應用來處理及改進他生活中遇到的其他問題（Padesky & Greenberger, 1995）；⑵鼓勵案主在諮商過程中提出自己的意見，共同決定諮商過程中遇到的問題，如此可以減少案主對諮商過程的抗拒心理，而能有助於輔導諮商目標的達成（Freeman et al., 2004）。Beck 等人（1979）指出合作性的治療關係包括獲得原始資料、對資料加以省思、偵察基本假設及家庭作業的設定四方面。

㈠獲得原始資料

這合作的關係應該應用在每個階段中，透過合作性的治療關係，主要的目標就是要蒐集案主的想法、感覺與期望。在這過程中，案主的角色是提供原始資料——即告知自己的想法、感覺與期望；諮商師的角色則是決定哪些資料需要蒐集及如何將這些資料應用在諮商過程中。而諮商師與案主兩方一起探討案主的想法，及這些想法對案主的影響。

㈡對資料加以省思

諮商師鼓勵案主客觀的審察及評量其想法，然後諮商師與案主一起探討：在什麼環境下會引發出這種想法？這種想法是否反應出實際的狀況？這種想法在邏輯推理上是否因負向消極概念所造成的？這種想法以前出現過嗎？因這種想法引發出來的行為對合作與投契關係的建立是否有助益？

㈢偵察基本假設

偵察基本假設的過程需要諮商師與案主雙方的努力。諮商師鼓勵案主針對每個假設從其生活經驗提出證據去支持或反擊原有的假設；鼓勵案主區分出有哪些假設他們只會用在自己身上而不會用在別人身上。在這偵察的過程中，諮商師要注意到自己的態度必須剛柔並濟，要兼顧同理、溫暖、真誠，但同時也要能理性與邏輯兼顧。

㈣家庭作業的設定

透過案主完成家庭作業的情形，可用來檢查案主是否能將在諮商過程中學得的技巧應用到實際生活上的情形。諮商師可鼓勵案主參與家庭作業的設計，這也會有助於合作關係的增進。

四、引導案主探索發掘

案主常常會很籠統的定義自己的感覺和情緒，例如說：「我是一個徹底的失敗者！」如果你的反應是：「不會吧！你把孩子教得那麼好，在工作上看你不斷獲得升遷。你怎麼會說自己是一個徹底的失敗者呢？」那麼案主可能會說：「是啊，可是……」或是：「這個你就不懂了。」如此例所述，如果你直接的提供給案主一些代替性的觀點，常常會被對方反駁回來，很難能有很好的效果。認知治療學派的學者們（Padesky & Greenberger, 1995）建議採用引導案主探索發掘的方法是較為理想的。Padesky 指出引導案主探索發掘的方法通常包括四個重點：⑴提出一連串的問題來幫助案主發現一些他尚未意識到的資料；⑵正確的聆聽出案主的訊息，並針對其所講的給予適當的反映；⑶將所得到的資訊加以摘要；⑷將這些訊息整理後變成問題來引導案主以新的訊息來探討其原來的信念（Padesky & Greenberger, 1995）。

參、正式的諮商過程

因為認知治療是採用短期治療的方式，時間上非常緊湊，所以諮商師必須在每次的治療中有清楚的結構，以防疏忽了任何重要的部分。其結構如下：

- 設定治療議程。
- 回顧案主目前的狀況及上個星期發生的一些事件。
- 對上次的治療過程的回饋（這個過程可以有選擇性，可做或不做）。
- 檢查與分享上回的家庭作業。
- 針對主要的討論議程及優先順序做討論。
- 指定新的家庭作業。
- 對本次的治療過程的回饋（這個過程可以有選擇性，可做或不做）（Freeman et al., 2004）。

在認知治療的過程中，有兩個步驟是相當重要的：⑴設定議程（setting agenda）；⑵家庭作業（homework assignment）。以下讓我們來詳細介紹這兩個步驟。

一、設定議程

設定議程這個步驟是指在諮商開始前諮商師與案主討論決定出當天的諮商所要達到的目標及所要討論的內容。通常這個過程只需要幾分鐘時間，但是卻可以讓諮商師與案主在有限的諮商時間中抓住重點，專心注意在所設定的議題上。下面提出兩個設定議程的範例，供諮商師參考使用（Pretzer & Fleming, 2004）：

㈠針對第一次的諮商會談

諮商師：「今天是我們第一次的晤談，我想跟你解釋一下在每一次的治療過程中我們是怎麼開始的。首先，我們要先針對當次的諮商會談列出希望能討論到的問題及想要達到的目標。之後我們再一起做決定。這樣做可避免漏掉一些重要的議題。現在讓我們就來設定今天的治療議程，這是我們做完初步評量後的第一次治療，不知道你對上一次的評量過程還有沒有問題要提出來？……現在讓我們來設定今天的治療目標。你希望我們今天能討論到哪些問題？……還有沒有其他的？……好！所以我們同意今天要討論的是這幾個問題及達到這幾個目標。怎麼樣？這樣可以嗎？好！你希望我們從哪裡開始？」

㈡針對其他幾次的諮商會談

諮商師：「你希望我們今天能討論到哪些問題及達到哪些目標？……還有沒有其他的？……好！所以我們同意今天要討論的是這幾個問題及達到這幾個目標。此外，在過程中我們還要討論到你的家庭作業。怎麼樣？這樣可以嗎？好！你希望我們從哪裡開始？」

二、家庭作業

在認知學派的治療中家庭作業是非常重要的，其目的是要幫助案主在每個治療與治療中間的空檔期，能夠透過家庭作業繼續處理與面對問題，並為問題的克服而努力。研究發現，完成家庭作業的案主比未做作業的案主較快復原（Persons, Burns, & Perloff, 1988）。因為很多問題的解決在治療室是做不到的，而是要仰賴案主在平日蒐集資料、驗證假設及嘗試與練習新的行動等而達成的。當然不是每個案主都會合作地完成家庭作業的。所以認知學派學者們（Freeman et al., 2004）提出下面幾個建議以增進案主完成家庭作業的動機：

1. 記得每次都給家庭作業，保持一致性。

2. 與案主共同定出家庭作業：

⑴盡量讓案主提出建議。

⑵家庭作業要與案主的治療目標有緊密的連結。

⑶家庭作業要簡單、切合實際且可行。

⑷家庭作業的設計必須要合理。

(5)確定案主了解為什麼你給他們這項家庭作業。

(6)預測可能會遇到的困難。

(7)教導案主要完成該家庭作業所需要具備的技巧。

(8)鼓勵案主提供建議並給予回饋。

3.下次碰面要檢查並討論上回所指定的家庭作業：

(1)檢查看上回所指定的家庭作業進行得如何？有什麼樣的結果？如果可能的話，讓案主就其做作業的心得做個結論，並將結果應用在這次的治療過程中。

(2)讓案主知道不管結果怎樣，你都很感謝他所做的努力。

(3)避免給予負向或批評性的反應。

(4)盡量只給予正向的回饋，以幫助案主能如所定的目標一樣的改變其行為表現。

(5)與案主討論做作業時所遇到的困難，並與案主設定下次遇到時應如何處理的計畫。

(6)幫助案主知道自己是有能力採取具體的步驟來解決問題的，並且體會到成長與進步是靠自己的努力所得來的。

肆、認知技巧

如前所述，諮商師應覺察到憂鬱案主的腦筋充滿了消極的思考，認知技巧的目的是幫助案主能覺察到不合理的想法，將扭曲的想法變成實際的想法。下面將介紹挑戰案主自動性的想法技巧、改變認知扭曲的技巧、心理影像的技巧、克服重複出現想法的技巧及以認知技巧來改變及控制行為。

一、挑戰案主自動性的想法的技巧

(一)思考記錄

認知學派的諮商師最常用來幫助案主偵察其自動性的想法的一種技巧，稱為思考記錄（though record）或叫作思考單（thought sheet）。這個表格包括七欄：情境、情緒、自動性的想法、支持我思想的熱點（hot thought）的證據、不支持我思想的熱點的證據、替代性的想法及目前心情的評量（如表 5-2）。

表 5-2　七欄式的思考記錄單

情境	情緒	自動性的想法	支持我思想的熱點的證據	不支持我思想的熱點的證據	替代性的想法	目前的心情評量

資料來源：引自 Greenberger 及 Padesky（1995: 106-107）。

先讓我們看看諮商師要如何使用思考記錄單的前面三欄來幫助案主偵測其自動性的想法（Greenberger & Padesky, 1995）。

第一欄：情境

情境這一欄是要案主具體的寫下干擾他的那一個特定情境，而且要很具體包括誰在情境中？在哪裡？什麼時間？在做什麼事？如果寫「星期五一整天」並不好，因為星期五一整天包括太多的情境，及很多不同的想法及情緒起起伏伏的。如果是寫「星期五早上十點鐘我坐在指導教授的辦公室討論我的論文計畫。」就很好，因為人、時、地、事都包括了。

第二欄：情緒

在這一欄，請案主寫下他在第一欄所述的特定情境中，所經驗到的一系列的情緒，並且用 0-100%來評量每個情緒的強度。鼓勵案主列出該情緒就好，而不要以句子的方式表達，因為若寫成句子很容易就變成是在寫想法。如果案主有經驗到生理的症狀，要鼓勵他記錄下來，並且用 0-100%來評量其生理症狀的強度。所以如上例，該學生可能經驗到害怕（98%）、緊張（96%）並感覺心跳加速（96%）。

第三欄：自動性的想法

步驟一：在這一欄，請案主寫下針對第一欄所述的特定情境中，有哪些想法出現在腦中。想法可以是語言或影像的方式。正如前述的研究生可能想著：「指導教授會責備我所提的論文計畫不好。」「我會需要重寫一次論文計畫。」「這個計畫如果再不行，我今年就拿不到學位了。」「要跟家人說我今年拿不到學位是很羞恥的。」「我看到我自己學位讀不成了。」「我是徹底失敗了。」等。

案主可以思考下面這幾個問題以偵測其自動性的想法：

- 在我有那樣的感覺出現之前，有什麼樣的想法出現在我腦中？
- 這想法裡的我是否與真正的我一致？
- 這對我本身、我的生活及我的將來意味著什麼？
- 我擔心的是什麼？
- 如果真的發生，最糟的情況是什麼？
- 當我提到我擔心別人對我的看法及想法時，我擔心的是什麼？
- 這表示我對別人或一般人的看法是什麼？
- 這情境讓我想到或回憶到什麼？（思考這問題時盡量讓你的腦筋自由的思考，看什麼樣的圖像出現在你腦中時會引起你強烈的感覺）

步驟二：找出思想的熱點。當案主寫下一系列的自動性想法之後，請案主將其中最主要的想法圈起來。這個最主要的想法是與情緒的產生有最大的關聯性，認知學派稱為思想的熱點。另一種找出思想熱點的方法，是讓案主逐項的體會每個想法，體會每個想法所引出的緊張或發怒的情緒，然後以 1-100%來標明每個想法所帶出來的緊張或／和發怒的程度，從指數最高的緊張或／和發怒的情緒可以找出案主思想的熱點。

第四欄和第五欄：證據在哪裡？

當案主能夠清楚的界定出影響其情緒最主要的想法後，下一個步驟就是要找出可支持其想法的證據。前述所提的思考記錄單的第四欄是設計來尋找是否支持其思想熱點的證據；第五欄的設計是用來幫助案主尋找支持不了思想熱點的證據。諮商師應幫助案主以在第四欄和第五欄所蒐集的資料來作為評量其思想熱點的證據。為了客觀起見，列在這兩欄的證據必須是客觀或事實的資料，例如：「我的論文計畫已經被退回兩次了。」這呈現的是事實的證據；如果案主使用的是主觀的解釋，就有可能會誇張事實。例如：「我的指導教授是故意要整我的，他故意要和我過意不去。」這樣的陳述就不能當證據用。

Greenberger 及 Padesky（1995）建議可以用下面幾個問題來幫助案主尋找出不支持其思想熱點的證據。

- 你是否發現過你提出的那個想法並不是每次都是完全真實的？
- 如果你的好朋友或所愛的人有這樣的想法時，你會給他怎樣的提醒？
- 如果你的好朋友或所愛的人知道你有這樣的想法時，他會給你怎樣的忠告？他會給你什麼樣的證據證明你這個想法並非百分之百的真實？
- 如果你沒有這個感覺，那麼你對這情境的看法是否就有所不同？有什麼樣的不同？
- 在過去當你有這樣的感覺時，你曾採用什麼樣的想法讓自己覺得好一點？
- 你是否曾經歷過這個類似的情境？那時候是怎麼一回事？兩個情境間有何不同？從上次的經驗中你學到了哪些功課可有助於你克服目前的這個情境？
- 有哪些小事情會因為與你目前的這個想法相牴觸而被你輕忽的？
- 五年後當你回首再省思這段經驗時，你是否會有不同的看法？你是否會重視到不同的觀點？
- 在這情境中，你自己是否有什麼樣的長處或優點是被你忽略的？
- 在第三欄及第四欄你所填的資料中，是否有哪些是太快下結論，其實並沒有證據可支持。
- 你是否太過於責備自己？有哪些事情發生原因其實是超過你所能掌控的？

第六欄：替代性或平衡性的想法

有時候對某一個情境的看法只要在解釋上稍作改變，心情上就會有很大的不同。所以讓案主用第六欄來找出一個能替代第三欄的自動性的想法，這樣可以幫助他們平衡其想法。在進行第六欄時先讓案主用一個句子將其第四欄列出來的支持其思想的熱點的證據摘要出來；之後，再將第五欄不支持其思想的熱點的證據，以一句話摘要出來；最後在將兩句話合起來成為一句較合情合理的話來。

Greenberger 及 Padesky（1995）提出下面幾個原則，可以幫助案主整理出一個替代性或平衡性的想法：

- 當你將第四與第五欄的摘要綜合起來後，所發展出來的這個想法是否已將前面所有的證據做到全盤的考量。
- 假如一個你所關心的人在這個情境下有著這樣的想法，你會對他提出什麼樣的忠告？你會建議他應對情境做些什麼樣的了解？
- 假如你的思想熱點是確實的，那麼最壞的結果會是什麼？最好的結果會是什麼？最真實的結果會是什麼？
- 是否有另外一個我信任的人能夠用其他的方法來了解這個情境？

當完成替代性或平衡性的想法後，請案主逐項的審視每句話，並以 0-100%來評量你對每一個陳述句相信的程度。

第七欄：目前的心情評量

寫下替代性的想法後，請案主進入第七欄以 0-100%重新評量他們寫在第二欄的情緒的程度。

除了上述的方法外，還有很多其他的方法可用來挑戰自動性的想法。因為沒有一個方法是可以放諸四海皆準的，所以認知治療學者（Freeman et al., 2004）建議諮商師必須要對下列的各種方法都熟悉，才能真正的配合到案主的需要。

(二)了解案主所用的特定詞的意思

當案主在表達其問題時常常會用到一些專有的名詞，像「憂鬱」、「焦慮」、「恐懼」等；或一些日常上常用到的字眼像「笨蛋」、「失敗者」、「一無是處」等。其實每個案主對這些常用的術語可能都有各自的詮釋，所以身為諮商師不能馬上就根據自己的假設進行治療。諮商師最好是能以好奇的心去詢問案主以期能真正的了解他們（詳見下例）。

案　主：我真是個一無是處的人！
諮商師：你說你是一個一無是處的人，你所謂的「一無是處」是什麼意思？
案　主：你知道什麼叫作「一無是處」！
諮商師：我知道我對「一無是處」的定義，但是這並不表示我了解當你說自己是「一無是處」時，你指的是什麼意思？
案　主：就是指一個人什麼事都不會，什麼事都做不好。
諮商師：讓我們來將你的這樣的定義來套在你身上，你覺得你真的是個一無是處的人嗎？
案　主：好像不完全是。我並不是那麼糟，只是最近被裁員了，整天待在家裡，就覺得自己好像一無是處。
諮商師：所以你是真的一無是處或你只是經濟不景氣中的受害者之一呢？

㈢引導發掘

引導發掘的方法在認知治療中是非常普遍使用的。諮商師在諮商過程中透過簡單的問話，例如：「然後怎樣？」「你這是什麼意思？」「可能會發生什麼事？」等，幫助案主探索每個事件中主要的關鍵，找出證據，然後做出具體的結論（請見下例）。

案　主：我真是一個徹底的失敗者！
諮商師：你有這種想法已經多久了？
案　主：就是最近這幾個月的事。
諮商師：是什麼原因會讓你最近有這樣的感覺呢？
案　主：我每次在公司提出一個新的方案就遭到同仁們的反對！
諮商師：我懂了，難怪你會這麼沮喪。
案　主：是啊！
諮商師：讓我問你一個問題，你在這個公司工作幾年了？

案　主：十年了！

諮商師：這十年中你所提出的每個新的方案都遭到同仁們的反對，從來沒有一個被同事支持且已經具體落實的嗎？

案　主：這個嘛？其實有很多方案剛開始時同仁們會反對，但經過我加以解釋分析後，他們通常就會支持我的方案。

諮商師：如果用百分比來說，有多少方案受到支持？有多少方案有真正推展出來呢？

案　主：這個嘛？大概有80%的方案受到支持；其中大概有60%的方案已經真正推展出來，而且到現在還在繼續。不過最近推出的一個方案，很多人都告訴我，那是行不通的。

諮商師：所以你所推出的方案有80%獲得同仁的支持，其中有60%的方案有真正推展出來，但不是100%都成功，尤其是最近的一次。

案　主：是的。

諮商師：你在這十年中升遷了幾次？

案　主：兩次。

諮商師：這兩次的升遷是否和你有提出對公司有幫助的方案的貢獻有關呢？

案　主：可能是吧！不過最近一次本來公司計畫調升我去掌管一個新的部門，不過後來因公司資金不足，所以計畫就取消了，所以我的這個調升計畫就跟著取消了。

諮商師：喔！是嗎？所以你獲得兩次升遷但最近一次沒有成功，是因為公司資金不足的原因，是吧！

諮商師：讓我們來看看你在家裡的情況。如果我問你的孩子有關你對他們的影響，你想他們會怎麼說？

案　主：我想他們應該會說我是一個好爸爸。我的兩個孩子跟我處得不錯，也很願意和我分享他們學校的生活點滴，只是我覺得我應該可以做得更好。

諮商師：假如你願意的話，我們稍後可詳細來談這個部分。不過讓我先澄清一個問題，我只是很好奇的想知道就你所提的你在工作上的表現及身為一個好父親，怎麼你會給自己下一個結論說自己是一個徹底的失敗者呢？

案　主：聽你這樣分析後，我現在了解我這個想法是不確實的；但是，每當我因某事遭到反對，我心情會很低落，當我心情低落時，我看到的就是那些我曾失敗的一面。

諮商師：謝謝你讓我知道這個部分。讓我們來談談目前因提出新方案而遭到反對的這個現在最困擾你的事情。不過讓我們也不要忘記你剛剛對自己做的那些觀察，那就是到目前為止你已經累積了很多的成就，儘管當你陷入低潮時你很難會去想起來，但你的那些成就都是在那裡的。

㈣挑戰案主所使用的絕對性的字眼

案主常會以絕對性的字眼來描述他所遇到的事情，例如「從來不」、「總是」、「沒有一個人」、「每個人」。諮商師應幫助案主學習將絕對性並主觀的描述的字句改成較中性及較為客觀的陳述（詳見下例）。

案　主：我的老闆總是挑剔我！

諮商師：總是！你是說你的老闆從來沒有讚賞過你？一次都沒有？

案　主：其實也不能說一次都沒有。我的老闆有幾次對我的工作表現有些不滿意，不過也有幾次他好像也還滿滿意我所做，甚至還在員工會議上誇獎過我呢！

諮商師：你可以把後面那一段再講一次嗎？

案　主：好！我是說我的老闆有幾次對我的工作表現有些不滿意，不過也有幾次他好像也還滿滿意我所做的，甚至還在員工會議上誇獎過我呢！

諮商師：當你這樣講時你覺得怎麼樣？

案　主：好像情況沒有像原來想像的那麼糟。

從上例中可以看出來，當案主使用「我的老闆總是挑剔我」的陳述法時，案主會感到非常沮喪；但若改成「我的老闆有幾次對我的工作表現有些不滿意，不過也有幾次他好像也還滿滿意我所做的，甚至還在員工會議上誇獎過我呢！」的陳述法時，案主就了解到原來情況並沒有他想像的那麼糟，其情緒反應上就不會像原來那麼強烈了。

(五)幫助案主面對他最害怕可能會發生的結果

案主常常會專注在自己最害怕可能會發生的結果，然後就反應得好像那結果已經真的發生了一樣。所以在治療過程中，諮商師可以幫助案主來探討他所擔心的到底是什麼，這對案主會是很有幫助的。例如：

諮商師：當老闆不滿意你的工作時你就非常沮喪，你最擔心的是什麼？

案　主：我最擔心的是我的老闆會把我革職！

諮商師：因為你擔心你的老闆會把你革職，所以每次你的老闆對你的工作有意見時，你就很沮喪，因為你認為你會因此而被革職，是這樣嗎？

案　主：是的！

諮商師：以你過去的工作經驗，你的老闆以前有沒有對你的工作提出一些意見？

案　主：有啊！

諮商師：你有沒有因為這樣而被革職過？

案　主：沒有啊！老闆只是要我針對某些部分加以改進而已。

諮商師：你認為這次你老闆對你的工作有意見跟前幾次的情況有些什麼不同嗎？

案　主：沒有啊！

諮商師：所以你想這次你會因此而被革職嗎？

案　主：如果是這樣說的話，我想是不會的，對嗎？

(六)重新解釋

當事情發生時，很多人常會直覺的怪罪自己：「都是我的錯！」或是「都是他的錯！」這種不是黑就是白的責任分攤方式會讓案主覺得很有罪惡感（如果案主覺得都是自己的錯）或是很生氣（如果案主覺得都是別人的錯）。其實很多事都不會只是自己或是他人的錯，所以諮商師應該幫助案主以重新解釋（re-attribution）的方法來再一次對該事情發生的責任分擔上加以詳細的審視，會幫助案主對事情的看法客觀一些。例如：

案　主：都是我的錯！如果我不要堅持我的想法，我們的關係就不會鬧得那麼僵了！

諮商師：所以你是說你們的關係鬧得那麼僵都是你的錯？

案　主：是啊！不然還有誰的錯？

諮商師：俗語說：「一個銅板敲不響」，我相信兩個人的關係不好應該不會單單是一個人所造成的。讓我們來看看整個事情發生的來龍去脈，看看對方是否也有應該負責的部分。

案　主：沒有！一切都是我的錯！

諮商師：在這個事情上，妳先生做了什麼事呢？

案　主：他沒做什麼啊！他只是跟我一樣很堅持他的想法！

諮商師：讓我們來談談這個情況……

㈦轉劣勢為優勢

很多時候人們在生活的改變中看到負向的一面，而忽略了它正向的一面。

例如：crisis 這個字中文譯成「危機」，若拆成兩個字是「危險」與「機會」。所以當面臨生活的重大改變時，例如遭到解僱，雖然是很不好的境遇，但也是尋找一個新工作的好機會。諮商師可幫助案主專注在改變中可能帶來的機會，不過要注意的是當諮商師提出一些正向的機會時，案主可能會有負向的反應；另外在幫助案主做思考時，也要注意「機會」的真實性。例如：

案　主：我被公司裁員了，我想我是沒什麼希望了！像我這把年紀誰還要我呢？

諮商師：告訴我，在你的一生中你還有什麼事還沒做，是你很想做的？

案　主：讓我想想看！我曾想過要好好把英文學好，但一直都沒有時間去做。

諮商師：那你現在還沒有再去上班之前，是不是一個學英文的好時機呢？

案　主：你這樣說好像也對。但是我好久沒有用英文了，大概都生銹了。

諮商師：好，讓我們來想想這個……

(八)直接對質

在前面我們提到在認知治療的過程中，諮商師要與案主建立合作性的關係，並以引導性的方式而少用挑戰性的方式來幫助案主。不過有些時候，直接性的對質（direct disputation）案主的想法還是必要的。例如當案主有自殺的意圖時，諮商師必須對質其對人生覺得沒有希望的想法；或是當案主不願意接受治療時，諮商師可以適時的對質其想要治癒的意願，以期能增進其參與的意願。當然若能將合作性與引導性的原則放入對質的過程，就更理想了。例如：

諮商師：你一直說希望自己能盡快康復，但是你沒有做我們上次所同意的家庭作業，在過程中你也不太想回答我所問的問題。你這樣不一致的態度讓我很困惑，讓我再澄清一次，在治療開始之前，我們所同意的治療目標是……這是不是還是你希望達到的治療目標呢？

(九)將內在的聲音表達出來

使用角色扮演的方法可以幫助案主能夠將內在的聲音表達出來（externalization of voice），以期能適當的發掘並改正功能不良的想法。諮商師可以先示範表達案主的想法，然後讓案主反映出健康性的想法。最好從較簡單、案主能處理的先開始，再漸漸進入複雜的。例如：

諮商師：讓我們來做角色扮演的練習，我來當你負向的聲音，你來當你自己較健康且正向的聲音。

案　主：我可以試試看。

諮商師：讓我們從「你真是個一無是處的人」開始。

案　主：這不完全正確，我雖然不是那麼完美，但並不是一個一無是處的人。我其實也完成了不少事情。

二、改變認知扭曲的技巧

認知治療學派認為自動性的想法是來自邏輯推理的錯誤而造成認知上的扭曲。常見認知上的扭曲現象包括：二分法的思考方式、過度的推論、選擇性的摘要、否定正向的經驗、自認為能解讀他人的思緒、自認為能預知未來、災禍來臨了、低估自己、以情緒為依據以及使用「應該」性的陳述等。諮商師要如何幫助案主改變扭曲的認知呢？諮商師可以使用本章第一節所介紹的技巧來幫助案主改變其扭曲的認知；除此以外，接下來要特別介紹一些適用於幫助案主減低在價值觀與真理的認知方面有扭曲的技巧（Freeman et al., 2004）。

㈠將扭曲的現象標明出來

在治療的過程中，可以向案主解釋前述各項認知扭曲現象的定義，待案主清楚了解後，可引導案主覺察出在其自動性的想法中是否有認知扭曲的現象，如果有，鼓勵案主標明出來是哪一個現象。認知治療學家指出鼓勵案主標明出來其認知扭曲的是現象，可減低該認知現象對其情緒的影響（Freeman et al., 2004）。例如：

案　主：我知道我的老闆很不滿意我的表現。因為如果他滿意的話，他早就給我加薪了。我想他一定認為我不值得加薪的。

諮商師：你看看你正在做什麼？

案　主：這是什麼意思？為什麼你問我：「我正在做什麼？」

諮商師：記得我們談過的一份資料叫作認知扭曲的現象嗎？（諮商師拿出認知扭曲的現象的定義指給案主看）讓我們按照上面的

定義來看看你現在在做的是什麼？

案　主：是「自認為能解讀他人的思緒」嗎？

諮商師：讓我們看看「自認為能解讀他人的思緒」的定義，看起來滿像是「自認為能解讀他人的思緒」的。

案　主：我想我是！

諮商師：你相信你真的是這麼厲害能解讀你老闆的思緒嗎？

案　主：我想我沒有那麼厲害吧！

(二)破除災禍來臨了的想法

有些人會有將遇到的災禍加以誇張的傾向，例如當某次考試不理想，就認為該科課業一定會被當掉；與女朋友分手時就認為這一生永遠沒人要了。處理這種案主時，可以採用破除災禍來臨了的想法（de-catastrophizing）這個方法問案主：「最糟的情況會是怎樣？」或是問案主：「如果真的發生的話會怎麼樣？比起目前的狀況，你的生活會有怎樣的改變？」特別重要的是，幫助案主面對他認為最害怕發生的可能結果。在使用這些技巧時要特別小心，不要讓案主覺得被強迫的感覺。例如：

案　主：我想別人會笑我，會認為我是沒人要的！

諮商師：如果真的這樣，最糟的情況會是怎樣？

案　主：我就會很沒面子，在別人面前抬不起頭。朋友們會笑我怎麼連一個女朋友都不會追。這是很糟的。

諮商師：我相信是你會覺得很沒面子。但是這真的會很糟嗎？

案　主：我只是說可能會很糟！

諮商師：會有多糟？如果真的發生的話會怎麼樣？比起目前的狀況，你的生活會有怎樣的改變，跟以前會有怎樣的不同？

案　主：我想我會寂寞一點，但其實我會有比較多的時間給我自己看一些書或做一些自己喜歡做的事。

諮商師：所以這是很糟的情況嗎？

案　主：所以其實這不是那麼糟，好像也沒有什麼不好啊！

㈢挑戰二分性的想法

所謂二分性的想法（challenging dichotomous thinking）是指一種「全有或全無」（all or nothing）的想法。有這種想法的案主，常會在稍微遇到一點挫折時，就會將自己全盤否定掉。所以如果人家對他的作品沒有加以讚賞，他就會覺得自己的作品是很差的，因而感到非常的沮喪。有兩種方法可以幫助案主處理這種狀況，一種是當案主二分性的想法的情況不是太嚴重時，可以讓案主將其想法加以量化，以澄清其實際的情緒感覺。請案主將其目前經驗到的情緒以一到十的等級或百分比的方式表達出來。例如：

諮商師：你說到沒人讚賞你的作品，你想別人一定認為你的作品很差，所以你覺得很沮喪。如果以一到一百來標明你的情緒，你沮喪的程度是多少？

案　主：大概是 95%！

諮商師：那是很沮喪的喔！你記得上一次你碰到這麼沮喪時是在什麼情況下？

案　主：是我高中畢業那年參加大學聯考沒有考上，我那時候真的很沮喪，感到前途茫茫，不知道要怎麼辦？

諮商師：如果以一到一百來標明你的情緒，你那時候沮喪的程度是多少？

案　主：那是 100%！

諮商師：你記不記得哪個你一點都不沮喪的情況？

案　主：好像沒有呢！

諮商師：從來沒有嗎？

案　主：其實是有啦！我第二年重考大學終於擠入了大學的門檻，那時候我還滿高興的。

諮商師：所以當你考上大學時你的沮喪等級是 0%。所以如果我們用這兩個事件做標準來衡量，沒考上大學時你沮喪的程度是 100%，考上大學時是 0%，那麼你對別人沒有讚賞你的作品這件事，讓你沮喪的程度是多少？

案　主：大概是40%吧！這樣想想好像也不是那麼嚴重，其實我看到很多人在看我作品時都頻頻點頭，他們只是沒有說出口就是了。

另一種方法是當案主的二分性想法的情況很嚴重時，那麼諮商師就必須幫助案主將兩個極端的想法加以清楚的定義，然後再幫案主去澄清自己實際的想法和感覺。例如：

案　主：我認為人可以分為兩種，是忠誠的人與不忠誠的人。

諮商師：那你可不可以告訴我，從你的觀點來看，你對忠誠的定義是什麼？一個忠誠的人具有什麼樣的特質？

案　主：一個對我忠誠的人就是聽我話的人，對我說的話和下的決定沒有其他的意見。

諮商師：你是說有時候或是總是？

案　主：當然是總是囉！他們必須百分百的聽我的話，而且對我所下的決定沒有意見，完全遵從。

諮商師：好！那讓我們來看看另外一邊的定義，從你的觀點來看，什麼樣的形容詞可以用來形容對你不忠誠的人？

案　主：背叛。

諮商師：所以你認為對你不忠誠的人就是背叛你的人，他們常常要反叛你與你作對。是不是這樣？

案　主：是啊！

諮商師：那麼讓我們看看一些實際生活上的例子。讓我們以你的先生作為例子。他是屬於忠誠或不忠誠的人？

案　主：他對我很忠誠！

諮商師：所以他是百分百的聽你的話，而且對你所下的決定沒有意見，完全遵從。我記得你上次還抱怨說他不贊同你提出的渡假計畫。

案　主：我想他並不是百分百的聽從我的話。

諮商師：所以這樣說表示他背叛你囉！

案　主：喔！不能這樣說啦！這樣說就太嚴重了！

諮商師：所以如果用一到十，一表示不忠誠，十表示忠誠，你先生對你的忠誠程度是多少？

案　主：大概是九吧！

三、心理影像的技巧

自動性的語言並非全是文字性的，有時候是以一種心理影像（mental image）的方式出現的。例如一個患有考試焦慮症的案主，一想到考試腦中就出現一幅圖像：看到他自己坐在考場中，一看到題目答案全忘光，緊張得昏過去的圖像。如果案主出現與情境有關的圖像是不健康的，就會影響其對問題情境的情緒反應。在此要介紹幾個適用於幫助案主改變不健康心理的影像的技巧（Freeman et al., 2004）。

㈠取代成新的心理影像

在諮商過程中如果發現案主的問題主要是來自不健康的心理圖像，可以採用取代成新的心理影像（replacement image）來幫助他，亦即幫助案主建立另一幅較健康性的心理圖像以取代原來不健康那一幅心理圖像，例如：

諮商師：當你想到參加考試時，你的腦中有沒有出現什麼樣的影像？

案　主：我看到自己坐在大學聯考的考場中，全身冒冷汗，原來唸的東西全部不記得了，一副緊張的要昏過去的樣子。

諮商師：這種情況是否真正發生過？

案　主：其實沒有。我只是緊張，但我從來沒有緊張到東西全忘光或緊張得暈倒的情形。

諮商師：你知道你的心理影像會影響到你對該事件的看法而影響到你的情緒嗎？所以請你想一個你覺得最成功的一次考試經驗，請告訴我你看到什麼圖像？

案　主：（描述一段他覺得最成功的一次考試經驗）

諮商師：好！現在請閉上眼睛，想像原來的那一幅考試的影像，請仔細的體會那一幅影像帶給你的感覺……好！現在請你想像你覺得最成功的那次考試的經驗，請仔細的體會那一幅影像帶給你的感覺。讓我們多練習幾次，讓新的心理影像來取代舊的心理影像。

(二)認知預演

有時案主對某些情境從沒有經歷過成功的經驗，所以很難想像出一個健康性的心理圖像。這時諮商師就需要鼓勵案主學習新的行為或反應方式。為了減低在實際情境中表現出來所帶來的焦慮，諮商師可以幫助案主以認知預演（cognitive rehearsal）的方式來練習。即讓案主針對其擔憂的狀況可能產生的幾個替代的反應以想像的方式預演多次。可先預演成功率較高的反應，然後再預演難度較高的反應。

在認知預演中可按照問題的複雜程度，讓案主採系統減敏法（systematic desensitization）循序漸進的方式或以洪水法（flooding）的方式進行。所謂系統減敏法，是讓案主將其擔憂的情況或其反應的難易程度列出等級，然後讓他先想像擔憂程度輕的情境或較簡單的反應方式，等到案主覺得可以了之後再進入下一個等級。洪水法則是讓案主直接想像最焦慮的情境或最難的反應方式，一直到他不再感到焦慮或覺得他可以處理了為止。

另外，也可以讓案主透過認知預演的方式來練習其克服問題的方法。所以可以讓案主想像問題的情境，以想像的方式體會遇到該問題時所產生的焦慮，並看自己能忍受該焦慮的程度，然後在腦中演練克服問題的技巧。例如：

諮商師：我要你閉上眼睛想像你與父親說話的狀況。你可以想像出那樣的狀況嗎？

案　主：我不喜歡我現在看到的景象！

諮商師：為什麼？你看到什麼？

案　主：我看到我站在父親的前面。我要求父親讓我去參加救國團的活動，父親搖頭。我越懇求他越搖頭。我好難過，難過得我都哭了。

諮商師：當你哭時，你父親有何反應？

案　主：他看都沒看我就走出去了。

諮商師：你希望你父親會有什麼樣的反應？你希望能看到什麼樣的景象？

案　主：我希望他能聽我解釋，了解我所想參加的活動，知道我想參加那個活動的目的。

諮商師：現在讓我們閉上眼睛，想像你正在向他解釋你想參加的活動的性質與目的。你看到什麼？

案　主：我看到我在解釋而且看到他在點頭。

諮商師：現在你覺得怎麼樣？你怎麼跟他說？

案　主：（案主分享她想說的內容）這說起來好像很容易但我不確定在真實生活中我可以說得出口。

諮商師：讓我們閉上眼睛在腦海中多練習幾次。讓我們先練習你覺得比較簡單的方式，然後再試一些較難說得出口的方法。

案　主：好吧！

在演練中要提醒案主在認知演練中所練習克服問題的方法不保證在實際操作中就能完全適用，所以諮商師也要在演練中幫助案主面對可能會遇到的失敗，並想出其他可以替代的幾種方法。

四、克服重複出現想法的技巧

很多時候案主雖然已經過很多的練習，而且經過治療後已有長足的進步，但是卻常常會因為原來那些不健康的自動性想法會跑回來，所以其困擾的情緒也跟著再回來。在此將介紹幾種可以用來克服重複出現想法的技巧。

㈠思考停止法

很多時候案主沒有辦法有效的對其想法做出有效的反應，是因為不健康的想法出現的速度比案主能發展出具體行動的速度還快。在這情況下，可以教導案主採用思考停止法（thought-stopping）來制止其不健康想法的繼續出現。例如：

諮商師：從你的敘述中我一直聽到你對自己說：「我真是一無是處！」這樣的想法是不是會讓你感到很沮喪？

案　主：是啊！特別是當我在找工作或要嘗試某個新的事情時，這個想法會讓我裹足不前，還沒做之前就先放棄了。

諮商師：你有沒有試過不要去這樣想？

案　主：有啊！我一直在嘗試要除掉這個想法，但總是揮之不去。

諮商師：讓我們來試一試另一個方法。現在請你閉上眼睛回到你找工作的情境，進入後請告訴我那情境看起來像什麼樣子。

案　主：我正坐在家裡的客廳看著報紙上的徵人啟示。

諮商師：你正在看報紙上應徵工作的啟示，看著第一則啟示上工作內容及應徵的條件的要求，你想著什麼？

案　主：我告訴自己：「這個我不會做！」

諮商師：請你進入另一個廣告，請仔細看啟示上工作內容及應徵條件的要求，你想著什麼？

案　主：我又告訴自己：「這個我也不會做！」

諮商師：請你一則一則的繼續往下看，並告訴我發生了什麼事？

案　主：我一則一則的繼續往下看，眼看著整個廣告欄都要被我看遍了，卻沒發現一樣工作是我能勝任的，我真笨，我真的是一無是處！我感到非常的沮喪，我真的好笨！

諮商師：（大聲拍桌子，並大聲喊著）停！

案　主：好……好……好啦！

諮商師：深呼吸一下。你現在覺得怎麼樣？那個我一無是處的想法還在嗎？

案　主：不見了！停止了。

諮商師：為什麼停止了呢？

案　主：是你大聲拍桌子，並大聲喊停的聲音讓我停止的。你嚇到我了！

諮商師：所以當你覺得很難讓某一種想法自然停止時，就需要借助一些外力較強的刺激來停止它。你可不可以嘗試這樣做呢？

案　主：我不知道，也許可以吧！

諮商師：讓我們來練習看看！

當案主學會怎麼用大聲喊的方式來停止思考不健康的想法時，就可以讓他學習以較不明顯的方法來做，例如在腦海中喊停；或在手上戴著橡皮筋，要喊停時就將橡皮筋拉緊再彈回去等方式來做。其實最簡單的停止時刻是當想法剛開始時，而且要連續做好幾次。很多時候某個想法沒有辦法一次就去除，要連續做好幾次才能完全去掉。

㈡重定專注的焦點

另一種幫助案主克服重複出現不健康想法的技巧是讓案主重定專注的焦點（refocusing）。例如讓案主專注於想某個讓他感到快樂或平靜的事件、讓他做一些需要精神專注的事情等。雖然這種做法只能暫時的抑制不健康想法的出現，但是在某些情況下，重定專注的焦點這個技巧是可以適用的。例如當案主因不健康的想法而影響其睡眠時，讓他專注於一個快樂或平靜的事件，就可以暫時克制住其不健康想法的出現。

㈢定一個時間來煩惱

如果案主說他沒辦法不去煩惱，而且其煩惱的狀況已經影響其正常功能的運作時，那麼鼓勵案主定一個專門的時間用來煩惱（scheduling worries），可以讓案主感到自己擁有對生活的掌控權。不過在時間的設定上最好是與案主一起討論後才定出來。可以從每隔幾個小時就有十五分鐘的時間用於煩惱，到每天只用十五分鐘來煩惱，然後漸漸把間隔時間拉長。如果該煩惱的事件是牽涉到需要解決某些問題或做某些決定的話，那麼可以將定出來煩惱的時間用來作為思考如何解決問題或做決定。

五、以認知技巧來改變及控制行為

如果案主自動性的想法會導引出不適應的行為，學者（Freeman et al., 2004）提出下面幾個以認知技巧來改變及控制行為的方法。

(一)預測自己的行為會導致的結果

很多時候案主的行為表現不適切是因為他沒能正確的預期其行為表現會導致的結果。所以幫助案主先預測自己的行為可能會導致的結果（anticipating the consequences of one's action），可以讓其客觀的評量自己行動的適切性，以作為修改的準繩。例如：

案　主：我現在最困擾的問題是無法如期完成教授所指定的作業。

諮商師：為什麼會這樣呢？

案　主：我非常在意自己的專業發展，所以每一份教授所指定的作業，我都希望能達到一個專業的標準。

諮商師：你所謂達到一個專業的標準指的是什麼？

案　主：我一定要看過所有有關的書籍及雜誌，並融會貫通，才能寫出一篇夠水準的報告。

諮商師：你是說寫出一篇夠水準的報告比如期交出報告給教授更重要嗎？

案　主：我倒是沒有這樣想過。如期交作業當然是很重要的。

諮商師：沒有如期交作業或甚至沒交作業可能導致後果會是什麼呢？

案　主：可能該科會被當掉。

諮商師：你希望有這樣的後果嗎？

案　主：當然不希望。

諮商師：那麼讓我們來想想怎麼樣可以讓你寫出你所謂有水準的報告。

(二)製造失調感

一個人若相信自己是個不受重視的人，即使自己死了別人也不會注意到，那麼他就會對自己所產生的自殺意圖覺得是理所當然的。但是當諮商師開始幫助他發現其實在他的周遭有很多人在關心他時，他可能就會為自己有自殺的企圖而感到有所掙扎，這就是所謂的製造失調感（inducing dissonance）。因為根據研究（Elliot & Devine, 1994），當案主的感覺和認知不一致時，他就會產生焦慮感，焦慮感會使案主有想要改變其想法的動機。例如：

案　主：我真想自我了斷一了百了，反正沒有人會真正在意我是否存在。

諮商師：真的嗎？那你的小孩怎麼辦？我記得你提過多次，你很愛他們。

案　主：是的！但是我想失去了我，他們還是可以過的。

諮商師：他們還是可以過的，但是是怎麼樣的過？你的死難道就不會影響他們將來心理及生理方面的成長嗎？

案　主：我不想去想這個，反正我死了就一了百了。古語說：「兒孫自有兒孫福」不是嗎？

諮商師：你的死會影響他們將來心理及生理方面的成長，這是事實。儘管你不去想或不去看，它還是存在的。你是他們的母親，如果你不關心，那誰還會關心呢？

㈢考量得與失

當前例的案主感到失調感而同意去重新考慮她原先自殺的念頭時，或是當採非正式的考量方式無法讓案主真正的看清問題時，下一步驟就是幫助她採用考量得與失的方式（considering the pros and cons）來做一個較為適切的選擇。除此之外，讓案主考量其行動的得與失也有助於增進案主想要改變的動機、找出阻礙其改變的原因，並擴大其對事情衡量的觀點。

〔繼續前例〕

案　主：好吧！我願意來面對一下真正的問題。

諮商師：讓我們來考量你自殺或不自殺的得與失。

案　主：我如果自殺成功了那麼我就解脫了，一了百了。我知道死了對我的孩子會有很多不好的影響，但我覺得目前的生活我過得很痛苦。

諮商師：現在讓我們來理出兩張得與失的清單。一張是如果不自殺你的得與失是什麼？一張是如果自殺你的得與失是什麼？

當衡量得與失後，案主決定願意改變，那麼下一個步驟就是與案主定出改變的行動計畫、可能會遇到的困難、解決的方式，特別是在改變中的情緒處理。

(四)自我教導的訓練

進行自我教導的訓練（self-instructional training）時，諮商師可以先和案主一起發展出自我教導的內容。例如一個有家庭暴力前科的先生，想要學習自我控制情緒，其自我教導的話可能是：當我發現自己的脾氣要發出來時，我就走開而不要有反應。當案主同意這個教導的話後，讓他先練習以大聲說的方式來引導自己，直到他能內化這段教導的話變成自動化。例如：

諮商師：當你與太太意見不合時，你要怎麼做會比較好？

案　主：我不知道還有什麼其他的方法，當她與我意見不合時，我就會很生氣。我就是這個樣子。

諮商師：你難道不想改善你與太太之間的關係嗎？

案　主：當然，但是我的脾氣就是這個樣子，我最討厭人家跟我唱反調。當人家跟我唱反調時，我就會生氣，當對方與我辯論並堅持他們的想法時，我就會想要動手打人。

諮商師：如果你在那時候告訴自己：「當我發現自己要發脾氣時，我就走開而不要有反應。」會不會有幫助？

案　主：當然有！如果我能聽聽自己內心的聲音，我就不會變成這個樣子。但是當我發起脾氣時，我全身都會激動起來，我連自己都控制不了。

諮商師：現在我要你閉上眼睛想像一個你太太與你意見不合的場面。

當你注意到你開始要生氣時，請舉起你的食指給我一個暗示。當你給我暗示時，我會說：「當我發現自己要發脾氣時，我就走開而不要有反應。」你就跟著我說，一直到你願意遵行這個指令為止。當你能夠遵行這個指令時，請舉起你的手讓我知道。你願意試試看嗎？

案　主：好！

諮商師：好！讓我們開始來練習！

要案主改變最主要的條件是案主本身有想要改變的動機。案主缺乏改變的動機通常來自害怕改變所會帶來的可能結果。如果是此種狀況，諮商師需要與案主一起清楚理出改變後想要達到的目標，然後再依該目標定出詳細的行動計畫。當案主越清楚了解到其改變後會帶來的結果，其改變的動機就越強。

伍、行爲治療技巧在認知治療學派中的應用

認知治療學派的諮商師在其治療過程中會加入行為治療技巧。到底在何時或在何種狀況下認知治療師會採用行為治療技巧呢？學者（Freeman et al., 2004）指出這要依治療的目標、案主問題的嚴重程度以及案主認知的能力來決定。就治療的目標方面來看，諮商師可以採用行為治療技巧來幫助案主改變行為、學習某些特定技巧以達到治療的目標，或用來幫助案主達到認知上的改變。就案主問題的嚴重程度來看，當案主病態的情況越嚴重時，採用行為治療技巧的百分比就越高；反之當案主病態的情況越輕時，採用認知治療技巧的百分比就越高。就案主認知的能力來看時，當案主認知能力越低時，就越需要採用行為技巧；當案主認知能力越高時，就越需要採用認知技巧。不過不管認知技巧或行為技巧兩者比率的高或低，兩者之間適切的融合並用是非常重要的。在此將詳細介紹如何融合應用行為治療技巧和認知治療技巧來幫助案主改變行為與情緒，並進而達到認知上的改變。

一、改變心情或情緒的技巧

(一)設立活動的行程

設立活動的行程（activity scheduling）不僅可幫助案主能有效的運用時間，也可以用來發展一個行動計畫，讓案主付諸行動並觀察參與活動對改變心情的影響。憂鬱的案主不僅在反應諮商師的問題時很緩慢，在諮商之外的情境下更不會主動出去。所以如果能增加其活動量的話，其心情或許可以獲得改善。所以諮商師需先與案主談談活動量與心情改善的關係及對諮商輔導參與上的助益，然後幫助他列出幾個可參與的活動，最好是能讓案主轉移注意力、有運動性質及好玩性的活動。不過要讓案主清楚知道參與這些活動不是為了好玩的目的，也不是說他們憂鬱的症狀會因而痊癒。最主要的目的是幫助他們改善心情，以期能增進其諮商過程中的參與感。

不過 Beck 等人（1979）建議在設立活動的行程之前應提醒案主：

- 沒有一個人能完全達成所有的計畫，所以如果你沒能完成你所有的計畫，不要覺得太糟。
- 此計畫在乎的是你想做哪些活動而不是你要完成多少活動。
- 即使你的計畫沒有完全成功，最重要的是你已經開始付諸行動了。
- 每天晚上花一點時間去為明天做計畫。

針對每個行動計畫請案主以 1 到 5 註明精通（mastery）的程度及快樂（pleasure）的程度。諮商師與案主審視計畫進行的情形，包括他完成多少活動及其感覺自己精通與快樂的程度（Beck et al., 1979）。

(二)評量任務完成的情形

當案主完成一系列的活動後所感覺到的成就感，會有助於他們心情的改善。此刻案主會想要做一些較有挑戰的事。如果案主決定一個目標後卻按兵不動，可能表示該任務太龐大自覺得做不到。所以最好的方法是採用行為治療中的塑造法（shaping），將大任務分成許多小任務分批進行。每一個小任務的完成帶來的成就感，會鼓舞案主繼續前進，漸漸就可以將大任務做完（Freeman et al., 2004）。Beck 等人（1979）建議諮商師可幫助他以下面的步驟設定計畫及評量任務完成的情形（graded task assignment）。

- 界定問題：例如針對案主所認為對自己很重要，但卻做不到的任務。
- 將計畫具體化：將計畫細分為從簡單至複雜化。
- 讓案主就自己的觀察依能力可達到的情形設定具體的目標。
- 讓案主有機會整頓自己的心態：例如對自己能達成目標的懷疑。
- 鼓勵案主評量自己真實的表現。
- 與案主一起計畫下一個更新與更複雜的計畫。

在設定計畫時要盡量避免有失敗的結果，如果諮商師預期案主所計畫想完成的任務，其完成的可能性不高時，應該幫助他將計畫再縮小及簡單化。有時候雖然案主做得比預期的還好，但卻會貶損自己的成就而感到憂鬱。這時諮商師可提醒案主：「這項計畫的目的並不是讓你減輕憂鬱，而是要檢查你能否付諸行動以及看你能做多少？」

二、幫助案主改變行為的技巧

當諮商師與案主所訂出的共同目標是要決定以行為改變為治療的主要目標時，諮商師可以採用下面幾個技巧來幫助案主（Freeman et al., 2004）。

㈠記錄與設定活動的時間表

時間的安排與應用的不當也常是案主在行為改變時失敗的原因之一。要幫助案主解決這個問題的方法是，首先讓案主以小時為單位記下他一個星期內每天作息的狀況，做該事的心情（以百分比的方式評量其情緒的強度），並評量其任務完成的百分比（如表 5-3）。例如星期一的十點至十一點整理廚房，心情是緊張的，程度是 85%，完成 20%的任務。諮商師可以針對這樣的紀錄與案主討論，了解其時間的分配與任務完成之間的關係，及所做的活動與心情之間的關係。然後依此來定出活動及時間分派的計畫表，該計畫表必須是案主與治療師雙方同意後才開始進行，實施中必須時時檢討並修改。

表 5-3 生活與心情記錄表

日期／時間	星期一		星期二		星期三		星期四		星期五		星期六		星期日	
	活動	心情	活動	心情	活動	心情	活動	心情	活動	心情	活動	心情	活動	心情
早上 6 點														
早上 7 點														
早上 8 點														
早上 9 點														
早上 10 點														
早上 11 點														
中午 12 點														
下午 1 點														
下午 2 點														
下午 3 點														
下午 4 點														
下午 5 點														
下午 6 點														
晚上 7 點														
晚上 8 點														
晚上 9 點														
晚上 10 點														
晚上 11 點														
晚上 12 點														
晚上 12 點到早上 6 點														

註：請在寫下活動後標明該任務完成的百分比。

請在記下你的心情後再以 1～100 的比例標明該心情的強度。

㈡社交技巧訓練

當案主的憂鬱是因為缺乏社交技巧而無法交到朋友，諮商師應提供案主社交技巧訓練（social skills training），內容可包括如何穿著適當、如何握手及與他人接觸、如何與他人開始談話及做一個好的傾聽者等。諮商師可以將其練習情況錄音或錄影下來，然後給案主回饋。如果可以團體社交技巧訓練的方式進行，效果更好。

㈢肯定訓練

當案主的憂鬱是因為無法肯定的表達自己或因為對他人錯誤的期待時，則肯定訓練（assertiveness training）有助於幫助他們增強其技巧。

㈣行為演練及角色扮演

透過行為演練及角色扮演（behavior rehearsal and role playing）可幫助案主練習新的技巧、增強原有的技巧及幫助案主學習面對新的情境。個別諮商時諮商師可與案主做角色扮演；不過可能的話團體輔導的效果更好。

第四節　認知學派在處理自殺案主的諮商輔導技巧

諮商師應熟悉處理自殺案主的諮商輔導技巧。Beck等人（1979）提出下面幾個諮商輔導技巧可用於處理有自殺意圖的案主。

壹、評量自殺的可能性

很多諮商師認為如果諮商師問案主他們的自殺企圖會將自殺的概念放進案主的腦中，但是Beck等人（1979）認為鼓勵案主談論其自殺的想法可幫助案主客觀的看自己，並提供諮商師在諮商過程中所必要的資料，也讓案主因有機會分享自己的想法而感到放鬆些。有些案主的行為會顯示出自殺企圖，例如突然想要寫遺囑或常說「我不想再活下去」、「我覺得自己是別人的重擔」等類的話。所以諮商師應警覺這些訊號。諮商師可以鼓勵案主將自殺的想法提出來討論，如此諮商師才能幫助他一起面對與處理。

貳、了解案主企圖自殺的動機

在幫助有自殺企圖的案主時，很重要的是從一開始就以同理心的態度進入案主的世界，從他們的眼光來看他們的世界。當案主感覺諮商師了解自己就會願意將想自殺的想法表達出來。其實案主自我破壞性（self-destructive）的動機可幫助諮商師鎖定諮商過程進行的方向。例如：假如案主自殺的目的是為了要逃避，但是如果他的絕望感（hopelessness）與缺乏正向期望是來自實際上的生活經驗，像貧窮、生理的疾病或缺乏與人互動的孤立感等，那麼諮商師應提供社會性的輔導諮商技巧與幫助案主尋找社會資源；但是如果其絕望感是來自對自己與世界的認知扭曲，其輔導諮商的重點應放在處理不合理及錯誤的認知信念。如果案主自殺的企圖是為了操縱他人，諮商師應幫助案主整理出他各種操縱別人的理由。讓案主想想是否自殺可表達其心中的愛？是否可表達心理的怒氣？還是因為是不知道如何溝通所造成的？如果是因為溝通技巧的問題，那麼可提供案主溝通技巧訓練。最重要的是要讓案主知道他們自殺的想法並不是「瘋狂」的想法，而是從錯誤的假設及邏輯推理造成的。讓他們知道諮商師會願意幫助他們改正錯誤的想法。

參、拖延戰術

輔導有自殺企圖的案主很重要的是，要以拖延戰術的方法幫助案主度過自殺的危險期，下面介紹幾個方法：

- 讓案主能積極參與諮商的過程，所以他們會願意延緩自殺的時間直到他們看到諮商進展的狀況。
- 在諮商過程中要能引起並維持案主對諮商師所採用的方法的好奇心及興趣。

- 在兩次會談中間建立關聯性。例如：「這個問題很重要，不過這次時間有限，下次我們可花多一點時間做完整的討論。在下次我們碰面之前是否可以寫下你對這問題的想法。」
- 幫助案主客觀的看待自己自殺的企圖，及覺察這些企圖可能是來自無效的推理。在此情況下，案主可能就會想要將自殺的行動延後一段時間，直到對想自殺的想法有清楚的探索為止。
- 幫助案主列出生與死的利與弊。先讓案主列出活著的利與弊，之後再讓其列出死亡的利與弊時，這有助於他們警覺性的增加。更重要的是讓案主針對每個活著的益處提出其價值性。

肆、處理絕望感

在第一次會談時就應探討案主的絕望感，如果絕望感是造成案主感到憂鬱的原因，則要馬上處理其絕望感。當處理絕望感要幫助案主：⑴了解可以用另一個角度來看生活的情境，且未來的情境也未必比現在差；⑵了解現在的這個行為其實有其他的選擇性，會導致較好的結果；⑶探討產生絕望感的信念正確性。例如當案主自認為失去婚姻，則生命也同樣的失去意義時，諮商師應幫助案主找出邏輯推理錯誤的證據，而找出自己的價值感。

伍、問題解決技巧

大部分想自殺的人都是有真實的問題未能獲得解決，產生絕望感而興起了自殺的意念。根據研究與自殺最有關的壓力來源是工作及學校的表現。而女性的自殺案例中很多是因感情方面的問題造成的。當個體在工作或學校中自己的期望與表現產生差距時，或感情方面產生問題時，個體的自尊心會降低，會感覺自己一文不值、無路可走，在這種心情下很容易將自殺當作唯一的出路。案主這種想法是由於前面所提的二分法（如果成績沒考好我就完蛋了）的想法在作祟。所以在幫助案主尋求問題解決的途徑時要先能改變認知的想法，以較有彈性的觀點去看問題，找出替代的處理方式。也可以採用前述的認知預演技巧：

第一步驟：想像自己在非常低潮的情境中。

第二步驟：體會自己在該情境中會有的憂鬱心情與自殺意念。

第三步驟：鼓勵案主在非常低潮的情境中仍努力想出替代性的解決方案。

第四步驟：鼓勵案主將想出的替代性方案練習應用在實際生活中。

第五節　認知治療學派與理性情緒行為治療學派的異同

認知治療學派與理性情緒行為學派都是強調人們的信念對其情緒和行為的影響，到底兩者有何異同之處呢？本段將就此詳加說明。

Beck 所發展的認知治療學派與 Ellis 的理性情緒行為治療學派有一些相異與相同之處。最大的相同點如前所述，他們都相信人們的認知和信念會影響其情緒與行為，所以兩種治療的目標都著重在幫助案主覺察並摒除自我破壞性的想法。除此之外，兩種治療的諮商師的角色都是主動及直接性的，並採用結構性有時間限制的治療方式來處理案主。

不過這兩個學派有很多相異之處，特別是在治療的方法與治療型態方面。例如理性情緒行為治療學派採用非常直接、對質及說服性的方式來處理案主。相反的，認知治療學派採用較多結構性的方法，並以問答式的方式來幫助案主發現他們對自己的一些錯誤知覺。理性情緒行為治療學派重視對案主的教導；認知治療學派則重視在建立諮商師與案主間合作性的關係。另外一方面的區別是，理性情緒行為治療學派會因案主人格特質及其抗拒的情況而使用不同的治療方法；認知治療學派則認為不同的心理性失調是因為案主不同的認知型態造成的，所以諮商師會針對不同的問題而採用不同的治療方式來處理。

Beck 反對理性情緒行為治療學派所強調的不合理信念（irrational belief）的概念。他認為對很多相信他們所看的才是真實的案主來說，如果諮商師直接的指出其想法是不合理的，案主會很難接受；所以不同於此，認知治療學派的諮商師會幫助案主去探索是否有證據來支持其想法。Beck將沒有證據的想法或假設說成是不正確的結論（inaccurate conclusion）而非不合理信念（Cory, 1991）。

本章摘要

認知治療學派的創始人是 Aaron T. Beck。認知治療學派認為人們的認知結構可分為三個等級：它們是基模、基本的假設與自動性的想法。基模指的是每個人對人對事的一套基本態度與假設；基本假設又稱為功能不良的信念，指的是每個人對人對事一些較廣泛、不限於特定情境的基本信念，這些信念也是從過去經驗中學得的；自動性的想法是指一個人在日常生活中每個剎那間出現在腦海中短暫、未計畫性的想法。這三等級的信念是存在人們不同層次的認知結構中，它們之間是互相有關聯的。

除了上述的基本假設之外，人們的想法也會因邏輯推理的錯誤而造成認知上的扭曲而影響其情緒與行為。常見認知上扭曲的現象包括：二分法的思考方式、過度的推論、選擇性的摘要、否定正向的經驗、自認為能解讀他人的思緒、自認為能預知未來、災禍來臨了、低估、以情緒為依據、「應該」性的陳述、貼標籤及個人化。當上述的信念直接影響到人們的行為與情緒時，人們人際方面的行為也一樣會強烈受到人們所抱持的人際策略的影響。

Beck認為案主的憂鬱症主要是來自三個認知信念，又稱之為認知三合會。亦即憂鬱的人常用負向的態度來看待自己及解釋生活上的經驗及未來的世界。憂鬱症的另外起因是來自憂鬱性思考的組織架構與案主錯誤的資訊處理過程。

認知諮商的目標是透過諮商師的溫暖、正確的同理心、真誠、信任、投契與合作性的關係，幫助案主專注於其曲解的訊息、自我打擊的行為及功能不良的態度，以舒緩案主悲傷的情緒及其他的憂鬱症狀。然而諮商師應覺察及同理到案主痛苦的情緒經驗以及幫助案主覺察自己錯誤的資訊處理過程，並了解消極的想法與消極的感覺之間的關係。

因為認知治療是採用短期治療的方式，時間上非常緊湊，所以諮商師必須在每次的治療中有清楚的結構，以防疏忽了任何重要的部分。其結構包括：設定治療議程、回顧案主目前的狀況及上個星期發生的一些事件、對上次治療過程的回饋、檢查與分享上回的家庭作業、針對主要的討論議程及優先順序作討論、指定新的家庭作業及回饋。因為憂鬱案主的腦筋充滿了消極的思考，認知技巧的目的是幫助案主能覺察到不合理的想法，改變扭曲的想法變成真實的想法。諮商師可以採用挑戰案主自動性的想法的技巧、改變認知扭曲的技巧、心理影像的技巧、克服重複出現想法的技巧及以認知技巧來幫助案主改變及控制行為。認知治療學派的諮商師在其治療過程中會加入行為治療技巧。至於何時或在何種狀況下採用行為治療技巧就要根據治療的目標、案主問題的嚴重程度以及案主認知的能力來決定。不過不管認知技巧或行為技巧兩者比例的高或低，兩者之間適切的融合並用是非常重要的。本章介紹如何應用行為治療技巧在認知治療學派中來幫助案主改變行為、情緒，並進而達到認知改變的一些技巧。

因為自殺是憂鬱症的症狀之一，所以諮商師熟悉處理自殺案主的諮商輔導技巧是很重要的。本章介紹幾個諮商輔導技巧可用於處理有自殺意圖的案主，包括：評量自殺的可能性、了解案主企圖自殺的動機、拖延戰術、處理絕望感與問題解決技巧。最後，本章針對認知治療學派與理性情緒行為治療學派的異同加以比較。

參考文獻

英文書目

Beck, A. T. (1976). *Cognitive therapy and the emotional disorders.* New York: International Universities Press.

Beck, A. T., Rush, A. J., Shaw, B. F., & Emery, G. (1979). *Cognitive therapy of depression.* New York: Guilford.

Cory, G. (1991). *Theory and practice of counseling and psychotherapy.* Pacific Grove, CA: Brooks/Cole Publishing Company.

Elliot, A. J., & Devine, P. G. (1994). On the motivational nature of cognitive dissonance: Dissonance as psychological discomfort. *Journal of Personality and Social Psychology*, *67*, 382-394.

Freeman, A., Pretzer, J., Fleming, B., & Simon, K. (2004). *Clinical applications of cognitive therapy.* New York: Kluwer Academic/Plenum Publishers.

Greenberger, D., & Padesky, C. A. (1995). *Mind over mood: Change how you feel by changing the way you think.* New York: Guilford.

Knaus, W. J. (2006). *The cognitive behavioral workbook for depression.* Oakland, CA: New Harbinger Publications, Inc.

Padesky, C. A., & Greenberger, D. (1995). *Clinican's guide to mind over mood.* New York: Guilford.

Persons, J. B., Burns, D. D., & Perloff, J. M. (1988). Predictors of dropout and outcome in cognitive therapy for depression in private practice setting. *Cognitive Therapy and Research*, *12*, 557-575.

Pretzer, J., & Fleming, B. (2004, October 2). [Agenda setting]. Lecture presented for the Clinical Practice of Cognitive Therapy, The Cleveland Center for Cognitive Therapy, Cleveland, OH.

Wilde, J. (1996). *Treating anger, anxiety, depression in children and adolescents.* Bristol, PA: Accelerated development.

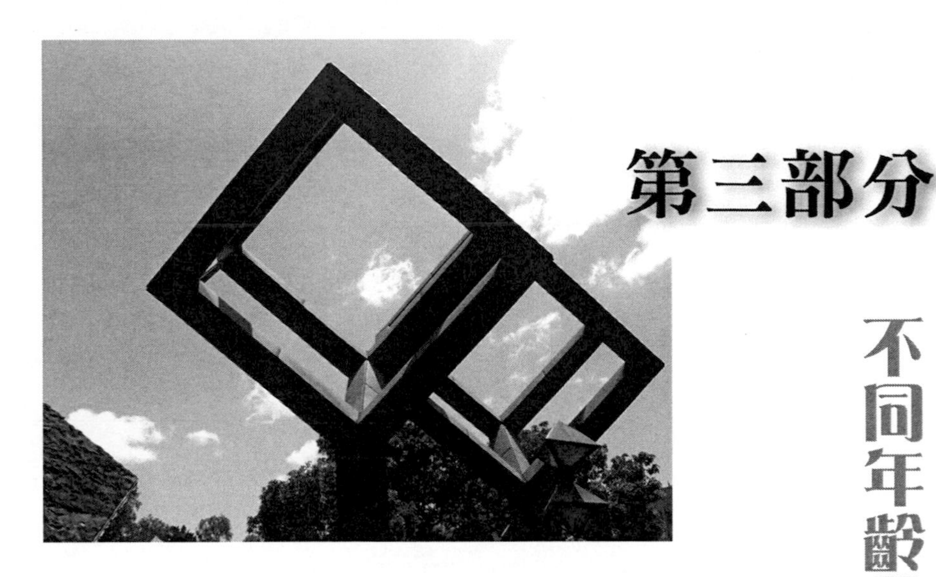

第三部分

不同年齡層憂鬱者的輔導諮商實務應用

憂鬱對人的影響似乎未受到時空的限制。從亙古到現今，從兒童到老年人，只要有人就會有憂鬱的現象。當然，人們在不同的年齡階段因其生理的發展有所不同，所擔負的生活任務有所不同，所以導致其憂鬱的原因也有所不同。

本書的第三部分將帶領讀者從縱切面的觀點來探討影響不同年齡層的憂鬱症狀的形成原因，並提出適合各年齡層的輔導諮商範例以作為讀者們的參考。

第 6 章

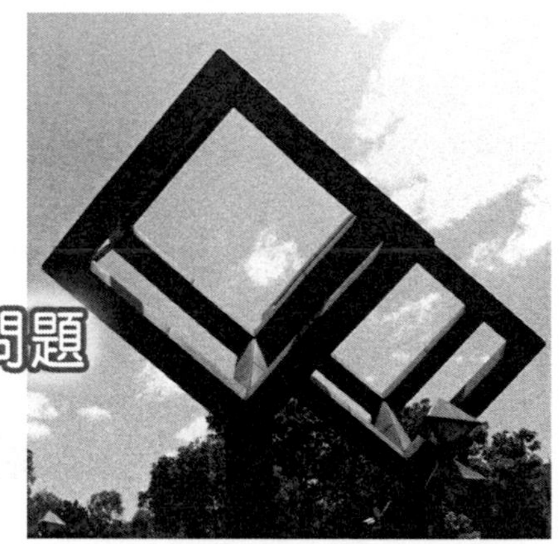

小學階段的憂鬱問題及輔導諮商策略

前言

處於天真無邪且無憂無慮的小學階段兒童會感到憂鬱嗎？是的，研究指出兒童的憂鬱問題需要受到重視，因為約有 2.5%的兒童患有重度憂鬱症；約有 1.7%的兒童患有情緒障礙症（Garber & Horowitz, 2002; Lewinsohn & Essau, 2002）。而且 20%到 40%得過憂鬱症的兒童，兩年內會再復發（Kovacs & Krol, 1994），且接下來五年內可能會有得到其他的心理疾病（Harrington, Fudge, & Rutter, 1990），70%的兒童其憂鬱情況會持續到成人期（Kovacs & Krol, 1994）。研究也發現在十歲時有情緒及行為困擾者，在二十年的追蹤研究上發現其生活上遇到的挫折與困難會較在先前沒有困擾者來得多。這表示兒童期消極的經驗會影響到長大後的情緒失調情況（Champion, Goodall, & Rutter, 1995）。國內的研究也發現在台灣地區中，有 8%至 10%的兒童及青少年有高度的憂鬱傾向，十歲的兒童到十四、五歲的青少年憂鬱傾向的案例增多，這顯示出國小高年級階段的學童，正處於憂鬱傾向升高的關鍵階段（黃君瑜、許文耀，2003）。江宜珍及李蘭（2005）發現 19.77%的國小四年級的學童曾經發生自殺意念，且台北市的比率（26.63%）為新竹縣（12.18%）的兩倍以上。兒童是國家未來的主人翁，憂鬱症若能於兒童期就能即早預防或發現，將可減少日後憂鬱症的發生。所以美國國家心理衛生組織（The National Mental Health Association, NMHA）於一九九七年將每年的五月七日定為「兒童憂鬱覺醒日」（Childhood Depression Awareness Day, CDAD），致力於推動兒童憂鬱的治療與防患。

第一節　小學階段憂鬱問題的成因

案例與討論

case

小鳳是小學六年級的學生，很文靜，但總是心事重重、不開心的樣子。小學三年級前她很活潑開朗，但三年級時母親因癌症去世，她就顯得鬱鬱不樂，放學後常把自己關在房間，功課也明顯退步。四年級時爸爸娶了繼母，繼母很盡力在照顧她，小鳳成績也進步了很多。但自從一年前繼母生了小弟弟後，每個人的注意力都集中在小弟弟身上。每天放學後或週末時，因為父母經商生意忙，所以常常要她幫忙照顧弟弟，現在她感覺父親也不再疼她了，因為每次弟弟哭時若被爸爸看到了，她就會挨罵，怪她連照顧弟弟都不會。她也感覺繼母在生小弟弟前後對她的態度也明顯的不同。父親與繼母對她時好時壞的態度，讓她感覺自己是個不受歡迎的人，所以現在她常常動不動就哭，也常常發脾氣；她常常抱怨肚子痛及頭痛，經常在半夜醒來，且常說她睡不著覺。學校老師也發現她常常在上課發呆精神不集中，功課也明顯退步。當父親與繼母較不忙，鼓勵她去找同學玩時，她卻只待在自己的房間，一直說沒有人會喜歡和沒有媽媽的小孩玩。

根據美國精神醫學會出版的《精神疾病診斷與統計手冊》（American Psychiatric Association, 2000），兒童的憂鬱症狀與青少年及成年類似，唯一不同的是，十八歲以下者，急躁及易怒的情緒，也歸為憂鬱的症狀之一。至於情緒障礙症，兒童的憂鬱症狀與青少年及成年類似，但不同之點是成年人必須要有憂鬱症狀至少兩年以上才符合診斷的標準；兒童則只要一年即符合診斷的標準。一般來說，兒童憂鬱症發作的長度與成人無異。八至十三歲的兒童，患重度憂鬱症的平均長度約是三十二週，有 92%的兒童案主會在十八個月後復原。患情緒障礙者（dysthymia），有 91%的兒童案主會在九年後復原（Kovacs, Feinberg, Crouse-Novak, Paulauska, & Finkelstein, 1984）。兒童的憂鬱症最常和分離焦慮失調症（separation anxiety disorder）同時出現，通常在出現憂鬱症之前會先有焦慮症狀的出現（Kim-Cohen, Caspi, Moffitt, Harrington, Milne, & Poulton, 2003）。

根據《精神疾病診斷與統計手冊》，小鳳有明顯的憂鬱症狀：例如功課明顯退步，這常是小學生最明顯的憂鬱症狀；另外小學生在憂鬱時常會有生氣及愛哭的情緒失調現象；除此之外，小鳳經常半夜醒來、睡不著、失眠及從人際互動中退縮等症狀。以下將從生理、親子關係、人際關係、壓力的生活事件、消極負向的認知等因素來探討導致小學階段兒童憂鬱的成因。

壹、來自生理因素

雙胞胎的研究發現，遺傳對憂鬱的影響是 30%至 50%（Eaves, Silberg, Meyer, Maes, Simonoff, Pickles, Rutter, Neale, Reynolds, Erikson, Heath, Loeber, Truett, & Hewitt, 1997）。如第二章所述，HPA 軸在幫助人們應付壓力上是相當重要的。在遇到壓力的情況下，HPA 軸會釋放較多的荷爾蒙，例如皮質醇（cortisol），以提升人們的身體應付外來壓力的能力，一旦壓力解除後，HPA 軸則恢復正常的運作狀態（Nolen-Hoeksema, 2004）。研究發現遇到壓力時，兒童的 HPA 軸的反應比青少年還敏感（Dahl & Ryan, 1996）。研究也發現憂鬱兒童的神經傳送素較未患憂鬱症者易失序（Garber & Horowitz, 2002）。所以小鳳的憂鬱有可能是其 HPA 軸在調節上失序所致。

貳、來自親子關係的因素

如第二章所述，依附理論（attachment theory）強調建立安全依附（secure attachment）與否對憂鬱的影響（Gotlib & Hammen, 1992; Joiner & Coyne, 1999）。安全性依附的親子關係是指父母親給予一致性的教養態度、提供孩子所需要的照顧與關懷、親子間有很親密的情感關係（Armsden & Greenberg, 1987; Cassidy & Shaver, 1999）。反之，不安全的依附則是指親子間未有親密的情感關係，父母教養態度不一致，且未能適時提供或滿足孩子的需要，這對兒童的心理發展有很不良的影響（Cicchetti, Toth, & Tynch, 1995）。成長於安全性依附親子關係的孩童，因為隨時可獲得父母或其他照顧者的支持與關心，對自己的能力感到有信心，且對別人也有信任感。但成長於不安全性依附的親子關係的孩童，因經常接受到批評、冷漠或拒絕，所以對自己的能力非常沒有信心，對別人更沒有信任感。成長於這種不安全依附關係下的兒童很容易會有憂鬱症（Garber & Horowitz, 2002）。Puig-Antich 等人（Puig-Antich, Lukens, Davies, Goetz, Bernnan-Quattrock, & Todak, 1985b）就指出憂鬱兒童常受到父母的懲罰、忽略或受虐，且與父母的關係常是敵對與生氣、較少得到正向回饋、且缺乏安全依附。江宜珍及李蘭（2005）發現受父母處罰程度高及家庭支持程度低的四年級學童較容易產生自殺意念。除此之外，成長於溝通不良與不和諧家庭關係的兒童也較容易會有憂鬱感（Kaslow, Deering, & Racusin, 1994）。例如高源令（1991）以台北市國民小學四、五、六年級學生為研究對象，調查發現父母吵架是兒童最大的生活壓力來源。另外，兒童越早經驗到不良的家庭環境（如無效的父母型態、父母不良的婚姻關係，或有心理疾病的父母等），日後產生憂鬱症的機率就更大（Nolen-Hoeksema, Girgus, & Seligman, 1992）。前述案例中小鳳的憂鬱原因之一就是來自親子關係這個部分，母親的去世讓她心靈受到很大的衝擊，加上父親與繼母對她時好時壞不一致的態度，可能導致她與父母間產生不安全的依附關係。

研究發現即使復原後，家人對曾患憂鬱兒童的負向態度很容易導致其憂鬱症的復發（Asarnow, Goldstein, Tompson, & Guthrie, 1993），可見父母親或其他的照顧者對待憂鬱兒童的態度是很重要的。張英熙（1998）指出在長期照顧有身心障礙兒童的父母親，常會感到挫折、憤怒、痛苦、無力感、自卑、沒信心及無力負擔感，甚至可能會產生疾病，父母親的這些反應對憂鬱兒童更會產生負向的衝擊。所以近年來的研究強調父母的親職復原力（resilience）才是憂鬱兒童復原的重要指標（Landers, 1998）。所謂親職復原力，是指父母在照顧憂鬱兒童時能保有健康的心理特質，即使遭受挫折也能快速的自我調整（Rak & Patterson, 1996）。所以曾仁美（2006）指出在協助憂鬱兒童時，若提升父母的親職復原力，可能可以直接影響父母及兒童兩者心理的健康。

參、來自人際關係的因素

如第三章所述，根據 Lewinsohn 的社會增強憂鬱理論，憂鬱不是一種疾病，而是導因於社會行為，特別是人際互動方面的行為及生活上的問題，（Brown & Lewinsohn, 1984）。Lewinsohn強調憂鬱的產生是因為缺乏社交技巧、支持系統及正向人際互動等因素（Lewinsohn, 1974）。很多針對小學階段兒童的研究證實這個理論。例如在人際互動上，憂鬱的兒童經常會因在人際關係上有困難及缺乏社交技巧（Altmann & Gotlib, 1988），所以較不受歡迎。很多老師也觀察到憂鬱的兒童在同儕互動上易遭到同儕的拒絕（Rudolph, Hammen, & Burger, 1994）。同學們對有憂鬱症狀同學的評價也比對未有症狀的同學消極（Peterson, Mullins, & Ridley-Johnson, 1985）。即使其憂鬱症的症狀減輕後，很多時候他們與家人的溝通互動關係還是欠佳（Puig-Antich, Lukens, Davies, Goetz, Bernnan-Quattrock, & Todak, 1985a），特別是與兄弟姊妹之間的關係也非常不好（Puig-Antich et al., 1985b）。江宜珍及李蘭（2005）針對小學四年級學生的研究，發現社交孤立感較高的女童易有自殺的意念。前例中的小鳳，雖然原先的人際關係還不錯，但是後來因為要幫忙照顧弟弟較沒有時間與同學互動，所以漸漸與同學疏遠，而且她擔心同學可能會因為她母親去世而瞧不起她，這可能也是導致小鳳憂鬱的原因之一。

肆、來自壓力的生活事件

研究顯示生活的壓力事件、不期望發生的事件及消極性的生活事件與兒童的憂鬱之間有很強的關聯性（Compas, 1987; Goodyer, Herbert, Tamplin, & Altham, 2000）。另外，兒童之前所經驗的壓力事件也會對後來的壓力源有過度反應的現象（Clarke & Schneider, 1993）。很多針對兒童的研究指出壓力可預測兒童憂鬱症狀的產生（Goodyer et al., 2000; Little & Garber, 2000）。到底哪些壓力事件會導致兒童的憂鬱呢？根據Beck（1983）所提無辜的假設（vulnerability hypothesis），如果兒童的自尊心是建立在人際關係上，一旦遇到社會性方面的壓力事件，就易導致其憂鬱感；如果兒童的自尊心是來自目標達成的成就感，一旦未能順利達到目標（例如拿到成績不好的成績單），就易導致其憂鬱感。另外，對較重視社交關係的兒童，像失望、失去、分離、人際衝突或被拒絕等因素都易導致其憂鬱症（Goodyer et al., 2000; Rueter, Scaramella, Wallace, & Conger, 1999）。

再者，根據高源令（1991）的研究，在兒童日常生活壓力感覺強度方面，兒童感到最大壓力事件是父母的爭吵；就兒童日常生活壓力發生頻率方面，兒童最常遭遇到的壓力是考試成績不好。張明麗（2006）認為國小高年級學童最主要的壓力來源依次是：感覺學校課業太重、同儕間相處不和睦、父母的管教太嚴格、老師的管教太嚴格或不公平、課後輔導與學習太多才藝、對自己的長相和能力不滿意等。

對小鳳來說，她生活中遇到最大的壓力事件就是母親的去世與父親的再娶，也許這也是導致她憂鬱的原因之一。另外，在繼母生了小弟弟之後，小鳳要幫忙照顧小弟弟。而每次弟弟一哭，小鳳就會挨罵，長久下來，這也許也是導致她憂鬱的原因之一。

在性別的考量上，研究發現壓力事件雖然對男孩與女孩都有影響，且從兒童期到青少年的影響性是增加的，但對女孩的影響大於男孩，並可預測女孩的憂鬱症狀（Ge, Lorenz, Conger, Elder, & Simons, 1994）。

不過雖然每個人都難免會遇到壓力的生活事件，卻不是每個人都會因而感到憂鬱，其原因可能是來自其對事件的解釋的不同所致。下面將從認知的角度來探討。

伍、來自消極負向的認知

如第五章所述，根據認知理論，憂鬱的個體較常對自己、他人及未來抱持負向消極的看法，也容易對發生的消極事件做一般、穩定及內在的歸因。他們相信這不幸的事件會隨時再發生，而導致這不幸事件發生的源由是來自於自己的特質，而這些特質（如能力、身高與長相等）卻是改變不了的。所以當遇到生活上的壓力事件時，此類的個體就會因其以消極負向的認知取向去評量事件，所預測的結果就會是消極的，所以就會比用積極正向態度去評量者感到較多的憂鬱感（Garber & Horowitz, 2002）。

研究發現憂鬱兒童比非憂鬱兒童較常用到憂鬱性的歸因型態（即一般、穩定及內在的歸因）、對事件的結果抱持負向消極的期待、有絕望感、認知扭曲等（Gladstone & Kaslow, 1995），而導致憂鬱（Kashani, Reid, & Rosenberg, 1989）。不過，研究也發現負向與消極歸因與憂鬱的關係只會發生在認知能力較成熟的高年級學生身上（Nolen-Hoeksema et al., 1992）。例如小鳳認為沒有人會喜歡和沒有媽媽的小孩玩，這種消極的想法就會阻礙了她與他人的人際互動，而使她感到孤獨寂寞而導致憂鬱。

第二節　憂鬱兒童問題諮商輔導策略

壹、針對親子關係的諮商輔導策略

親子遊戲治療（filial therapy）模式是一種以遊戲為媒介以促進親子互動的方法。此模式強調父母與子女的關係對子女目前與未來的心理健康狀態有很重要的影響。所以若要改善這些未來主人翁的心理健康狀態，最重要的是訓練父母成為治療的代言人（therapeutic agent），能隨時提供孩子必要的協助。因為父母對自己本身的自信心及對自己扮演父母角色的定位會影響他們與孩子的互動，即使是很有技巧及很認真的父母，也常會發現當一個有效能的父母並非易事。當親子關係產生困難時，身為父母者常會自責且懷疑自己的能力，這挫折感相對的也會影響到孩童的心理成長。所以親子遊戲治療的目的是要透過訓練父母從親子關係的改善中來幫助其孩童克服憂鬱的狀況。在訓練中通常約六到八個父母成員，透過教導、觀看錄影帶及角色扮演，幫助父母增加對孩子的敏感性，及學習創造一個不判斷與接受性的環境，讓孩子能多探討及認識他們自己，也能對父母有另一層的認識（Landreth, 1991）。

Landreth（1991）介紹十次的治療目標與過程如下：

第一次：

1. 彼此認識：成員介紹自己、描述家庭狀況及憂鬱兒童的特質（鼓勵父母在整個過程中僅專注於一個孩子）。
2. 諮商師介紹訓練的目標：主要是幫助他們增進對孩子的敏感性及給予同理性的反應。
3. 諮商師帶領角色扮演。
4. 諮商師指定家庭作業：確認你要專注孩子的生氣、快樂、悲傷與驚訝的情緒，寫下你對該情緒的反應，下次聚會時可向團體報告。

第二次：

1. 分享家庭作業，然後諮商師解釋如何針對孩子的情緒做反應，之後與志願者進行角色扮演。
2. 諮商師給成員玩具單並介紹如何運用每種玩具於治療的情境。成員們配對輪流扮演父母與孩子，練習如何以每種玩具與孩子互動。並鼓勵成員將要運用於治療情境的玩具只用於與孩子特定時間的互動中。如此可讓孩子學習延宕的增強效果，並讓成員有時間練習如何以一致性的態度來對待孩子。
3. 指定家庭作業：鼓勵成員選定一些玩具及準備一個特定的場所與時間，作為與孩子進行特定遊戲時間之用。建議特定遊戲的場所不要放置其他的玩具；而且與孩子進行特定遊戲的時間要避免受到電話或其他人事物的干擾。

第三次：

1. 分享家庭作業：成員分享自己與孩子特定遊戲的玩具、場所與時間的設定情況。
2. 教導遊戲治療的技巧，並進行角色扮演。
3. 教導如何與孩子在遊戲時間中互動的技巧。
4. 如果有可能的話，諮商師可以以某個成員的孩子進行實際示範。
5. 指定家庭作業：要成員與其孩子一起設計一個「遊戲時間請勿干擾」的標示牌，並進行每週一次的特色遊戲時間。
6. 並給予成員特定遊戲時間應遵守的「不要」規則：
   (1)不要批評任何行為。
   (2)不要讚賞孩子。
   (3)不要問引導性的問題。
   (4)不要受到干擾。
   (5)不要給予任何教導。
   (6)不要給予訓誨。
   (7)不要主動發起任何新的活動。
   (8)不要太被動或太安靜。
7. 並給予成員特定遊戲時間應遵守的規則：
   (1)要設定遊戲的情景。
   (2)要讓孩子來帶領。
   (3)要注意行為的來龍去脈。
   (4)要對孩子的感覺加以反應。
   (5)要設定限制。
   (6)要感謝孩子的努力。
   (7)要跟著孩子一起玩。
   (8)要主動的與孩子有口語互動。
8. 其他注意的事項：

⑴遊戲時間不要放置計時器在旁邊，父母有責任來結束遊戲時間。遊戲後清理的工作，可以讓孩子幫忙，不過主要是父母的責任。儘管孩子可能還想玩，父母要堅持結束的時間。這樣孩子才能體會到父母是言行一致的。

⑵父母要告訴孩子自己正在參加課程學習如何陪他們玩。

⑶遊戲時間結束後要馬上做記錄。

⑷徵求志願者將過程錄下來或如果可能的話願意將孩子帶來做實際示範。

第四次：

1. 分享家庭作業：成員分享自己與孩子遊戲進行的狀況、感受及遇到的困難。諮商師針對其困難提供建議。
2. 放映志願者所錄的錄影帶，放映錄影帶的過程中雖然志願者常會很緊張，但透過錄影帶的觀察及其他成員的回饋，志願者通常會感到如釋重擔且獲得很多的領悟。諮商師在這過程中也盡量不要做太多的指正。
3. 家庭作業：成員與孩子進行第二次的特定遊戲時間，並徵求另一位志願者錄影其遊戲過程。

第五次至第九次（這五次活動大概是遵循一樣的過程）：

1. 分享家庭作業。
2. 放映志願者所錄的錄影帶，團體成員進行觀察、討論與回饋。
3. 指出成員們在為人父母技巧上進步的情形，讓成員能肯定自己的能力。
4. 針對孩子在非特定遊戲時間內出現的問題進行探討。
5. 家庭作業：成員繼續與孩子進行每週一次的特定遊戲時間，並徵求志願者輪流錄影其遊戲過程。成員繼續記錄遊戲過程，並記錄他們對孩子的情況所給予的反應。並觀察紀錄有哪些反應有被應用在其他的情境中。

第十次：回饋與分享

1. 成員分享與孩子透過特定遊戲時間互動的狀況，並分享其親子關係進展的狀況。
2. 成員分享自己與孩子在這過程中的改變，其他成員也將他們對彼此的觀察提出回饋。

3.成員分享這十次參與的心得與感想。

研究發現透過此治療方式，有助於父母：⑴增加其信心及個人能力感；⑵減少對孩子的控制及擔負責任的程度；⑶增加對自己與孩子需求的覺察力；⑷改善自己與孩子間的溝通能力；⑸對彼此有適切的期望；及⑹減少摩擦。除此之外，透過此治療方式，有助於兒童：⑴增強其溝通能力與責任感；⑵減少退縮與攻擊行為；⑶改變錯誤信念；⑷增加快樂感（Lahti, 1992）。

曾仁美（2006）採Landtreth的親子治療是訓練憂鬱症兒童的母親成為治療的代言人，並學習兒童中心學派遊戲治療的態度與技巧，之後每週一次在家與兒童做連續七次的親子遊戲單元。表 6-1 將以其活動過程為例，簡單介紹活動目標、激發親職復原力的事件及引發親職復原力的困境事件及困境轉折的狀況：

表 6-1　親子遊戲治療範例

次數	活動目標	激發親職復原力的事件	引發親職復原力的困境事件
第一至四次	• 幫助團體成員互相認識。 • 介紹兒童中心治療方法。 • 澄清教養觀念。 • 練習反應式傾聽。	• 體會到團體中的支持力量。 • 幫助成員找到有共同需求及改變動機的夥伴。 • 幫助成員體會到自己孩子的問題並非是最嚴重的。 • 幫助成員體會自己的處境並非最糟糕的。	• 發現自己很難控制情緒。 • 發現自己急於解決問題忽略與孩子溝通。 • 急於改變卻力不從心。 • 發現自己不太會表達感受。 • 發現孩子的表達能力有限。
	困境轉折	在此階段中團體的支持與孩子的進展趨使成員更有力量投入，並參與團體中以幫助自己改變。	

（續上表）

第五至六次	• 成員將在團體中所學到的遊戲治療按諮商師所指定的遊戲單元在家中執行並錄影下來。 • 在團體中進行第一次遊戲單元的督導。	• 發現孩子渴望自己的陪伴與了解。 • 發現孩子有許多能力。 • 體會到應多給孩子空間。 • 發現自己較能控制情緒。 • 發現孩子有明顯的進展。 • 運用設限及選擇的技巧，讓孩子有選擇的空間。 • 用反應性傾聽，用肯定句表達想法的方式與孩子溝通。	• 執行第一次遊戲信心大增。 • 懷疑團體回應不夠真實，心情沮喪。
	困境轉折	雖稍感挫折，但因捨不得離開這麼能互相鼓勵的團體而留下。	
第七至十次	• 成員繼續將在團體中所學到的遊戲治療按諮商師所指定的遊戲單元在家中執行並錄影下來。 • 在團體中進行第二次遊戲單元的督導。	• 有些成員發現自己容易因挫折而想半途而廢。 • 成員從進展的激勵中獲得再挑戰的勇氣。 • 發現自己故意誇大了孩子的缺點。 • 從自己的缺點看到優點。 • 接納自己是會犯錯的。 • 接納孩子的限制。 • 發現孩子是潛力無窮的。 • 相信孩子的改變與自己的努力有關。 • 相信自己的處境仍大有可為。 • 能坦然揭露自己的問題。 • 對孩子表達肯定及重視。 • 學到了能與孩子自然輕鬆相處的方法。 • 學會以新的方法處理問題。 • 感受到領導者的投入與關心。 • 體會到團體中的支持力量。	

貳、針對憂鬱兒童與其家庭的認知行為取向的團體輔導諮商模式

此模式是 Stark 等人（Stark, Raffaelle, & Reysa, 1994）提出，根據認知行為的原理原則設計給九至十三歲的兒童，幫助他們能將從諮商過程中所學的技巧應用到真實的生活中。本模式的目標包括是幫助兒童改變他們對自己、世界與未來負向與消極的認知，及增進兒童的解決問題、人際關係及自我肯定的能力。其特色是：⑴透過家庭作業幫助兒童在諮商會談之外的時間練習所學得的技巧；⑵透過父母酬賞系統幫助兒童完成作業；⑶幫助家人對其憂鬱症狀的認識及對兒童案主的憂鬱性認知給予適切性的反應。以下將分別就針對兒童與家人的諮商過程進行介紹，作者根據 Stark 等人（1994）整理出憂鬱兒童的輔導諮商模式。十七次是針對兒童，另外十次是針對家人，通常是從兒童的部分先開始，四次後再開始家人的部分。

一、針對兒童的部分

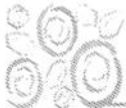

第一次會談：團體是什麼？

目標：幫助兒童彼此認識及了解團體的目標與期望。

活動過程：

1. 幫助兒童彼此認識：
   ⑴諮商師介紹自己及在團體過程中的角色。
   ⑵兒童介紹其姓名、年級、跟誰住在一起、喜歡的科目、一件自己喜歡做的事、一件自己會做的事或技能。
   ⑶鼓勵兒童互相問問題。
2. 讓兒童分享他們對參與團體的想法與感覺，以幫助他們建立正確的期望：
   ⑴了解兒童對參加團體的經驗與期望：
   a. 了解是否有人以前參加過團體？如果有，從參加中獲得哪些經驗？
   b. 讓兒童猜想在團體中與人分享的感覺如何？

c. 了解兒童對團體的期望是什麼？告知兒童透過團體他們將學習如何能讓自己快樂一點及如何能與別人相處得更好等技巧。

⑵告知兒童團體進行的內容將包括：

a. 討論自己的想法與感覺。

b. 學習問題解決的技巧。

c. 學習如何處理壓力及面對不舒服的感覺。

d. 學習快樂生活的秘訣。

e. 家庭作業。

3.設立團體規則與期望：

⑴解釋遵守隱私權（confidential）的重要性，並讓兒童在遵守隱私權的契約上簽名（如表 6-2）。

表 6-2 遵守隱私權的契約

遵守隱私權的契約
我＿＿＿＿＿＿＿＿＿＿了解尊重別人隱私權的重要性。所以我將不會與團體成員以外的人分享所有我們在團體中所說與所做的。 成員簽名：＿＿＿＿＿＿＿＿＿＿ 日期：＿＿＿＿＿＿＿＿＿＿

資料來源：引自 Stark 等人（1994: 348）。

⑵鼓勵兒童列出其他的規範，例如彼此尊重與接納、輪流講話、不插嘴、不說具有威脅性或傷害性的話及要彼此支持等。

⑶強調完成家庭作業的重要性。

4.畫一張具有積極景象的圖畫做結束：

⑴請兒童畫一張圖，圖中的自己正在做一件自己喜歡做的事。

⑵請每個兒童針對自己的圖畫做簡單的分享，諮商師將圖畫收起來留待日後使用。

⑶諮商師做簡單摘要與總結。

5.家庭作業：請每個成員寫下二到三個他們希望這個團體可達到的目標（如

表 6-3）。

表 6-3　團體目標期望表

我希望這個團體可達到的目標：
1. ______
2. ______
3. ______

第二次會談：進入我心深處：認識情緒

準備的材料：諮商師在會談前以資料卡寫下情緒單（一張卡片寫一個情緒），可包括：快樂、傷心、情緒低落、寂寞、害怕、驕傲、挫折、驚喜、困窘、興奮、無聊、生氣、緊張、失望等。描述字眼的深淺應按成員的年紀有所改變。

目標：幫助兒童了解情緒及能夠表達自己的情緒。

活動過程：

1. 了解兒童完成作業的情況：讓兒童從其作業中分享他們希望團體能達到的目標，如果有兒童未能完成作業，了解可能的原因與困難，可應用一些問題解決的技巧幫助他們學習解決。當收集作業後可看一下，是否有同學寫的目標是他們不方便講出來的。必要時可將某些項目加入會談議程中。
2. 複習團體規則、隱私權，並強調分享的重要性。
3. 設定今天會談的議程（agenda）：
   (1)鼓勵兒童分享任何令他們感到高興的事。
   (2)鼓勵兒童分享任何令他們感到難過或困惑的事（諮商師可以將它列在白板或黑板上）。
   (3)鼓勵兒童從所列的困惑或難過的事指出有哪些是他今天想深入去談的。
   (4)整理摘要後設定今天會談的議程。
4. 幫助兒童學習標示自己的情緒：

⑴諮商師告訴兒童：「今天我們要玩情緒卡片的遊戲，每個人將輪流抽一張卡片，當你抽到時，請先讀出你所抽到的情緒，然後對該情緒做簡單的描述，最後告訴我們你在什麼時候有感覺到那個情緒。」

⑵盡量能讓所有人都能參與到，例如當一個兒童分享完後，問其他兒童是否有類似的經驗？當處在該經驗中他們有什麼樣的想法？讓他們互相比較看看不同的想法是否會導致不同的情緒經驗？

⑶鼓勵兒童針對前面他們所提出想談的事，列出遇到該事情時心裡的想法，然後由情緒卡中找出他在不同的想法中會引出的情緒。問其他成員是否有類似的經驗？在該經驗中他們有什麼樣的想法？讓他們互相比較看看不同的想法是否會導致不同的情緒經驗？

⑷諮商師針對兒童的討論做結論與摘要。

5.家庭作業：發給兒童表6-4，請他們將生活中遇到讓自己感到很生氣或難過的事件時，其心中的想法寫下來。下次聚會時，每個人至少要寫一個例子來與其他成員分享。

表6-4　心情記錄表（情緒—想法）

當你感到很難過或很生氣時，請將它記錄在本表中。下次聚會時不要忘了將此表帶來。 我覺得： 發生了什麼事： 我的想法是什麼：

資料來源：參考 Stark 等人（1994）。

第三次會談：學習當個解決問題的魔術師㈠

目標：

1.繼續幫助兒童了解情緒及能夠表達自己的情緒。

2.幫助兒童學習如何解決問題的步驟。

活動過程：

1.問兒童是否有人記得上次會談所涵蓋到的東西？鼓勵兒童指出一些重點，必要時諮商師可加以補充。

2.設定會談議程：鼓勵兒童提出建議，然後設定會談議程。

3.繼續學習標示自己的情緒：

(1)請兒童從其作業中舉例分享情緒─行為的關係。

(2)諮商師告訴兒童：「今天我們要繼續玩情緒卡片的遊戲，像上次一樣每個人將輪流抽一張卡片，當你抽到時，請先讀出你所抽到的情緒，對該情緒做簡單的描述，並告訴我們你在什麼時候有感覺到那個情緒。不過這次你要告訴我們當有那種情緒時，可能有的想法及可能會有的行為。並比較如果你有不同的想法是否會有不同的情緒或行為。」這個活動的目的是要成員了解情緒不會是無中生有的，多數的情緒是由想法來的。

4.介紹問題解決技巧的步驟：

步驟一：界定問題：告訴兒童：「你所要提出的問題可以是一種讓你感到不舒服的情緒、一個讓你覺得不舒服或複雜的情境，或是某人做的一件事。」請兒童舉出一些具體的例子。或可以以未做或未完成家庭作業一事為例，界定問題。

步驟二：想出可能解決問題的計畫：讓兒童針對「未做或未做完家庭作業」一事，先不要煩惱可能會有的結果，列出五個可能解決問題的具體計畫。

步驟三：針對每個計畫鼓勵兒童想想每個計畫可能會有的結果及評量看哪一個是最好的計畫。

步驟四：選擇一項你認為是最好的計畫然後付諸行動。諮商師可以告訴成員雖然可能很難做選擇，但是不用要求完美，只要根據每個計畫可能會有的結果，選擇一項認為是最好的，而付諸行動，就會使自己的生活能獲得改善。

步驟五：看看計畫進行得如何。在執行計畫的過程要審視計畫進行的狀況，必要時需做適當的改變。

步驟六：當你的計畫完成後，如果做得很好，要好好讚賞自己；如果做得沒有想像的順利，也要好好鼓勵自己一下，畢竟你已嘗試了，你只是需要再嘗試其他的方法就是了。

如果兒童成員中有人有這方面的經驗，鼓勵他們分享自己解決問題的經驗及遇到過的困難。可讓團體針對成員解決問題的困難，一起討論解決的對策。

5. 家庭作業：發給兒童表 6-5，請他們寫下當自己遇到生氣或難過的事件時，心中的想法及解決的方法寫下來。下次聚會時，每位兒童至少要寫一個例子來與其他成員分享。

表 6-5　心情記錄與解決問題練習表

當你感到很難過或很生氣時，請將它記錄在本表中。下次聚會時不要忘了將此表帶來。 我覺得： 發生了什麼事： 我在想什麼： 我解決的方法：

資料來源：參考 Stark 等人（1994）。

第四次會談：學習當個解決問題的魔術師(二)

目標：

1. 幫助兒童了解情緒—想法—行為的關係。
2. 繼續幫助兒童學習如何解決問題的步驟。

活動過程：

1. 複習上次會談所討論的東西。鼓勵兒童能指出一些重點，必要時諮商師可加以補充。
2. 設定會談議程：鼓勵兒童提出建議，然後設定會談議程。
3. 了解兒童完成作業的情況並進一步的幫助兒童了解情緒—想法—行為的關係：
   ⑴請兒童從作業中舉一個例子分享情緒—想法—行為的關係。
   ⑵玩情緒—想法—行為的關係的遊戲：使用前幾次用過的情緒卡，讓每個兒童輪流抽一張情緒卡，不過先不要唸出來，而是先想想當人們有這種情緒時通常是會有什麼樣的想法，而且會有什麼樣的行為，然後將該種情緒演出來。其他兒童則要根據其演出的動作猜出該位同學所想表達的是何種情緒。猜對的同學就要分享是哪一個線索提醒他能夠猜出該情緒，何時他曾有那個情緒，在那種情緒下他有什麼樣的想法及表現出什麼樣的行為。諮商師應注意到是否有認知扭曲的現象，如果有，鼓勵兒童想想是否有較建設性的想法可用來取代原來的想法，並鼓勵他們去體會當轉換成較建設性的想法後，其情緒是否變得較為積極正向些。
4. 連結心情與快樂事件之間的關係：
   ⑴鼓勵兒童腦力激盪列出會讓他們感到快樂的活動。提醒他們不要只提出那些可以是非常快樂但卻不常發生的事，最好是列出那些在日常生活中他們有機會參與到的活動。
   ⑵鼓勵每個兒童列出他們的快樂活動表。
5. 幫助兒童進一步了解問題解決的技巧：複習問題解決的六個步驟。然後讓兒童玩問題解決步驟的遊戲，遊戲的方式是輪流讓每個同學以選擇題的方式選擇一個正確的答案。表 6-6 是一些題目的範例（諮商師可根據實際的需要設計適用的題目或遊戲方式）：

表 6-6 問題解決步驟測驗

1. 當遇到讓你感到很難處理的事情時，你下一步要怎麼做呢？
   a. 逃之夭夭。
   b. 找出另一個解決方法。
   c. 先界定自己的問題與困難在哪裡。
   d. 不管結果如何，先隨便找一個方法解決就是了。
2. 當你界定自己的問題後，你下一步該做的是：
   a. 放棄算了，因為太難處理了。
   b. 列出可能可以處理的計畫。
   c. 不管結果如何，先隨便找一個方法解決就是了。
   d. 看看哪個方法簡單就用哪個方法去處理。
3. 當你針對所遇到的問題列出可能可以處理的計畫後，你下一步要怎麼做呢？
   a. 不管三七二十一，選個計畫去做就是了。
   b. 想想每個計畫可能會產生的結果。
   c. 看看哪個方法簡單就用哪個方法去做。
   d. 找出另一個解決方法。
4. 當你想過每個計畫可能會產生的結果後，你要如何選擇哪一個計畫去付諸行動呢？
   a. 選擇一個最簡單的方法去處理。
   b. 閉上眼睛隨便點一項。
   c. 選擇一個自己認為最好的方法去處理。
   d. 選擇一個最困難的方法去處理。
5. 當你選擇了一項計畫開始去做後，你下一步要怎麼做呢？
   a. 就照著計畫一直做下去就是了。
   b. 做做看，做不好就算了。
   c. 在進行中要常常檢查看看，如果有需要的話可以根據需要加以改變。
   d. 既然選了，能做多少就算多少。
6. 當你完成一項計畫後，如果結果沒有理想的那麼好，你要怎麼辦？
   a. 告訴自己我已經盡力去做了，然後再試其他的方法。
   b. 責怪自己。
   c. 放棄算了。
   d. 將錯就錯算了。

答案：1. c, 2. b, 3. b, 4. c, 5. c, 6. a

6. 家庭作業：要兒童根據表 6-7 自己所列的快樂活動表，觀察自己參與這些快樂活動的狀況。如果有機會參與就畫上星星的記號，並寫下所遇到的任何困難。

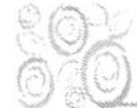

第五次會談：學習從參與快樂的活動中當個快樂的人

準備事項：

1. 將每個兒童在前次會談中所提的快樂活動一一寫在資料卡上，然後再加上一些兒童未列出來的也寫在卡片上。
2. 將每個兒童所列的快樂活動打好，在左上角列出該兒童的名字，右上角有寫日期的地方。在紙的下方用十點量表讓他們評量自己的心情，從 0 分是表示心情最差的一天，4 至 5 分表示還可以，到 10 分表示心情好到了極點。多準備幾份放在每個兒童的資料夾中。

表 6-7　快樂活動參與單

姓名：________	日期：________
今天所參與的快樂活動	完成後請打勾
我今天的心情： 很差　　　　　還可以　　　　　好到極點 0　1　2　3　4　5　6　7　8　9　10	

目標：

1. 幫助兒童了解情緒—想法—行為的關係。
2. 繼續幫助兒童學習如何解決問題的步驟。
3. 幫助兒童從參與快樂的活動中學習當個快樂的人。

活動過程：

1. 複習上次會談所討論到的東西。鼓勵兒童能指出一些重點，必要時諮商師可加以補充。
2. 設定會談議程：鼓勵兒童提出建議，然後設定會談議程。
3. 了解兒童完成作業的情況，問：「你們在做快樂的事時心情如何？」
4. 幫助兒童進一步了解情緒—想法—行為的關係：讓兒童以比手劃腳的方式玩猜情緒的遊戲。將兒童分成兩組，每隊指定一個是負責做比手劃腳的人，其他的兒童則負責猜。當遊戲開始時，諮商師抽出一張情緒卡給第一隊的比手劃腳者，給他們幾分鐘的時間想想要如何比、如何做表情或聲音，然後開始比給隊友們猜。當兒童猜對時就請其分享：⑴是什麼線索讓他猜到的；⑵描述他自己曾有過的這種情緒的經驗；及⑶在該情緒下他的想法。之後，諮商師抽出一張情緒卡給第二隊的比手劃腳者，按前述方式輪流進行。
5. 幫助兒童進一步了解快樂活動參與表：
   ⑴發給每個兒童各自的快樂活動參與表資料夾，讓兒童再想想有哪些快樂的活動可以再增列到他們的快樂活動參與表上。
   ⑵幫助兒童再次確認自己的快樂活動參與表：諮商員將自己所準備的快樂活動的卡片放在團體的中間。每個兒童輪流抽卡片然後唸出來，如果這個快樂活動有列在自己的單上就打勾，如果原來沒有在單上，但認為做那個事應該會很好玩的話，就請加在自己的單上，否則跳過去即可。卡片抽完後讓每個兒童輪流分享自己可能會參與的快樂活動，而且猜想如果自己參與了這些快樂活動心情是上是否會有所改變。
6. 幫助兒童進一步探討問題解決的技巧：
   ⑴將兒童分成三人一組，每一組給一個問題解決的遊戲（如拼圖或七巧板），讓兒童依問題解決的步驟再次練習問題解決的技巧。

⑵請兒童分享他們是否有遇到困難的情境，如果有人願意提出來，諮商師幫助兒童們一起以問題解決技巧的六個步驟探討如何解決的方法。

7. 家庭作業：發給每個兒童情緒資料夾，要他們每天用一張單子記錄每天所做的快樂活動。最好每次做完就馬上打勾。然後睡覺前在心情表上圈選當日的心情。

第六次會談：學習讓自己多快樂一點

目標：

1. 幫助兒童了解情緒—想法—行為的關係。
2. 繼續幫助兒童學習如何解決問題的步驟。
3. 幫助兒童繼續從參與快樂的活動中，學習當個快樂的人。

活動過程：

1. 幫助兒童回想上次會談所討論到的東西，鼓勵兒童能指出一些重點，必要時諮商師可加以補充。
2. 設定會談議程：鼓勵兒童提出建議，然後設定會談議程。
3. 了解兒童完成作業的情況，對他們的努力給予鼓勵：兒童們分享自己參與快樂的活動對其心情的影響；如果兒童有未完成作業的，就以問題解決的技巧，共同提出一個方法來幫助該兒童完成作業。
4. 幫助兒童進一步了解情緒—想法—行為的關係及增進團體的凝聚力：讓兒童玩情緒塑像的遊戲。兒童輪流當雕塑者與被雕塑者。雕塑者從情緒卡中抽一張情緒卡，然後將當黏土的兒童塑成該情緒的樣子。當其他兒童猜對時就請該兒童分享：⑴是什麼線索讓他猜到的；⑵描述他曾有過的情緒經驗；及在該情緒下他的想法。之後，諮商師抽出一張情緒卡給第二隊的雕塑者，按前述方式輪流進行。
5. 增加參與快樂活動的次數：讓兒童將每天參與快樂活動的次數加起來，並將整週次數加總得出平均數。鼓勵兒童以這個數字為基準，合理的設定每天要參與快樂活動的次數，並簽下表 6-8 的契約書。讓兒童想想要執行此計畫可能會遇到的困難，並以問題解決的步驟一起討論解決的方法。結束後，諮商師蒐集每個同學上星期的情緒表。

表 6-8　參與快樂活動契約

參與快樂活動契約
我＿＿＿＿＿＿＿＿＿了解增加每天參與快樂活動的重要性，所以我每天將努力增加＿＿＿次參與快樂活動的次數。我每天總共至少要參與＿＿＿件讓自己感到快樂的事。
成員簽名：＿＿＿＿＿＿＿＿＿日期：＿＿＿＿＿＿＿＿＿

資料來源：參考 Stark 等人（1994）。

6.家庭作業：兒童繼續用快樂活動參與單上記錄每天所參與的快樂活動。提醒他們最好每次做完就馬上打勾。然後睡覺前在心情表上圈選當日的心情。

第七次會談：嚐嚐一分耕耘、一分收穫的滋味

準備事項：諮商師根據上次收回的快樂活動參與單，將每個兒童就一星期中每天參與的活動次數與心情以曲線圖畫出來，以表明參與快樂活動與心情的關係。

目標：

1.幫助兒童了解情緒—想法—行為的關係。
2.幫助兒童繼續從參與快樂的活動中學習當個快樂的人。
3.幫助兒童了解完成任務對心情的影響。

活動過程：

1.幫助兒童回想上次會談時所談到的內容，鼓勵兒童能指出一些重點，必要時諮商師可加以補充。
2.設定會談議程：鼓勵兒童提出建議，然後設定會談議程。
3.了解兒童完成作業的情況：收集家庭作業並讓他們分享遵守契約的情況。問兒童是否在執行此契約時有遇到困難，如果有的話，讓兒童一起以問題解決的步驟討論解決的方法。
4.幫助兒童進一步了解情緒—想法—行為的關係：
(1)將每個兒童參與的活動次數與心情的曲線圖發給他們，解釋要如何讀

曲線圖，並解釋參與的活動次數對心情的影響。

⑵讓兒童玩吟情緒小調的遊戲。讓每個兒童抽一張情緒單，然後按其抽到的情緒發出該情緒的聲音。當同學猜對時就請他分享：(a)是什麼線索讓他猜到的；(b)描述他曾有的這種情緒經驗；及(c)在該情緒下他的想法。

5. 增加參與快樂活動的次數：讓兒童再一次想想他們參與快樂活動的次數能否再增加，並按其決定簽下另一份參與快樂活動的契約書。讓兒童想想要執行此計畫可能會遇到的困難，並以問題解決的步驟一起討論解決的方法。

6. 幫助兒童了解完成任務對心情的影響：讓兒童在表 6-9 上列出有哪些事情他們在這個星期內必須要完成。讓他們想想事情沒做與做完對心情的

表 6-9　任務完成記錄表

姓名：＿＿＿＿＿＿＿＿	日期：＿＿＿＿＿＿					
完成的任務	完成任務的心情 很差			還可以		非常好
	0	1	2	3	4	5
	0	1	2	3	4	5
	0	1	2	3	4	5
	0	1	2	3	4	5
	0	1	2	3	4	5
	0	1	2	3	4	5
	0	1	2	3	4	5
	0	1	2	3	4	5
	0	1	2	3	4	5
	0	1	2	3	4	5
	0	1	2	3	4	5

影響。當他們了解完成任務有助於心情的影響後，讓他們在完成任務的契約上簽名（如表6-10）。讓兒童想想要執行此計畫可能會遇到的困難，並以問題解決的步驟一起討論解決的方法。

7. 家庭作業：

⑴兒童繼續用快樂活動參與單記錄每天所做的快樂活動。提醒他們最好每次做完就馬上打勾。然後睡覺前在心情表上圈選當日的心情。

⑵完成在契約中所列的任務及記下完成任務的心情（表6-10）。

表6-10 完成任務契約

完成任務契約
我＿＿＿＿＿＿＿＿＿＿了解完成任務的重要性，所以我在這星期中將努力完成下列的任務：
1.
2.
3.
成員簽名：＿＿＿＿＿＿＿＿＿＿日期：＿＿＿＿＿＿＿＿＿＿

資料來源：參考Stark等人（1994）。

第八次會談：哥倆好，寶一對：學習有效的處理同儕間人際關係的問題

事前準備：諮商師準備資料卡。

目標：

1. 幫助兒童繼續從參與快樂的活動中學習當個快樂的人。
2. 幫助兒童了解完成任務對心情的影響。
3. 幫助兒童學習有效的處理同儕間人際關係的問題。

活動過程：

1. 幫助兒童回想上次會談所涵蓋到的內容，鼓勵兒童能指出一些重點，必要時諮商師可加以補充。

2. 設定會談議程：鼓勵兒童提出建議，然後設定會談議程。

3. 了解兒童完成作業的情況：收集家庭作業並讓他們分享遵守參與快樂活動的契約及完成任務契約的情況。讓兒童分享完成任務對其心情改善的影響。看是否有人在執行契約時遇到困難，如果有的話，讓兒童一起以問題解決的步驟討論解決的方法。

4. 學習如何解決人際關係的問題：

⑴鼓勵兒童提出與同學在人際關係上會遇到的問題，諮商師將這些問題寫在卡片上（一張寫一個問題）。

⑵讓兒童兩人一組，每一組抽一張人際關係的問題卡，針對卡片上的問題以角色扮演方式演出他們認為最好的解決方式，然後由其他兒童給予回饋，並演出較好的解決策略。每組輪流按此方式進行。結束後，發給他們問題解決單（如表 6-11）並解釋如何使用這張表。

⑶鼓勵兒童簽下問題解決契約（如表 6-12），承諾他們在下星期中願意努力按照上述的問題解決單解決與同學間人際關係的問題。

5. 家庭作業：

⑴兒童繼續用快樂活動參與單記錄每天所做的快樂活動。

⑵兒童將按問題解決單解決與同學在人際關係上遇到的問題。

表 6-11　與同學間的人際關係的問題解決單

問題解決單 與同學間我遇到的人際關係的問題是：	
列出可處理的方法	每種處理的方法可能會有的結果
1.	
2.	
3.	
4.	
5.	
我的選擇是：	
結果：	
我的心情是： 非常差　還可以　極好無比 0　1　2　3　4　5　6　7　8　9　10	

表 6-12　學習解決問題契約

學習解決問題契約 我＿＿＿＿＿＿＿＿＿了解學習如何解決問題的重要性，所以這星期我將努力以問題解決單來處理＿＿＿件問題。 成員簽名：＿＿＿＿＿＿＿＿＿　日期：＿＿＿＿＿＿＿＿＿

第九次會談：與成人共舞：學習有效的處理與成人間的人際關係

事前準備：諮商師準備資料卡。

目標：

1. 幫助兒童繼續從參與快樂的活動中學習當個快樂的人。
2. 繼續幫助兒童學習有效的處理與同學間人際關係的問題。
3. 幫助兒童學習有效的處理與成人間的人際關係所遇到的問題。

活動過程：

1. 複習前次所討論的內容。
2. 設定會談議程：鼓勵兒童提出建議，然後設定會談議程。
3. 了解兒童完成作業的情況：收集家庭作業並分享作業進行的狀況。討論是否有人在哪個計畫的執行時有遇到困難，如果有的話，讓兒童一起以問題解決的步驟討論解決的方法。
4. 增加兒童處理與成人有關的人際關係技巧：
   ⑴諮商師將兒童所提過遇到的與成人之間人際關係的問題寫在卡片上，一張卡片上寫上一個問題。
   ⑵諮商師隨機抽取一張人際關係的問題卡，徵求兩位志願者以角色扮演的方式演出卡片上的與成人之間的人際問題，然後兒童們一起討論可以使用的技巧以解決人際的問題；之後，再重新進行角色扮演。諮商師可利用角色扮演的機會示範兒童有效的社交技巧以及指出影響感覺的不適當想法。此活動可繼續進行，盡量讓每個人都有參與角色扮演與討論的機會。結束後，發給他們問題解決單（如表 6-13）並解釋如何使用這張表。
   ⑶增加兒童解決問題的意願及強調解決問題與心情改善的關係：請兒童分享他們所做的問題解決單對其解決問題的助益及對其心情改善影響的情形。問兒童是否還有一些問題需要解決？鼓勵兒童簽下學習解決問題契約（如表 6-14），承諾他們在下星期中願意努力解決一些問題。

表 6-13　與成人間人際關係的問題解決單

問題解決單 與成人間我遇到人際關係的問題是：	
列出可處理的方法	每種處理的方法可能會有的結果
1.	
2.	
3.	
4.	
5.	
我的選擇是：	
結果：	
我的心情是： 非常差　還可以　極好無比 0　1　2　3　4　5　6　7　8　9　10	

表 6-14　學習解決問題契約

學習解決問題契約
我＿＿＿＿＿＿＿＿了解學習如何解決問題的重要性，所以這星期我將努力以問題解決單來處理＿＿＿件問題。 成員簽名：＿＿＿＿＿＿＿＿　日期：＿＿＿＿＿＿＿＿

資料來源：參考 Stark 等人（1994: 365）。

5.家庭作業：鼓勵兒童按其契約上所同意的以問題解決單處理問題，並記錄處理的情況與對心情的影響。並繼續參與快樂活動及完成任務。

第十次會談：學習如何在放鬆中增加解決問題的能力

準備事項：諮商師將放鬆技巧的指令錄起來，或找有關的專業錄音帶或光碟。

目標：

1.幫助兒童繼續從參與快樂的活動中學習當個快樂的人。
2.幫助兒童了解完成任務對心情的影響。
3.幫助兒童學習放鬆的技巧及學習如何在放鬆中增加解決問題的能力。

活動過程：

1.幫助兒童複習上次會談所討論到的東西，鼓勵兒童指出一些重點，必要時諮商師可加以補充。
2.設定會談議程：鼓勵兒童提出建議，然後設定會談議程。
3.了解兒童完成作業的情況；收集家庭作業並讓他們分享參與快樂事件、完成任務與問題解決單等作業進行的狀況。看是否有人在決定計畫去執行時有遇到困難，如果有的話，讓兒童一起以問題解決的步驟討論解決的方法。
4.介紹放鬆技巧。表 6-15 將介紹放鬆技巧的一個範例（Sutcliffe, 1994）。做完後讓兒童分享在這過程中的感受。
5.學習在放鬆中思考解決問題的方法：
　(1)告訴兒童：「現在請再躺下去，回到先前最放鬆的狀況，現在你的腦筋很放鬆，所以可以專心想事情。請花幾分鐘的時間想一個你需要解決的事，思考的同時請檢查你身體各部分是否處在放鬆的狀態中，如果發現哪邊肌肉是緊的，現在就把那個部分放鬆。好，現在身體放鬆了，請想想第一個計畫要怎麼做？什麼樣的計畫都行，要有創造力……現在想想第二個計畫要怎麼做？……現在用放鬆的心態想想第三個計畫要怎麼做？第四個計畫要怎麼做？第五個計畫要怎麼做？……現在回憶一下那五個計畫，想想可能的結果會是怎樣？當你在思考這些計

表 6-15　放鬆技巧範例

現在請大家在團體諮商室的地板上找個舒適的姿勢躺好，將全身都放鬆，讓腦部全部放空。現在請做幾個深呼吸，然後我們要開始一部分一部分的來將肌肉放鬆。 首先請將注意力放在你的左腳上，請將左腳的肌肉緊繃，緊繃，再緊繃，五、四、三、二、一，好，現在將左腳完全放鬆，感覺你的左腳很鬆很鬆。 現在請將注意力放在你的左腿上，請將左腿的肌肉緊繃，緊繃，再緊繃，五、四、三、二、一，好，現在將左腿完全放鬆，感覺你的左腿很鬆很鬆。 現在請將注意力放在你的右腳上，請將右腳的肌肉緊繃，緊繃，再緊繃，五、四、三、二、一，好，現在將右腳完全放鬆，感覺你的右腳很鬆很鬆。 現在請將注意力放在你的右腿上，請將右腿的肌肉緊繃，緊繃，再緊繃，五、四、三、二、一，好，現在將右腿完全放鬆，感覺你的右腿很鬆很鬆。 現在請將注意力放在你的肚子上，請將肚子的肌肉緊繃，緊繃，再緊繃，五、四、三、二、一，好，現在將肚子完全放鬆，感覺你的肚子很鬆很鬆。並將這輕鬆感散到你身體的各個部分。 現在請將注意力放在你的左手上，請將左手握拳，握得很緊，很緊，再握緊，讓左手臂也覺得很緊，五、四、三、二、一，好，現在將左手打開，讓你的左手及手臂都完全放鬆，感覺你的左手很輕鬆很輕鬆的感覺。 現在請將注意力放在你的右手上，請將右手握拳，握得很緊，很緊，再握緊，讓右手臂也覺得很緊，五、四、三、二、一，好，現在將右手打開，讓你的右手及手臂都完全放鬆，感覺你的右手很輕鬆很輕鬆的感覺。 現在請將注意力放在你兩邊的肩膀上，請將肩膀挺到靠近耳朵的位置，挺在那裡，挺得很緊，很緊，五、四、三、二、一，好，現在將肩膀放下，讓你的肩膀完全放鬆，感覺你的肩膀很輕鬆很輕鬆的感覺。 現在請將你的頭左右搖擺幾下，好去掉你脖子的緊繃感。深吸幾口氣，感覺全身放鬆的感覺。 現在請將嘴巴打開，打很開像打哈欠的樣子，合起來。把嘴唇嘟得很緊，很緊，然後放鬆。把眼睛緊閉，緊閉，慢慢放鬆。 現在你靜靜的躺幾分鐘，享受一下全身放鬆的感覺，然後再慢慢的坐起來。

畫時，注意一下你的身體，思考哪個計畫的時候讓你感到最放鬆？思考哪個計畫的時候讓你感到肌肉開始緊繃？請把身體放鬆，把你認為最好的計畫仔細想一遍，想像你正在處理中，你一步一步的在完成它。

想像你的問題已不存在了，現在你已完全輕鬆了。我現在要從十數到一；十、九、八、七、六、五、四、三、二、一，現在請打開你的眼睛。」

(2)下面可以用賽門說（Simons says）的遊戲來測試兒童學習放鬆與解決問題的狀況。例如說：「某某同學，賽門說請將右手握緊拳頭，賽門說請將右手打開放鬆。」該同學就要照著做。另外，又例如說：「某某同學，賽門說你正在生氣，賽門說請告訴我五個讓你不再生氣的方法，賽門說請告訴我你三個方法可能產生的結果。」該同學就要照著做。

6. 家庭作業：兒童繼續用快樂活動參與單記錄每天所做的快樂活動。發給兒童放鬆技巧的錄音帶或光碟及每日放鬆情況記錄表（如表 6-16），要兒童在睡覺前找一個安靜的時間與地方，很放鬆的跟隨指令做放鬆練習，並在練習前與後評量自己放鬆的情況。

表 6-16　放鬆情況記錄表

放鬆情況記錄表												
日期	練習前／後	很緊張										非常的放鬆
星期一	練習前	0	1	2	3	4	5	6	7	8	9	10
	練習後	0	1	2	3	4	5	6	7	8	9	10
星期二	練習前	0	1	2	3	4	5	6	7	8	9	10
	練習後	0	1	2	3	4	5	6	7	8	9	10
星期三	練習前	0	1	2	3	4	5	6	7	8	9	10
	練習後	0	1	2	3	4	5	6	7	8	9	10
星期四	練習前	0	1	2	3	4	5	6	7	8	9	10
	練習後	0	1	2	3	4	5	6	7	8	9	10
星期五	練習前	0	1	2	3	4	5	6	7	8	9	10
	練習後	0	1	2	3	4	5	6	7	8	9	10
星期六	練習前	0	1	2	3	4	5	6	7	8	9	10
	練習後	0	1	2	3	4	5	6	7	8	9	10
星期日	練習前	0	1	2	3	4	5	6	7	8	9	10
	練習後	0	1	2	3	4	5	6	7	8	9	10

資料來源：參考 Stark 等人（1994）。

第十一次會談：學習當消極想法的偵測家㈠

目標：

1. 幫助兒童繼續從參與快樂的活動中學習當個快樂的人。
2. 繼續幫助兒童了解完成任務對心情的影響。
3. 幫助兒童學習偵測自己消極的想法。

活動過程：

1. 複習前次討論過的內容，必要時諮商師可加以補充。
2. 設定會談議程：鼓勵兒童提出建議，然後設定會談議程。
3. 了解兒童完成作業的情況。讓兒童分享他們在家裡練習放鬆技巧的狀況。
4. 讓兒童再次練習放鬆。將前次的整個放鬆技巧再讓兒童經驗一次。並了解有哪些身體的部分不會放鬆，諮商師特別針對那個部分教他們如何放鬆。
5. 幫助兒童覺察及偵察自己的想法：

⑴諮商師先解釋每個人的腦裡常有很多的想法，有時候是正向的，有時候是負向的，有時候是中性的。這些想法有時候是文字性，有時候是以圖像性的方式呈現。這個活動目標主要是要幫助兒童學習覺察並抓住他們的想法。將兒童分兩種，給每組玩拼圖遊戲，要兒童一面玩一面覺察自己的想法，當發現自己有負向的想法時，請兒童把它記下來。等兒童將拼圖拼好後，讓他們分享自己記下的負向想法。

⑵當兒童分享時，諮商師在白板上寫下這些負向想法。寫完後，要每個兒童找出證據來支持其負向想法。並幫助兒童辨別出哪些是錯誤的想法。

6. 家庭作業：兒童繼續用參與快樂活動參與單上記錄每天所參與的快樂活動及完成任務。然後發給兒童表 6-17，讓他們記錄對所發生的某件事的想法與感覺，並列出支持或反對該想法的證據。

表 6-17　對抗消極想法活動表(1)

當時發生的事情：		
我的想法是：		
我覺得：		
有什麼證據可支持或反對我的想法：		
	支持	反對
1.		
2.		
3.		
4.		
5.		
6.		
7.		
8.		

資料來源：參考 Stark 等人（1994: 372）。

第十二次會談：學習當消極想法的偵測家(二)

目標：

1. 幫助兒童繼續從參與快樂的活動中學習當個快樂的人。
2. 繼續幫助兒童了解完成任務對心情的影響。
3. 繼續幫助兒童學習放鬆的技巧及學習如何在放鬆中增加解決問題的能力。
4. 繼續幫助兒童學習偵測自己消極的想法。

活動過程：

1. 幫助兒童複習上次會談所涵蓋到的內容，鼓勵兒童能指出一些重點，必要時諮商師可加以補充。

2. 設定會談議程：鼓勵兒童提出建議，然後設定會談議程。

3. 讓兒童再次練習放鬆，並確定每個兒童都能完全放鬆。當他們完全放鬆時，要兒童想一個他曾去過的最好玩的地方，想得越仔細越好，特別是當時快樂的想法及心情。然後大家把眼睛慢慢睜開。讓兒童分享他們所回憶快樂的地方，特別是當時的想法對心情的影響。

4. 了解兒童作業中完成快樂事件及重要任務的情況對其心情的影響。

5. 幫助兒童增加其偵察想法的技巧：

(1)先讓兒童一一分享作業中抓住想法與找證據的狀況。其他兒童根據該兒童的想法找出支持或反對的證據來偵察想法。

(2)幫助兒童找出有哪些字或話語的使用，讓聽者一聽就知道那是不真實的想法（例如句子中使用極端的字眼，像「每個人」、「每件事」、「總是」、「從來沒有」等）。然後，全體兒童當偵探從每個兒童的家庭作業的陳述句中就找出這些不真實的陳述句。找到後，讓該兒童分享使用那種極端的陳述句對心情的影響。之後，讓兒童試著思考替代性的想法，必要的時候，其他兒童可以幫忙一起思考（例如「每個人」可改成「有些人」、「每件事」可改成「有些事」、「總是」可改成「有時候」、「從來沒有」可改成「有時候沒有」等）。讓兒童體會與分享改換陳述的方式後是否較符合實際的狀況及對心情的影響。

(3)介紹「假如是……那結果會怎麼樣？」：告訴兒童：「有些人個性比較悲觀，常把事情的結果想得很糟，所以常常還沒做就很憂鬱；或是做了以後又很後悔。在這種情況下，你可以用『假如是……那結果會怎麼樣？』去想：『假如我不喜歡的事情真的發生了，那結果會怎麼樣？』如果先把可能的負向結果想出來並先做計畫，就像我們常說的『先做最壞的打算』，你就較能坦然的去面對，而結果可能就沒有原來想像的那麼糟呢！」

6. 家庭作業：兒童繼續用參與快樂活動參與單，記錄每天參與快樂活動及完成任務的情形。然後發給兒童表 6-18，讓他們記錄對所發生的某件事其想法與感覺，並列出支持或反對該想法的證據、寫下替代性的思考，然後評量之後的心情。

表 6-18　對抗消極想法活動表(2)

<table>
<tr><td colspan="11">當時發生的事情：

我的想法是：

我覺得：

有什麼證據可支持或反對我的想法：
支持　　　　反對
1.
2.
3.
4.
5.
6.
7.
8.
幾個替代性的想法：
1.
2.
3.
4.
5.
假如這件事真的發生了那結果會怎樣？

我決定要相信的想法：</td></tr>
<tr><td colspan="11">我的心情是：</td></tr>
<tr><td colspan="4">非常差</td><td colspan="3">還可以</td><td colspan="4">極好無比</td></tr>
<tr><td>0</td><td>1</td><td>2</td><td>3</td><td>4</td><td>5</td><td>6</td><td>7</td><td>8</td><td>9</td><td>10</td></tr>
</table>

資料來源：參考 Stark 等人（1994）。

第十三次會談：抬頭挺胸：學習自我肯定的技巧

目標：

1. 幫助兒童繼續從參與快樂的活動中學習當個快樂的人。
2. 繼續幫助兒童了解完成任務對心情的影響。
3. 繼續幫助兒童學習放鬆的技巧及學習如何在放鬆中增加解決問題的能力。
4. 繼續幫助兒童學習偵測自己消極的想法。
5. 幫助兒童學習自我肯定的技巧。

活動過程：

1. 幫助兒童複習上次會談所涵蓋到的內容，必要時諮商師可加以補充。
2. 設定會談議程：鼓勵兒童提出建議，然後設定會談議程。
3. 讓兒童再次練習放鬆，並確定每個兒童都能完全放鬆。當他們完全放鬆時，要兒童想一個上星期中他參與的一件快樂活動，特別是當時快樂的想法及心情。然後大家把眼睛慢慢睜開。讓兒童分享他們一個上星期中他參與的一件快樂的活動，特別是當時的想法對心情的影響。
4. 了解兒童作業中完成的狀況，特別是改變替代性想法後對心情的影響。
5. 介紹自我肯定的概念與技巧：
   (1)首先讚賞兒童能夠以參與快樂的活動及完成任務來改善其心情。並提醒他們如果能夠自我肯定的話，將有助於他們更能對發生在其周圍的事件更能掌握。
   (2)諮商師解說：「當我們面對外在事物時，我們有三種方法來面對：一種是攻擊性、一種是被動性，另一種是肯定性的反應。用攻擊性來面對的小孩就像是小流氓一樣，他是不管別人的感覺的，只想從別人身上拿到自己要的東西。」（這時諮商師可以找一個志願者以角色扮演的方式來示範攻擊者的行為，然後問兒童是否喜歡和這樣的人來往？）「另外一種人是從來不敢告訴別人自己要什麼，總是做跟班的，甚至讓別人占了便宜也不吭聲的。我們稱這種人為被動者」（這時諮商師可以找一個志願者以角色扮演的方式來示範被動者的行為，然後問兒童是否喜歡當這樣的人？）「有一種反應是介於攻擊者與被動者之間，叫作肯定性的反應。所謂肯定性的反應是你很清楚自己是誰，自己要的是什麼，並以很有禮貌及合理的態度表達自己的想法。」諮商師可以讓兒童提出他們在生活中有哪些情況下很想用肯定性的反應，然後用角色扮演的方式來練習。第一次角色扮演完，鼓勵其他兒童給予回饋，然後讓兒童交換角色。然後再針對其他兒童的情境，進行角色扮演及互相給予回饋。在角色扮演中要幫助兒童清楚區分肯定行為與攻擊行為，並體會它們在人際互動上效果的不同。

6. 家庭作業：兒童繼續用參與快樂活動記錄單，記錄每天參與快樂活動及完成任務的情形。然後發給兒童表 6-19，讓他們寫下遇到需要自己表現肯定行為的情況，然後根據該情境寫下數個肯定性的陳述句。

表 6-19　自我肯定練習表

遇到的狀況：
寫下你想到可以用在這情境的肯定性陳述句：
1.
2.
3.
4.
5.
遇到的狀況：
寫下你想到可以用在這情境的肯定性陳述句：
1.
2.
3.
4.
5.
遇到的狀況：

（續上表）

寫下你想到可以用在這情境的肯定性陳述句：
1.
2.
3.
4.
5.

第十四次的會談：施比受更有福：學習給予讚美與感謝對自信心的影響

目標：

1. 幫助兒童繼續從參與快樂的活動中學習當個快樂的人。
2. 繼續幫助兒童了解完成任務對心情的影響。
3. 幫助兒童學習給予讚美與感謝及體會其對自信心的影響。

活動過程：

1. 幫助兒童複習上次會談所涵蓋到的內容，鼓勵兒童能指出一些重點，必要時諮商師可加以補充。
2. 設定會談議程：鼓勵兒童提出建議，然後設定會談議程。
3. 了解兒童作業中完成的狀況。讓兒童分享他們上星期中所參與的快樂活動以及完成的任務及其對心情的影響。
4. 學習讚美與自信心的關係：
   (1)告知兒童當我們能多讚美與感謝別人時，會有助於人際關係的改善，並有助於自信心的增加。諮商師可示範表演，例如要某個兒童幫你拿個東西，然後感謝他。要另一個幫你拿個東西，但做完後，不說一句感謝的話。問哪個兒童感到較愉快？問哪個兒童下次比較願意再幫你的忙？
   (2)玩送禮物的遊戲：要每個兒童針對每個兒童想出三個讚美與感謝的話，然後讓每個兒童輪流出來接受他人的讚美與感謝。輪流完畢後，讓兒童一一分享給予和接受到讚美與感謝的感受，及其對自信心的影響。

(3)對家人或朋友的讚美與感謝。要兒童想想三個你想給家人或朋友的讚美與感謝的話，並寫下來。讓兒童分享後，以角色扮演的方式讓兒童實際的將他們對家人或朋友的讚美與感謝的話表達出來。如果兒童有困難表達出來，可讓他分享可能會遇到的困難，並將困難的情況也用角色扮演的方式練習出來。

5.家庭作業：兒童實際對家人或朋友表達心裡對他或讚美與感謝。並記下表達後的心情及與對方人際關係改善的情況。

第十五次會談：學習如何有勇氣用愛心說誠實話(一)

目標：

1.繼續幫助兒童學習給予讚美與感謝及體會其對自信心的影響。

2.幫助兒童學習有勇氣用愛心說誠實話。

活動過程：

1.幫助兒童複習上次會談所涵蓋到的內容，鼓勵兒童能指出一些重點，必要時諮商師可加以補充。

2.設定會談議程：鼓勵兒童提出建議，然後設定會談議程。

3.了解兒童作業中完成的狀況。讓兒童分享他們對家人或朋友讚美及表達自己對他們感謝後的心情及與對方人際關係改善的情況。如果兒童有困難表達出來，可讓他們分享可能會遇到的困難，並將困難的情況也用角色扮演的方式練習出來。

4.幫助兒童有勇氣在別人做或說了一些他們不喜歡的事時，告訴對方他們真正的感受：

(1)告訴兒童：「很多時候，當別人做或說了一些我們不喜歡的事讓我們覺得很不舒服，但我們卻只有藏在心裡沒有表達出來，因為怕講了對方會不舒服。但是如果你一直沒講或不敢講，你想你會有什麼感覺？你會感到生氣，不但氣對方也會氣自己，如果這些情緒沒處理好，就會變成憂鬱。所以我們今天要來學習如何能在這種情況下能自我肯定的向對方表達自己的感覺。其實很重要的是你表達的態度。表達的方式要肯定但態度要委婉。最重要的是在表達上要包括三個重點：(a)要清楚告訴對方是哪一件事情或哪一句話困擾到自己；(b)哪一件事情或哪一句話帶給自己什麼感覺；(c)你希望對方怎麼做會更好一點。」

(2)讓兒童先想幾個他們生活中遇到的實際經驗，當兒童分享時諮商師將其寫下來。然後請一個志願者演出說那話或做那件事情的人，然後讓分享該經驗的人將自己在遇到該情況時會有的反應實際演出來。然後將讓他們角色互換，讓提出問題者體會自己對對方的反應的感覺，並評量該種反應是否很清楚讓對方明白自己真正的感受？會引發對方正向或負向的反應？有沒有更好的方式可以讓對方知道你的感受而不會覺得不舒服？兒童們可給予回饋或建議，或輪流將他們的想法演出來。這過程中，諮商師可幫助兒童去評量哪種方式效果最好，而且最適用於自己的情況。

(3)讓兒童分小組討論這星期他計畫向某人表達自己對某個情況的實際想法。兒童一起討論最好及最有效的策略。

5. 家庭作業：兒童根據所討論的計畫對家人或朋友表達自己對他們所做的事或所說的話的不舒服感受。並記下表達後的心情及與對方人際關係改變的情況。

第十六次會談：學習如何有勇氣用愛心說誠實話(二)

目標：繼續幫助兒童學習有勇氣用愛心說誠實話。

活動過程：

1. 幫助兒童複習上次會談所涵蓋到的內容，鼓勵兒童能指出一些重點，必要時諮商師可加以補充。
2. 設定會談議程：鼓勵兒童提出建議，然後設定會談議程。
3. 繼續幫助兒童有勇氣在別人所做或說了一些他不喜歡的事或所說的話，告訴對方他們真正的感受：

(1)了解兒童作業中完成的狀況。讓兒童分享向令他們不舒服的人表達心裡的話之後的感受及表達後與對方人際關係改變的情況。如果若有兒童在做此作業中遇到困難，諮商師需針對這些困難處加以處理。可讓兒童將問題提出來，讓兒童以問題解決的步驟進行討論，並以角色扮演的方式練習可行的方案。

⑵讓兒童分小組討論這星期想要向某人表達自己實際想法的計畫與策略。討論後每一組將其情況講出來並將策略演出來，然後所有兒童給予回饋或建議。

4.家庭作業：兒童根據所討論的計畫實際進行，並記下表達後的心情及與對方人際關係改變的情況。

第十七次會談：回饋與分享

目標：幫助兒童能夠分享自己在團體過程中的學習並給予彼此回饋。

活動過程：

1.設定會談議程：鼓勵兒童提出建議，然後設定會談議程。

2.了解兒童作業中完成的狀況：讓兒童分享他們說出心裡的不舒服感後的感受、表達後的心情及與對方人際關係改變的情況。如果有兒童在做此作業中遇到困難，可讓兒童將問題提出來，然後以問題解決的步驟進行討論，並以角色扮演的方式練習可行的方案。

3.幫助兒童學習對自己的進步給予評價：

⑴鼓勵兒童以表 6-20 比較自己在參加此團體之前與之後在該表所列之項目進步的情形。

⑵填完後發給每個兒童星星的貼紙，讓兒童在有進步的項目上貼上貼紙，然後算出進步項目的次數。然後分享他們自己進步最多的是哪些部分，及看到自己進步的感受。

4.諮商師發給每個人結業證書，並鼓勵兒童將從此團體中學到的技巧繼續應用到實際生活中。

表 6-20　成員自我成長評量表

我的進步狀況												
項目	參加團體前／後	非常差										熟練了
覺察導致情緒的想法	參加團體前	0	1	2	3	4	5	6	7	8	9	10
	現在	0	1	2	3	4	5	6	7	8	9	10
偵測消極想法的能力	參加團體前	0	1	2	3	4	5	6	7	8	9	10
	現在	0	1	2	3	4	5	6	7	8	9	10
改正負向想法的能力	參加團體前	0	1	2	3	4	5	6	7	8	9	10
	現在	0	1	2	3	4	5	6	7	8	9	10
參與快樂事件的能力與次數	參加團體前	0	1	2	3	4	5	6	7	8	9	10
	現在	0	1	2	3	4	5	6	7	8	9	10
完成重要任務的能力與次數	參加團體前	0	1	2	3	4	5	6	7	8	9	10
	現在	0	1	2	3	4	5	6	7	8	9	10
解決問題的能力	參加團體前	0	1	2	3	4	5	6	7	8	9	10
	現在	0	1	2	3	4	5	6	7	8	9	10
放鬆的能力	參加團體前	0	1	2	3	4	5	6	7	8	9	10
	現在	0	1	2	3	4	5	6	7	8	9	10
人際關係的技巧	參加團體前	0	1	2	3	4	5	6	7	8	9	10
	現在	0	1	2	3	4	5	6	7	8	9	10
自我肯定的程度	參加團體前	0	1	2	3	4	5	6	7	8	9	10
	現在	0	1	2	3	4	5	6	7	8	9	10

二、家庭治療的部分

第一次會談：彼此認識及設定治療目標

目標：

1. 彼此認識及設定治療目標。
2. 了解兒童與家人互動的情形。

活動過程：

1. 彼此認識及設定治療目標：
   (1)諮商師介紹自己、治療進行的方式及聚會的次數與聚會時間的長度。
   (2)請家長介紹每個家庭成員，然後問每個家庭成員希望看到家裡有如何的改變，請家人回答時盡量具體，有例子最好，避免讓憂鬱的孩童先說。
   (3)根據家庭成員的分享設定治療目標，並說明治療的主要目標是要改善導致憂鬱的溝通方式，所以重點是在改善家庭的互動，而不是處理憂鬱症。所以不要在過程中談論有關憂鬱症的症狀或問題。
2. 觀察家庭的互動方式：
   (1)請成員一家人一起討論十個在下星期中可以全家一起做的家庭活動。在他們的討論過程中，諮商師觀察家人之間的互動型態。誰是家庭互動的主宰者？憂鬱兒童如何與家裡的其他人互動？
   (2)當他們決定出十個活動後，與成員一家人分享你所觀察到他們互動的型態，並與他們探討該種互動型態是否會影響到他們溝通的流暢性，即十個活動是全家的決定還是只是某人的決定。如果十個活動的決定並非是全家人的共識，那麼鼓勵較安靜的成員表達他們的想法，鼓勵原來主要的決策者多聽他人的想法，全家以此溝通方式再討論一次，做出最後的決定。
3. 家庭作業：全家一起參與所決定的十個活動。

第二次會談：了解兒童與家人的互動狀況

目標：幫助家庭成員了解他們彼此互動的情形。

活動過程：

1. 鼓勵全部家庭成員提出需要探討的議題，然後設定會議議程。
2. 繼續觀察家庭成員的互動方式：
   (1)請每個家庭成員分享他們完成與參與十個活動的情況與感受，從活動中有什麼互動型態是他們各自觀察到的，並各自評量該種互動型態對家人感情的增長及溝通上是否有幫助？必要時可讓成員互換角色，針對某一個他們所提的情境進行角色扮演，以了解家人彼此在原來的互動型態上的體會（如爸爸一直是個掌權者，讓他與不講話的兒子對調角色，所以爸爸可以體會出兒子的心態）。
   (2)請全部家庭成員一起討論十個在下星期中可以全家一起做的家庭活動。在他們的討論過程中，諮商師注意觀察家人之間的互動型態上是否有所改善。
3. 處理家庭成員在活動過程 1. 中所提出需要處理的問題。
4. 家庭作業：全家一起參與所決定的十個活動。

第三次會談：繼續探討家庭成員間的互動狀況

目標：繼續幫助家庭成員了解他們彼此互動的情形。

活動過程：

1. 鼓勵全部家庭成員提出需要探討的議題，然後設定會議議程。
2. 繼續觀察家庭成員的互動方式。
   (1)請每個家庭成員分享他們完成與參與十個活動的情況與感受，有什麼互動型態是他們各自觀察到的，並各自再評量該種互動型態對家人感情的增長及溝通上是否有幫助？
   (2)介紹溝通的重點：
      a. 要簡短：以最多十個字表達自己的需要。
      b. 要用第一人稱：用「我」來表達自己的想法和感覺。例如當你不在廚房幫我時，我覺得很委曲也很生氣。

c. 要直接的表達：表達的方式要直接。例如母親不要只抱怨：「全家沒有一個人互相幫忙的。」可以說：「老大，我希望你星期一和星期三晚上幫我洗碗；老二，我希望你星期二和星期四晚上幫我洗碗；老公，我希望你星期五和星期六幫我洗碗。」

d. 要具體：要具體表達自己對家人的需要。例如當太太的不要只是告訴先生希望他多參與孩子的活動。可以具體的說希望先生在週末時帶孩子到公園騎腳踏車，每天晚上幫孩子檢查家庭作業。

e. 要主動傾聽：鼓勵成員以點頭、眼神接觸、身體往前傾及重述對方的觀點或回應對方感受的方式，讓對方知道自己有努力在傾聽。

f. 要用影響性的陳述句（impact statement）：當某個家人的某個行為或話語對你有所影響時，可用影響性的陳述句讓對方了解你的真正感受。例如女兒未按約定的時間回家，焦急的母親最好不要說：「你怎麼說話不算話，真是沒有責任感！」她可以說：「當你未按約定的時間回家時，我感到很焦慮。」

g. 要提供選擇性的機會：與家人溝通時不要常用命令式的，應該讓對方有選擇的機會。例如媽媽可能會對孩子說：「我要你每天放學後在晚餐前把功課做完。」比較好的溝通方式是：「你可以在晚餐前把功課做完，然後吃完飯後再去玩；或者，放學後你可以先玩一下，然後吃完飯後要寫功課。」

h. 要給予回饋：若在溝通上有不清楚時，家人之間要學習請對方澄清其意思及給予回饋，以確定彼此能有充分的了解。

i. 要言行一致：要鼓勵家人在表達心意時要言行一致。例如中國父母「打在兒身痛在娘心」的做法，很難讓孩子們明白媽媽真的是愛自己的。

(3)讓全部家庭成員們就上星期中遇到較困難互動或有衝突的情境，根據上述的溝通原則，以角色扮演及角色互換的方式進行演練。

3. 處理成員在 *1.* 中所提出需要處理的問題。

4. 家庭作業：家人以上述的溝通原則進行互動的練習。家庭成員中可推舉

一人擔任觀察員記錄每人使用上述原則的狀況。特別記錄下在哪一個特定狀況下，哪位家庭成員違反哪個原則。

第四次會談：處理家庭溝通上的困難情境

目標：

1. 繼續幫助家庭成員了解他們互動的情形。
2. 幫助家庭成員處理家庭溝通上的困難情境。

活動過程：

1. 鼓勵全部家庭成員提出需要探討的議題，然後設定會議議程。
2. 討論進行家庭作業，探討家庭互動的狀況。
   ⑴請觀察員就其紀錄，客觀的指出其觀察狀況。
   ⑵請該情境的當事人分享他們當時的互動方式所導致的結果，然後讓他們想想是否可以用其他的什麼方法來表達。以角色扮演的方式讓兩個當事人互動，看效果是否有改善。其他的人可以給予回饋。
   ⑶諮商師可以就其觀察成員間的互動情況，預設一些可能有的困難溝通情境一一寫在卡片上，讓全部家庭成員針對每個情況進行演練。
3. 家庭作業：家人繼續以上述的溝通原則練習互動。成員中改選另一人擔任觀察員，記錄每人使用上述原則的狀況。特別記錄在哪一個特定狀況下，哪位家庭成員違反哪個原則。

第五次會談：教導家庭成員問題解決的技巧

目標：教導全部家庭成員問題解決的技巧。

1. 鼓勵全部家庭成員提出需要探討的議題，然後設定會議議程。
2. 討論進行家庭作業，探討家庭互動的狀況：
   ⑴請觀察人員就其紀錄，客觀的指出其觀察狀況。
   ⑵請該情境的當事人分享他們當時的互動方式所導致的結果，然後讓他們想想有什麼其他的方法可以用來表達。以角色扮演的方式讓兩個當事人以成員所建議的方法來互動，看效果是否有改善。其他的人可以給予回饋。

3.介紹問題解決的技巧：介紹當家人遇到問題時，可以採取下列的步驟：

⑴停！先找出問題的癥結，請問：「問題出在哪裡？」在回答這問題時，家人要避免互相責備，要客觀的一起來探討每個人在此問題的那個部分上有怎麼樣的影響因素。

⑵全家人一起想想：「我們現在可以怎麼做？」全家人一起列出可行的計畫。

⑶全家人一起想想：「哪一個計畫最好？」全家人針對每一個計畫一一加以審視，然後定出一個計畫。

⑷付諸行動：全家人根據所決定的計畫盡全力去努力實行。

⑸這計畫行得通嗎？行動中要繼續審視其可行性，如果必要可加以修改，如果行不通，應跳回第三步驟再重新開始。

4.讓全部家庭成員討論決定出某一個他們全家都一直未去處理而現在願意面對的問題，然後按照上面的步驟討論，一直進行到找出最好的計畫。

5.家庭作業：全家根據上述的計畫實際付諸行動。

第六次會談：與全部家庭成員探討實際付諸行動後的狀況

目標：幫助全部家庭成員探討實際付諸行動後的狀況。

活動過程：

1.鼓勵全部家庭成員提出需要探討的議題，然後設定會議議程。

2.討論家庭作業，探討家庭問題解決的狀況。

⑴全部家庭成員分享將計畫付諸行動後的狀況：是一切順利或有遇到挫折？如遇到挫折，他們如何處理？處理後心裡的感受如何？

⑵讓全部家庭成員一起討論並確定出另外一個他們全家都一直未去處理而現在願意面對的問題，然後按照上面的步驟討論，並列出可行的計畫。鼓勵他們預想在付諸行動時可能會遇到的困難及克服的方法。

3.家庭作業：全家根據上述的計畫實際付諸行動。

第七次會談：學習解決衝突的技巧㈠

目標：幫助家庭成員學習解決衝突的技巧。

活動過程：

1. 鼓勵全部家庭成員提出需要探討的議題，然後設定會議議程。
2. 討論家庭作業的進行狀況，探討家庭問題解決的情形。家庭成員分享計畫實際付諸行動後的狀況及付諸行動後的感受。
3. 介紹解決衝突的技巧（conflict resolution）包括：
   (1)有衝突的兩個家人願意找出一個特定的時間來探討衝突的問題。
   (2)一方把這個問題清楚的陳述出來，另一方不打岔專心傾聽。然後兩方交換角色。
   (3)一方舉兩個與這問題有關的例子，傾聽者重述一次。然後兩方交換角色。
   (4)一方告訴另一方這件事對自己情緒上的衝擊，傾聽者重述一次。然後兩方交換角色。
   (5)兩方討論解決的方案。
4. 諮商師事先準備一些衝突的例子，讓兩個家庭成員輪流以角色扮演進行演練。其他成員觀察並給予回饋。
5. 全部家庭成員討論決定出一個準備進行處理的衝突事件。
6. 家庭作業：處理上述決定的衝突事件。

第八次會談：學習解決衝突的技巧(二)

目標：繼續幫助家庭成員學習解決衝突的技巧。

活動過程：

1. 鼓勵全部家庭成員提出需要探討的議題，然後設定會議議程。
2. 繼續練習解決衝突的技巧：
   (1)討論家庭作業進行的狀況，探討家庭衝突問題解決的情形。全部家庭成員分享衝突處理後心裡的感受。
   (2)諮商師鼓勵家庭成員舉出他們其他未解決的衝突例子，讓有衝突的家庭成員實際面對與處理。
   (3)家庭成員討論決定出一個準備進行處理的衝突事件。
3. 家庭作業：處理上述決定的衝突事件。

第九次會談：學習積極的溝通技巧

目標：幫助家庭成員學習積極的溝通技巧。

活動過程：

1. 鼓勵全部家庭成員提出需要探討的議題，然後設定會議議程。
2. 討論家庭作業進行的狀況，探討家庭衝突問題解決的情形及分享衝突處理後的感受。
3. 介紹積極的溝通技巧。鼓勵家庭成員：
   (1)輪流告訴每一個人，一個你喜歡他的事。
   (2)輪流告訴每一個人，你很喜歡上個月他做的一件事。
   (3)輪流告訴每一個人，你很喜歡上星期他做的一件事。
   (4)輪流告訴每一個人，你很喜歡今天他做的一件事。
   (5)輪流告訴每一個人，你希望他多做一點的事。
4. 家庭作業：要對每個人每天所做的事給予正向回饋。

第十次會談：回饋與分享

目標：幫助家庭成員能夠分享自己在團體過程中的學習並給予彼此回饋。

活動過程：

1. 諮商師針對他所觀察每個家庭成員的改變給予回饋。
2. 每個家庭成員針對他所觀察其他家庭成員的改變給予回饋。
3. 每個家庭成員分享針對他所觀察到自己的改變。
4. 每個家庭成員針對他所觀察家庭互動與關係的改變給予回饋。
5. 每個家庭成員分享他個人對此治療過程的體會。

本章摘要

很多研究都指出兒童的憂鬱問題是需要受到重視的，因為約有 2.5%的兒童患有重度憂鬱症；約有 1.7%的兒童患有情緒障礙症。兒童是國家未來的主人翁，憂鬱症若能於兒童期就能即早預防或發現，將可減少日後憂鬱症的發生。小學階段的憂鬱問題的成因包括：生理因素、家庭環境的因素、人際關係的因素、壓力的生活事件因素及消極負向的認知因素。

生理方面，研究發現兒童的HPA軸的反應比青少年還敏感，憂鬱兒童的神經傳送素較未患憂鬱症者易失序。家庭環境方面，研究發現成長於不安全的依附關係的兒童較容易會有憂鬱症；成長於溝通不良與不和諧的家庭關係的兒童較容易憂鬱；即使復原後，家人對曾患憂鬱兒童的消極負向的態度很容易導致其憂鬱症的復發。人際關係方面，在人際互動上，憂鬱的兒童經常會因在人際關係上有困難及缺乏社交技巧，所以較不受歡迎；社交孤立感較高的女童也較有自殺的意念。壓力的生活事件方面，研究顯示生活的壓力事件、不期望發生的事件及消極性的生活事件與孩童的憂鬱之間有很強的關聯性。消極負向的認知方面，研究發現憂鬱兒童比非憂鬱兒童較常用到憂鬱性的歸因型態（即一般、穩定及內在的歸因）、對事件的結果抱持負向消極的期待、有絕望感、認知扭曲等，而導致憂鬱。

憂鬱兒童問題諮商輔導策略，本章介紹親子遊戲治療，其目的是要透過訓練父母成為幫助孩子改變的治療性代言人以增進親子的關係。研究發現透過此治療方式，可幫助父母：⑴增加其信心及個人能力感；⑵減少對孩子的控制及擔負責任的程度；⑶增加對成人與孩子需求的覺察力；⑷改善夫妻與親子的溝通能力；⑸對彼此有適切的期望；及⑹減少摩擦。對兒童方面有助於：⑴增強溝通能力與責任感；⑵減少退縮與攻擊行為；⑶改變錯誤信念；⑷增加快樂感。

另外，本章也介紹針對憂鬱兒童與其家庭認知行為取向的團體輔導與諮商模式。此模式是根據認知行為的原理原則所設計的，適合用於處理九至十三歲的孩童的問題，其特色是讓孩子從輔導過程中所學的能應用到真實的生活中。主要的目標包括是幫助孩子改變他們對自己、世界與未來負向與消極的認知，及增進兒童的解決問題、人際關係及自我肯定的能力。其特色是：⑴透過家庭作業，幫助他們在諮商會談之外的時間練習所學得的技巧；⑵透過父母酬賞系統的建議，可幫助兒童完成作業；⑶改變家人對其憂鬱症狀與憂鬱性認知的支持。

參考文獻

中文書目

江宜珍、李蘭（2005）。台灣北部國小四年級學童曾經發生自殺意念之相關因素研究。**台灣公共衛生雜誌，24**（6），471-482。

高源令（1991）。**國小學生日常生活壓力之研究**。國立政治大學研究所博士論文，未出版，台北市。

張明麗（2006）。**國小高年級學童的生活壓力**。2008 年 1 月 18 日，取自 http//www.nhu.edu.tw/~society/e-j.htm

張英熙（1998）。**身心障礙兒童罪惡感諮商歷程研究**。國立彰化師範大學輔導與諮商系博士論文，未出版，彰化市。

曾仁美（2006）。**憂鬱症兒童母親參與親子遊戲治療團體親職復原力建構歷程分析之案主研究**。2007 年 12 月 20 日，取自 http://www.atpt.org.tw/A-1.pdf

黃君瑜、許文耀（2003）。青少年憂鬱量表編製研究。**教育與心理研究，26**，167-190。

英文書目

Altmann, E. O., & Gotlib, I. H. (1988). The social behavior of depressed children: An observation. *Family Therapy*, *11*, 65-75.

American Psychiatric Association (2000). *Diagnostic and statistical manual of mental disorder* (4th ed, text revision). Washington, DC: American Psychiatric Association.

Armsden, G. C., & Greenberg, M. T. (1987). The inventory of parent and peer attachment: Individual differences and their relationship to psychological well-being in adolescence. *Journal of Youth and Adolescence*, *16*, 427-454.

Asarnow, J. R., Goldstein, M. J., Tompson, M., & Guthrie, D. (1993). One-year outcomes of depressive disorders in child psychiatric in-patient: Evaluation of the prognostic power of a brief measure of expressed emotion. *Journal of Child Psychology and Psychiatry*, *34*, 129-137.

Beck, A. T. (1983). Cognitive therapy of depression: New perspectives. In P. J. Clayton & J. E. Barrett (Eds.), *Treatment of depression: Old controversies and new approaches* (pp. 265-290). New York: Raven Press.

Brown, R. A., & Lewinsohn, P. M. (1984). A psychoeducational approach to the treatment of depression: Comparison of group, individual, and minimal contact procedures. *Journal of Counseling and Clinical Psychology*, *52*, 774-783.

Cassidy, J., & Shaver, P. R. (1999). *Handbook of attachment: Theory, research, and clinical applications.* New York: Guilford Press.

Champion, L., Goodall, G., & Rutter, M. (1995). Behavior problems in childhood and stressors in early adult life 1: A 20 year follow-up of London school children. *Psychological Medicine*, *25*, 231-246.

Cicchetti, D., Toth, S. L., & Tynch, M. (1995). Bowlby's dream comes full circle: The application of attachment theory to risk and psychopathology. *Advances in Child Clinical Psychology*, *17*, 1-75.

Clarke, A. S., & Schneider, M. L. (1993). Prenatal stress has long-term effects on behavioral responses to stress in juvenile rhesus monkeys. *Developmental Psychobiology*, *26*, 293-304.

Compas, B. E. (1987). Stress and life events during childhood and adolescence. *Clinical Psychology Review*, *7*, 275-302.

Dahl, R. E., & Ryan, N. D. (1996). The psychobiology of adolescent depression. In D. Cicchetti & S. L. Toth (Eds.), *Rochester Symptom on Developmental Psychopathology: Vol. 7. Adolescence: Opportunities and challenges* (pp. 197-232). Rochester, NY: Rochester University Press.

Eaves, L. J., Silberg, J. L., Meyer, J. M., Maes, H. H., Simonoff, E., Pickles, A., Rutter, M., Neale, M. C., Reynolds, C. A., Erikson, M. T., Heath, A. C., Loeber, R., Truett, & Hewitt, J. K. (1997). Genetics and developmental psychopathology: 2. The main effects of genes and environment on behavioral problems in the Virginia Twin Study of Adolescent Behavioral Development. *Journal of Child Psychology and Psychiatry*, *38*, 965-980.

Garber, J., & Horowitz, J. L. (2002). Depression in children. In L. H. Gotlih & C. L. Hammen (Eds.), *Handbook of depression* (pp. 510-540). New York: Guildford Press.

Ge, X., Lorenz, F., Conger, R. D., Elder, C., & Simons, R. L. (1994). Trajectories of stressful life events and depressive symptoms during adolescence. *Developmental Psychology*, *30*, 467-483.

Gladstone, T. R. G., & Kaslow, N. J. (1995). Depression and attribution in children and adolescents: A meta-analytic review. *Journal of Abnormal Child Psychology*, *23*, 597-606.

Goodyer, I. M., Herbert, J., Tamplin, A., & Altham, P. M. E. (2000). Recent life events, cortisol, dehydroepiandrosterone and the onset of major depression in high-risk adolescents. *British Journal of Psychiatry*, *177*, 499-504.

Gotlib, I. H., & Hammen, C. L. (1992). *Psychological aspects of depression: Toward a cognitive-interpersonal integration.* Chichester, UK: Wiley.

Harrington, R., Fudge, H., & Rutter, M. (1990). Adult outcomes of childhood and adolescent depression: Psychiatric status. *Archives of General Psychiatry*, *47*, 465-473.

Joiner, T. E., & Coyne, J. C. (Eds.). (1999). *The interactional nature of depression: Advances in interpersonal approaches.* Washington, DC: American Psychological Assocaition.

Kashani, J., Reid, J. C., & Rosenberg, T. K. (1989). Levels of hopelessness in children and adolescents: A developmental perspective. *Journal of Consulting and Clinical Psychology*, *57*, 496-499.

Kaslow, N. J., Deering, C. G., & Racusin, G. R. (1994). Depressed children and their families. *Clinical Psychology Review*, *14*, 39-59.

Kim-Cohen, J., Caspi, A., Moffitt, T. E., Harrington, H., Milne, B. J., & Poulton,

R. (2003). Prior juvenile diagnoses in adults with mental disorder: Developmental follow-back of a prospective-longitudinal cohort. *Archives of General Psychiatry*, *60*, 709-717.

Kovacs, M., & Krol, R. S. M. (1994). Early onset psychopathology and the risk for teenage pregnancy among clinically referred girls. *Journal of the American Academy of Child & Adolescent Psychiatry*, *33*(1), 106-113.

Kovacs, M., Feinberg, T. L., Crouse-Novak, M. A., Paulauska, S. L., & Finkelstein, R. (1984). Depressive disorders in childhood: II. A longitudinal prospective study of the risk for a subsequent major depression. *Archives of General Psychiatry*, *41*, 653-649.

Lahti, S. L. (1992). *An ethnographic study of the filial therapy process.* Unpublished doctoral dissertation, University of North Texas, Denton, Texas.

Landers, C. (1998). *Listen to Me: Protecting the development of young children in armed conflict.* Office of Emergency of Programs Working Paper Series. UNICEF: NY. Retrieved December 18, 2007, from http://www.worldbank.org/children/LISTEN~1.DOC

Landreth, G. L. (1991). *Play therapy: The art of the relationship.* New York: Accelerated Development Inc.

Lewinsohn, P. M. (1974). A behavior approach to depression. In R. J. Friedman & M. M. Katz (Eds.), *The psychology of depression: Contemporary theory and research.* New York: Winston-Wiley.

Lewinsohn, P. M., & Essau, C. A. I. H. (2002). Depression in adolescents. In I. H. Gotlib & C. L. Hammen (Eds.), *Handbook of depression* (pp. 541-559). New York: Guildford Press.

Little, S. A., & Garber, J. (2000). Interpersonal and achievement orientations and specific hassles predicting depressive and aggressive symptoms in children. *Cognitive Therapy and Research*, *24*, 651-671.

Nolen-Hoeksema, S. (2004). *Abnormal Psychology* (3rd. ed.). New York: McGraw-Hill Companies, Inc.

Nolen-Hoeksema, S., Girgus, J. S., & Seligman, M. E. P. (1992). Predictors and consequences of childhood depressive symptoms: A 5-year longitudinal study. *Journal of Abnormal Psychology*, *101*, 405-422.

Peterson, L., Mullins, L. L., & Ridley-Johnson, R. (1985). Childhood depression: Peer reactions to depression and life stress. *Journal of Abnormal Child Psychology*, *13*, 597-609.

Puig-Antich, J., Lukens, E., Davies, M., Goetz, D., Bernnan-Quattrock, J., & Todak, G. (1985a). Psychosocial functioning in prepubertal major depressive disorder: I. Interpersonal relationships during the depressive episode. *Archives of General Psychiatry*, *42*, 500-507.

Puig-Antich, J., Lukens, E., Davies, M., Goetz, D., Bernnan-Quattrock, J., & Todak, G. (1985b). Psychosocial functioning in prepubertal major depressive disorder: II. Interpersonal relationships after sustained ewcovery from affective episode. *Archives of General Psychiatry*, *42*, 511-517.

Rak, C. E., & Patterson, L. E. (1996). Promoting resilience in at-risk children. *Journal of Counseling and Development*, *74*, 368-373.

Rudolph, K. D., Hammen, C., & Burger, D. (1994). Interpersonal functioning and depressive symptoms in childhood: Addressing the issues of specificity and comorbidity. *Journal of Abnormal Child Psychology*, *22*, 355-371.

Rueter, M. A., Scaramella, L., Wallace, L. E., & Conger, R. D. (1999). First onset of depressive or anxiety disorders predicted by the longitudinal course of internalizing symptoms and parent-adolescent disagreements. *Archives of General Psychiatry*, *56*, 726-732.

Stark, K. D., Raffaelle, L., & Reysa, A. (1994). The treatment of depressed children: A skilled training approach to working with children and families. In C. W. LeCroy (Ed.), *Handbook of child and adolescent treatment manuals* (pp.343-397). New York: Lexinton Books: An Imprint of Macmillan, Inc.

Sutcliffe, J. (1994). *The complete book of relaxation techniques.* Allentown, PA: People's Medical Society.

第7章

國中與高中階段的憂鬱問題及輔導諮商策略

前言

中國俗語不是說「少年不知愁滋味，為賦新詞強說愁」嗎？但學者們（Mufson, Dorta, Moreau, & Weissman, 2004）認為這個階段的青少年正處在動盪期的憂鬱中。這階段最主要的困境是其自我內在常有搞不清楚自己是大人或是小孩間的衝突。G. Stanely Hall於一九〇四年將青少年的這個現象命名為「飆狂與壓力」（storm and stress）（引自 Mufson et al., 2004）。董氏基金會一項針對大台北地區二十五所高中、國中與高職的三千名學生的「大台北地區在學青少年對憂鬱與憂鬱症認知現況調查」研究，就發現84.2%的青少年曾感到憂鬱，其中 15.3%的人每天都感到憂鬱，33.6%的人平均一個星期就會感到憂鬱（董氏基金會，1999）。另外，根據中研院社會所提出的一項報告，有四成以上國中三年級的學生感到「鬱卒」（引自吳佑佑，2000）。黃君瑜及許文耀（2003）也發現在台灣地區的青少年憂鬱傾向的案例個數變多，8-10%的兒童及青少年有高度的憂鬱。令他們感到憂鬱的前三大原因依次是課業、人際關係、考試（董氏基金會，1999）。顯然的，很多人在進入國中之後，就開始進入升學考試的備戰階段。學校的老師與家長開始每日叮嚀他們用功讀書的重要性，而且在背負著沉重書包的同時，青少年的身體也開始因進入青春期而起了重大的變化。隨著身體的變化，青春期的激素也會影響青少年的情緒狀態。根據統計，青少年會患有重度憂鬱症（major depression disorder）的比率由兒童期的 2.5%增至青少年的 8.3%；患有情緒障礙症的比率由兒童期的 1.7%增至青少年 8.0%（Garber & Horowitz, 2002; Lewinsohn & Essau, 2002）。而且若在青少年時患有憂鬱症，其日後再發生率較兒童時期患憂鬱症者來得大（Duggal, Carlson, Sroufe, & Egeland, 2001; Jaffee, Moffitt, Caspi, Fombonne, Poulton, & Martin, 2002），所以對國中與高中階段的憂鬱問題是不容再忽視了。

第一節　國中與高中階段的憂鬱問題成因

案例與討論

case

成先是國中三年級的學生，原來很活潑外向，最近卻變得鬱鬱不樂，常常在早上醒來時告訴父母親他不想去上學。他說他不覺得自己通得過基測考試，而且同學之間為了成績的比較，感情之間都變得很生疏。成先的姊姊兩年前從同一國中畢業，在學時成績優異，所以老師與父母親對他期望都很高。每次學校的成績不理想時，不僅回家被父母親責備，罵他不如姊姊用功，在同學老師面前也覺得很自卑。他想請父母親不要總是拿自己和姊姊比較，但就是說不出口。每次上學時看到黑板上寫著基測考試倒數計時的數日，心裡就很慌，他說自己很想用功讀書，但是就是專心不下來，記憶力減退很多；讀書的時候很想睡覺，但躺下去卻又睡不著，晚上經常失眠。每天都覺得很累，食慾變得很差，已瘦了好多公斤了。現在父母親稍微講兩句他就大發脾氣，弄得父母親也束手無策，不知如何做才好。

根據美國精神醫學會出版的《精神疾病診斷與統計手冊》（American Psychiatric Association, 2000），青少年的憂鬱症狀與成年類似，只是在十八歲以下者，急躁及易怒的情緒，也歸為憂鬱的症狀之一。至於情緒障礙症，青少年與成年的憂鬱症狀類似，但不同之點是成年人必須要有憂鬱症狀至少兩年以上才符合診斷的標準；青少年則只要一年即符合診斷的標準。根據《精神疾病診斷與統計手冊》，案例中的成先有明顯的憂鬱症狀，例如鬱鬱不樂、脾氣易躁、讀書無法專心、記憶力減退、失眠、體重減輕等。

青少年的憂鬱狀況是不得輕忽的，因為青少年的憂鬱症若沒處理好，成人時期及之後再患的比率比在青少年時還高。約有 40%在三至五年後再復發（Lewinsohn, Clarke, Seeley, & Rohde, 1994）。而且憂鬱症常和其他的心理失調同時出現，在青少年早期最常與其並行出現的是分離焦慮失調症（separation anxiety disorder）；在青少年晚期最常與其並行出現的則是飲食失調症（eating disorder）。通常在出現憂鬱症之前會先有焦慮症狀的出現（Kim-Cohen, Caspi, Moffitt, Harrington, Milne, & Poulton, 2003）。

有關男女青少年憂鬱程度的差異，根據研究，男女性患憂鬱症的比率在十二至十四歲左右開始有顯著的不同（Cohen, Cohen, Kasen, Velez, Hartmark, Johnson, Rojas, Brook, & Streuning, 1993），在十五至十八歲時男女的差別最大（Hankin, Abramson, Moffitt, Silva, McGee, & Angell, 1998）。在青少年時期，女性得憂鬱症的比率約是男性的二（Nolen-Hoeksema, 2001）至三倍（Cohen et al., 1993），而且女性憂鬱的症狀也較男性嚴重（Reinherz, Giaconia, Lefkwitz, Pakiz, & Frost, 1993），且復發性較高（Lewinsohn & Essau, 2002）。研究探討女性在青少年期的憂鬱情況所以較男性嚴重，其可能的原因是來自對自我認知上的落差感（self-discrepancies）（Hankin, Roberts, & Gotlib, 1997）、對自己體型的自卑感（Allgood-Merten, Lewinsohn, & Hope, 1990）、生活中的壓力事件（Ge, Lorenz, Conger, Elder, & Simons, 1994）等。下面將針對生理的變化與遺傳、生活上的壓力事件、家庭環境、人際關係及認知因素等方面來探討青少年憂鬱的成因。

壹、生理因素的影響

研究發現憂鬱症發作的比率從青春期前（六至十二歲）的 3%在青春期後（十二至十六歲）升高至 9%（Garrison, Addy, Jackson, McKeown, & Waller, 1992; Lewinsohn et al., 1994），甚至高到 15%（Olsson & von Knorring, 1997）。學者們認為青少年青春期生理變化的情形比其年紀的因素更能有效的預測憂鬱的情形（Angold, Costello, & Worthman, 1998）。當青少年進入青春期後，青少年要適應自己因體內荷爾蒙的增加造成生理的改變以及第二性徵的出現等現象，加上由於生理的改變很多人會開始將他們視為大人看待而忽略了事實上他們的心理上並還沒準備好要當大人。另外，早熟的青少年可能會因其同輩朋友在生理發展的速度和自己不一樣而顯得突兀而感到有壓力。這些與青春期有關的現象都是導致青少年患憂鬱症比率增加的可能因素（Kaltiala-Heino, Kosunen, & Rimpelä, 2003）。所以很多的研究都指出青少年認為其個人生、心理問題與發展情況是其壓力感的來源之一（朱士祈，1988；江承曉，1991；郭靜姿，1986；蔣桂嫚，1993；蔡嘉慧，1998）。例如較早進入青春期的女性較其他女性有憂鬱的傾向；男性方面，則發現較早或較晚進入青春期者較其他男性有憂鬱的傾向（Kaltiala-Heino et al., 2003）。而且通常女性進入青春期的年齡比男性早，這也可能是青少年女性憂鬱的情況較男性嚴重的原因之一。同時，黃正鵠及楊瑞珠（1998）也指出青少年在成長過程中由於身心的急遽變化，衍生出諸多失衡的現象，也因而使青少年犯罪率逐年攀升。案例討論中所提到的成先，其憂鬱也有可能是因為青春期荷爾蒙的變化所引起的。

另外一個生理因素的影響是來自遺傳，如果父母親之一有憂鬱症，其子女患憂鬱症的機率就很大（Beardslee, Versage, & Gladstone, 1998）。從雙胞胎的研究中發現通常來自遺傳的憂鬱症會在青少年時期發作（十一歲之後），非遺傳的憂鬱症會在兒童時期發作（十一歲之前）（Rice, Harold, & Thaper, 2002）。特別是當有憂鬱遺傳的女性青少年一旦經驗到壓力事件，其患憂鬱症的機率很高，但在青春期前這情況較不會發生（Silberg, Pickles,

& Rutter, 1999）。

貳、生活上的壓力事件

學者們指出當人們長期處在壓力的生活環境中，對其生心理健康會有不良的影響。當然對不同年紀者，其感受到壓力的事件或會導致的影響是不盡相同的（Grant, Compas, Stuhlmacher, Thurm, McMahon, & Halpert, 2003）。研究發現負向消極的壓力事件對兒童至成年期的憂鬱症的產生都是一個主要的導因（Meyer, Chrousos, & Gold, 2001）。根據董氏基金會（1999）的調查研究，有 56.7%的國中與高中生認為課業是導致其壓力的主要來源，其次是人際關係（50.9%），然後是考試（45.6%）。董氏基金會（2002）的另一個調查發現，青少年時常或總是感到壓力的生活事件首推考試（44.4%），其次是課業表現（37.9%），第三為金錢（26.8%），第四為同儕關係（23.5%），第五為外表（20.3%）。其他的研究也指出國內青少年的壓力來源有下面數種：

學校、考試與課業適應問題方面：例如學校成績不理想、成績退步或不及格、考試太多、上課聽不懂、師長管教態度不當等（王文琪，1994；王蓁蓁，2000；朱士祈，1988；江承曉，1991；吳明隆及陳昭彬，1995；涂柏原，1987；郭靜姿，1986；陳佳琪，2001：蔣桂嫚，1993；蔡嘉慧，1998；羅婉麗，2001），或是時間安排不當（涂柏原，1987）所產生的學習問題。

同儕關係方面：例如與人爭執、同學之間的競爭、被同學排斥拒絕、與班上同學不睦等（江承曉，1991；李欣瑩，2001；涂柏原，1987；郭靜姿，1986；陳佳琪，2001）。或是在異性交往上被異性朋友拒絕或發生爭執等（王蓁蓁，2000；蔣桂嫚，1993）。

師生關係問題方面：研究發現青少年對師生間關係的好壞十分在意（吳意玲，1993；郭靜姿，1986）。

前途問題方面：例如未來前途與發展及生涯規劃等（吳意玲，1993；涂柏原，1987；郭靜姿，1986；蔡嘉慧，1998）。

個人發展方面：例如擔心自己發展得太早或太晚、受到心理問題的困擾等（朱士祈，1988；江承曉，1991；郭靜姿，1986；蔣桂嫚，1993；蔡嘉慧，1998）。

親子關係與父母親的期望方面：父母親對自己的期望太高、親子間的衝突等（江承曉，1991；李仁宏，2003；郭靜姿，1986；蔣桂嫚，1993；蔡嘉慧，1998）。

家人方面：例如家人的健康、親人死亡及父母親的關係不睦等（朱士祈，1988；李仁宏，2003）。

期許方面：對自我的期許太高或社會對自我的期許太高等（江承曉，1991）。

周震歐及郭靜晃（1992）在青少年輔導中心需求評估之研究中也發現，青少年求助問題以人際關係問題最多，然後依次為學業問題、家人關係、生活事件的多寡及生活的變動等都容易造成生活的壓力。

案例討論中所提到的成先，其憂鬱的情況有可能是來自對學校、考試與課業適應、同儕關係等方面。研究指出當面對上述種種壓力所帶來的緊張時，青少年很容易因適應不良而出現情緒障礙及問題行為，而以抽菸、喝酒、打架、藥物濫用或逃家等消極的因應方式來面對（李孟智，1998；蔣桂嫚，1993）。蔡佩芬（1997）指出青少年因學習壓力過大而產生如：嗑藥、自殺、罹患精神分裂症、憂鬱症等的現象是教育與輔導單位需要受到重視的問題。

參、與家庭的關係

很多研究指出親子關係與父母親的期望（江承曉，1991；郭靜姿，1986；蔣桂嫚，1993；蔡嘉慧，1998）是青少年的壓力來源之一。根據依附理論，如同兒童時期一樣，研究發現與父母親之間不安全性的依附關係與青少年的憂鬱及其他的心理疾病皆有很強的關聯性（Ainsworth, 1989; Allen, Porter, McFarland, McElhaney, & Marsh, 2007; Rosenstein & Horowitz, 1996）。所以幫助青少年與父母親建立安全性的依附是很重要的。在青少年時期所謂安全性的依附指的是他們不但能感覺到與父母親間有歸屬的關係，也同時能在父母親的支持中能發展自己的自主性（Allen, McElhaney, Land, Kuperminc, Moore, & O'Beirne-Kelley et al., 2003），特別是情緒與認知發展上的獨立性（Allen, Hauser, Bell, & O'Connor, 1994）。安全性的依附關係建立主要是取決於三個因素：⑴青少年與其父母親（或照顧他的人）間有坦誠的溝通；⑵父母親（或照顧他的人）是這些青少年隨時可聯絡得到的（accessible）；⑶當他們需要時其父母親（或照顧他的人）會提供必要的扶助及保護（Ainsworth, 1989; Kobak, Sudler, & Gamble, 1991）。此安全性的依附關係有助於青少年感覺到安全感、自尊心提高、與同儕間有好的人際關係（Allen & Land, 1999）、能自在的表達較負面的情緒感受（例如生氣、害怕及壓力）而不擔心受到苛責，且因為溝通能力的改善而增加問題解決的能力（Kobak & Duemmler, 1994），這些都有助其個別性與自主性的增進（Allen & Land, 1999）。反之，如果父母親（或照顧他的人）在青少年需要的時刻沒能給予必要的扶助與保護，與青少年沒能坦誠溝通，且常常讓他們聯絡不到，這種情況下，親子之間就會變成是不安全的依附。成長在這種環境下的青少年會對自己沒有信心，覺得自己是沒有價值的（Bartholomew & Horowitz, 1991）、對人際關係的維繫沒有信心（Barber, 2002）。最重要的由於擔心表達負面的情緒會遭到責備，所以轉而壓抑情緒並責備自己，因而導致心理較脆弱而易患上憂鬱症（Cicchetti, Toth, & Lynch, 1995; Kobak et al., 1991）。另外家庭的衝突與雙親對自己的高期望易讓青少年感到更多的憂鬱（李仁宏，2003）。陳思潔（2004）發現父母親的教養態度與自殺意念呈負相關，越積極的教養態度會減低青少年的寂寞感，且相對減輕自殺的意念。案例討論中所提到的成先，其憂鬱的情況有可能是來自父母親常將他與姊姊比較，且對他有過高的期望。他想請父母親不要總是拿自己和姊姊比較，但就是說不出口。這種無法與父母親自在的溝通自己心裡的感受也可能是導致其感到憂鬱的原因之一。

肆、人際關係的因素

根據 Erikson 的社會心理發展理論，青少年時期主要的發展任務是自我認同（self-identity）。雖然如前一段所述，安全依附的家庭關係對他們自我價值感的確立很重要，但除此之外，他們建立自我認同的主要來源之一是同儕團體。青少年經常是透過其同儕的認可（reassurance）中來塑造自我的形象。所以當被同儕排斥與拒絕會帶給他們很大的壓力感（江承曉，1991；李欣瑩，2001；涂柏原，1987；陳佳琪，2001；郭靜姿，1986）。而且與同儕間不安全的依附感與憂鬱感的產生也有很強的相關性。不過如前所述，在青少年時期與同儕朋友間的安全依附關係指的是他們不但能感覺到與朋友間有歸屬的關係，也同時能在朋友的支持中發展自己的自主性（Allen et al., 2007）。案例討論中的成先感覺自己成績不好而遭到同學的排斥，這可能是導致到他感到憂鬱的原因。

不幸的，如同Coyne（1976）的憂鬱者人際關係理論（interpersonal theory of depression）中所指出，憂鬱的人所持的一些特質很容易使他們不受歡迎，而受到拒絕使他們更加退卻，這種人際互動上的負向循環，會導引出更多的憂鬱症狀。其所持的特質之一就是過度尋求他人的確認（excessive reassurance-seeking）。這是指他們有過度依賴他人的肯定來建立自我價值感及確立自己是否還被喜愛的傾向（Joiner, 1999）。而過度尋求他人的確認就像是傳染劑（contagion）一樣，透過此，人們很容易將自己的憂鬱感傳給別人（Coyne, 1976; Jointer, 1994）。Joiner 等人（Joiner, Kaze, & Lew, 1999; Joiner & Metalsky, 1995）將 Coyne 的理論擴大，指出過度尋求他人的確認是一種適應不良的人際互動型態，使用此種型態者很容易會引致憂鬱症。這種影響性在兒童期還不明顯，但自青少年早期起開始有顯著性的影響（Abela, Zuroff, Ho, Adams, & Hankin, 2006）。研究就發現青少年若越需要尋求他人的認可，其憂鬱感越強（Abela, Hankin, Haigh, Adams, Vinokuroff, & Trayhern, 2005; Joiner, 1999）；而有憂鬱症狀又過度尋求他人確認的青少年也是最不受同儕歡迎者（Joiner, 1999）。

伍、消極負面的認知方式所產生的絕望感

為什麼在進入青少年後患上憂鬱症的機率會較兒童時期來得高呢？其原因之一是因為在此階段的生活多了很多負向的壓力事件。例如國中與高中學生不僅考試與課業的壓力加重，還要顧及同儕間的人際關係；這些都會帶給國高中學生很大的壓力。不過憂鬱症絕望理論認為負向的生活事件發生雖然是影響青少年絕望憂鬱的原因之一，但是兩者的關係卻不是絕對的，因為不是每個青少年在面對考試或維持同儕的人際關係不順利時都會有絕望感，關鍵就在於青少年們如何對該情境做歸因解釋與推論。

有關憂鬱的認知理論致力於探討人們的心理過程（如知覺、確認、判斷、態度、推理及記憶方面）與經驗的互動中對憂鬱產生的影響。他們指出有四種易造成憂鬱的認知成因：一是對事件的起因、結果及自己在其中所扮演的角色做消極負向的歸因（Abramson, Metalsky, & Alloy, 1989）；二是不當的態度（dysfunctional attitude）（Beck, Epstein, & Harrison, 1983）；三是不斷的去省思反芻（ruminate）憂鬱的心情（Nolen-Hoeksema & Morrow, 1991）；四是自我批評（self-criticism）（Blatt & Zroff, 1992）。以上四點將詳述如下：

在歸因方面：研究發現當遇到負向的生活事件時採憂鬱性的歸因解釋者較易患上憂鬱症（Hankin, Abramson, & Siler, 2001）。所以如果：⑴青少年對所發生的負向事件（如考試沒考好）的發生做了穩定（如常常會發生）及一般性的歸因（如不管在何種情況下都會發生）；以及／或者⑵該負向事件會導致其他負向的結果（如一次考試沒考好，以後聯考也不會考好）；以及／或者⑶認為這負向事件是因自己的某個負向特質（如能力不夠）造成的，因而覺得自己一無是處，而使自尊心降低，就會引發絕望感（Abramson & Alloy, 1990; Abramson et al., 1989）。研究也發現在六年級（Robinson, Garber, & Hilsman, 1995）、國二（十三歲）（Turner & Cole, 1994）或國三（十四歲）（Cole, Peeke, & Ingold, 1996）的青少年的憂鬱心情，已開始會受到他們對發生事件的歸因解釋的影響。

不當的態度方面：此類的人常將自己的價值感建築在完美性及他人的贊同上。如果自己做得不完美，就表示自己一無是處；假如得不到他人的贊同，就深覺自己是非常差勁的（Hankin, 2006）。研究發現抱持此態度來看待其生活中壓力情境的青少年易患上憂鬱症（Lewinsohn, Joiner, & Rohde, 2001）。

反芻憂鬱的思緒方面：反芻憂鬱指的是個體一直專注在憂鬱的症狀及有關的情形中（Hankin, 2006）。研究發現青少年若越加專注與反芻自己的憂鬱心情，會使其憂鬱症狀更加惡化（Kuyken, Watkins, Holden, & Cook, 2006; Park, Goodyer, & Teasdale, 2004）。

自我批評方面：此類的人常自覺無價值及罪惡感，並對自己的能力與信心都產生質疑，因而降低其自尊心。這種人容易患憂鬱症（Blatt & Zroff, 1992）。Blatt（1974）指出這是人格結構性的憂鬱之一，稱為投入性的憂鬱（introjective depression）。這主要是來自人際關係的經驗之影響。

以案例討論中成先的情況為例，如果成先認為自己的成績不好是因為自己能力不好，相信這情況常會發生（即一次考不好永遠都會考不好），且相信如果父母親或老師沒有讚賞自己，自己就是一無是處等想法，就很容易感到憂鬱。

第二節　國中與高中階段憂鬱問題的輔導諮商策略

壹、重建家庭關係——以依附為主的家庭治療

如前面所述，親子間不安全的依附關係易導致青少年的憂鬱及其他的心理疾病，不過幸好此關係可透過父母親效能（parenting）的改進或接受心理治療來幫助青少年與家庭間重新建立起安全性的依附關係（Cicchetti & Greenberg, 1991; Weinfeld, Sroufe, & Egeland, 2000）。學者（Main & Goldwyn）將此過程定名為贏得安全感（earned security），其定義是指在

孩童時期經驗到負向的親子關係者，日後能漸漸從了解這些事件的真實面而諒解曾對自己冷淡、拒絕及未表達愛的父母親（引自 Diamond, Siqueland, & Dimond, 2003）。

以依附為主的家庭治療（attachment-based family therapy, ABFT）的模式認為贏得安全感的關鍵性方法，是讓青少年與父母親直接的談論互相關係不睦的情況與感受。透過此種直接對話的方式可幫助青少年清楚的將自己與父母親的心結及衝突關係說出來，及表達此負向的親子關係如何影響到自己絕望感、無助感及被動的個性。在父母親方面，可幫助他們了解青少年負面情緒的緣由及區別出哪些情況是來自青少年本身易怒的個性，哪些是確實來自父母親不當的對待，或是來自青少年在成長中有些需要（如有想獨立自主的需求）未能獲得父母親的支持。了解這些之後可幫助父母親增加對其子女因心理衝突引發的反應較有容忍力，且知道如何適時的提供自己屆於青少年階段的孩子學習與滿足其自主性需求的機會。其主要的治療目標就是修復與重建親子雙方的信任與安全性的依附關係（Diamond et al., 2003）。

此治療過程通常分為兩個部分，前半段的治療著重在幫助青少年指認出在其成長歷程中有哪些家庭衝突事件影響到他們與家庭依附的關係。這過程中若發現有哪些事件中是源自於父母親的疏忽，諮商師要幫助與鼓勵父母親對於這些事件表示歉意。學者們（Boszormenyi-Nagy & Sparks, 1984）發現，父母親的道歉及願意接受青少年覺得不公正的想法，常常可以帶來青少年對父母親的諒解，而且願意與父母親重新建立關係。後半段的治療則是著重在增進青少年的自主性（例如改善學校的成績、出席狀況、完成學校的作業及增加參與學校活動的情形等）。學者發現透過這些方向的改善將有助於青少年改變對自己負向的看法，增強自信心，及減少其憂鬱感（Cole, 1990）。

Diamond 等人（2003）並進一步指出對憂鬱青少年與其家人要處理的問題包括：父母親的批評、青少年本身動機的缺乏與退縮、父母親本身的壓力感、親子關係的生疏及青少年消極負向的自我概念。以下將針對這幾個問題的處理目標、諮商過程及預期結果等較具體的治療架構摘要如下。

一、處理父母親批評的諮商過程

處理的問題：處理父母親的批評

父母親常將憂鬱青少年的行為視為是因懶惰、不求上進等個人性因素所造成的，所以常苛責青少年。青少年也常會因此用這些苛責來責備自己。很多父母親是帶著挫折感來參與這諮商的過程，因為他們已試過很多方法要幫助青少年，但似乎無一見效。青少年在進入諮商過程中常抱持否定的心態。他們常將父母親的關心視為是批評，認為自己並沒有什麼問題需要處理。

處理的目標：重新建立家庭的關係

諮商的內容：

- 彼此認識、了解家族史。
- 鼓勵青少年說出他的憂鬱感及令自己感到不愉快的事情。
- 鼓勵父母親針對青少年的分享給予回饋。諮商師要用較柔軟與憐憫的音調來做串聯，特別要將親子間的衝突或誤解對憂鬱的影響指出來。
- 鼓勵父母親去省思為什麼青少年遇到問題時不向他們尋求協助。讓青少年針對父母親的分享給予回饋，化解互相間的誤解。
- 鼓勵父母親針對在這些事件中是源自於自己疏忽之處表示道歉之意。

預期的結果：

- 父母親苛責其青少年子女的次數減少。
- 父母親與青少年子女間建立相互的責任感。

二、處理青少年缺乏動機與退縮的諮商過程

處理的問題：處理青少年缺乏動機與退縮的問題

憂鬱青少年常由於絕望感、被動及缺乏體力而感到自己是無能的，因而功課退步、不再參與任何以前所喜歡的活動，且從人群中孤立出來。這種情況不僅讓朋友、老師及父母親對他們感到失望，甚至他們自己都會感到了無生氣而有自殺的念頭。

處理的目標：

- 諮商師與青少年建立關係。
- 設立諮商過程所要完成的任務與目標。

諮商的內容：

第一階段：諮商師與青少年建立關係。

- 鼓勵青少年分享他們的想法與對生活的體會。
- 鼓勵青少年列出自己有哪些特長與能力常被父母親所忽略。

第二階段：設立對青少年有意義的諮商目標。

- 鼓勵青少年列出一些已長久存在但仍未解決的問題。這過程可以幫助青少年確認及面對自己一直在逃避的想法與感覺，並將其表達出來。
- 鼓勵青少年列出他們期望達到的諮商目標。

第三階段：徵得青少年的同意，參與這以重新與父母親建立關係為目標的諮商過程。

- 鼓勵青少年分享他們為何不將困擾自己的事告訴父母親（很多時候他們會認為說了也不會有所改變或擔心說了會受到責備）。
- 諮商師挑戰青少年那些想法的真實性。
- 諮商師幫助青少年改變其自我挖苦性及被動式的表達方式，能學習以較誠實、具體及肯定式等較有效的方法表達自己的想法。
- 青少年因相信諮商師會保護他們免受父母親的責備，而同意嘗試新的溝通及人際關係的技巧。

預期的結果：

- 諮商師與青少年建立有效的治療關係。
- 成功的設立諮商的目標。
- 青少年變得較主動積極。
- 青少年對人生開始感到有希望。

三、處理父母親本身壓力感的諮商過程

處理的問題：父母親本身的壓力感（父母親本身的壓力與憂鬱狀況對其子女的身心健康方面會有很大的影響）。

處理的目標：諮商師與父母親建立關係並設立諮商過程所要完成的任務與

目標。

諮商的內容：

第一階段：諮商師與父母親建立有效的治療關係。

- 鼓勵父母親分享他們對自己生活的體會。
- 鼓勵父母親列出自己的長處（如工作、能力、嗜好及自己擁有的資源）以及他們的短處（如生心理疾病、生活上的壓力事件或婚姻的衝突等）。

第二階段：設立對他們家庭有意義的諮商目標。

- 鼓勵父母親分享他們自己與其父母親的關係。探討是否有些他們與自己父母親未處理好的問題而影響他們自己當父母親的態度。
- 鼓勵父母親探討其處在生活及照顧憂鬱青少年的雙重壓力下的感受。
- 鼓勵父母親列出他們期望達到的諮商目標。

第三階段：徵得父母親的同意參與以重新與青少年建立關係為目標的諮商過程。

- 提醒父母親傾聽子女心聲的重要性。提醒父母親有時候子女講的話可能很刺耳，但如果不讓他們講出來就聽不到他們的心聲。當父母親準備好心態要傾聽時，則可進入下一步驟。
- 教導父母親傾聽技巧，包括：學習接受強烈情緒、同理心的傾聽且能確認的標示出情緒。提醒父母親重新建立依附關係的關鍵，是在於父母親能有效的使用這些技巧。
- 幫助父母親他們在面對與青少年子女對話時會有的擔心與害怕，讓父母親預想一些對策。

預期的結果：

- 增加父母親對諮商師與諮商過程的信任。
- 父母親願意成為其青少年子女社會支持的來源。

四、生疏的親子關係處理過程

處理的問題：父母親與其青少年子女的關係生疏。憂鬱的青少年子女經常覺得其父母親不但是拒絕、不接受他們的想法，而且是遙不可及的。這可能是因其憂鬱所導致的想法，也可能是來自真實的家庭互動狀態。

處理的目標：幫助父母親與其子女重新建立依附的關係。

諮商的內容：

- 鼓勵青少年將他們對父母親不滿的情緒表達出來，同時鼓勵父母親要以所學到的傾聽技巧有耐心的傾聽子女的心聲及做適當的反應。這過程會讓青少年子女因其情緒被接受而不再感到害怕、生氣或傷心。也體會到傾聽在人際關係上的重要性。
- 鼓勵父母親跟青少年子女分享他們生活上的難處、壓力及憂鬱的情形。透過彼此的分享，有助於彼此更多的了解及關係的建立。
- 在溝通中如果子女分享一些過去令他難過或生氣的事，鼓勵父母親針對在這些事件中是源自於自己疏忽之處表示道歉之意。這道歉的舉動會讓青少年子女更願意為自己擔負起較多的責任。

預期的結果：

- 增加青少年子女與父母親間的信任感與對彼此的尊重。
- 承擔各自的責任感及相信彼此是可以互相信靠的。

五、處理消極負向自我概念的諮商過程

處理的問題：消極負向的自我概念。很多憂鬱的青少年對自己沒信心，認為自己是沒有價值的。

處理的目標：建立自信心。

- 幫助青少年從實際經驗中肯定自我的能力及減少社會孤立感。
- 鼓勵父母親願意適時提供其青少年子女必要的幫助。

諮商內容：

- 鼓勵父母親授予其青少年子女較多富有挑戰性的任務，並在其執行的過程中給予精神上的支持。
- 鼓勵青少年不要再抱怨父母親，願意正視自己的生活，為自己的行為負責任。
- 鼓勵青少年與父母親願意面對與解決其問題行為，並持續不斷練習溝通及人際關係的技巧。諮商師從其親子互動及該青少年的行為表現中觀察

其進步的情形。

- 鼓勵青少年與家人一起討論其日常生活事物中應遵守的準則（例如幫忙哪些家事、晚上最晚幾點回家、零用錢等）。
- 鼓勵青少年與父母親一起討論對其學校表現合理的期望。
- 鼓勵父母親在其子女的學習過程中對每一個小步驟的完成給予鼓勵。
- 鼓勵青少年與父母親一起列出可以幫助他們處理其憂鬱問題的社會資源清單。諮商師可邀請有關的人員參與會談的過程，並介紹家人如何使用這些不同的資源。
- 鼓勵父母親讓其青少年子女負責某些計畫（如家人的旅遊計畫），這不僅增加其責任感，也能增進其自信心。

預期的結果：青少年案主的自主力增加。

貳、青少年人際關係的心理治療

Mufson 等人（2004）指出人際關係的心理治療（interpersonal psychotherapy, IPT）是在 1960 年發展出來治療成人憂鬱症之用，不過後來經由學者們稍加修正以適用於治療青少年的憂鬱症，稱為青少年人際關係的心理治療（IPT-A）。其主要目標包括減低憂鬱症狀及處理與憂鬱有關的人際關係問題。在此作者將分別從治療前的診斷評量、初期階段、中間階段及結束階段的治療目標、任務及內容等部分介紹Mufson等人（2004）的青少年人際關係的心理治療過程。

一、治療前的診斷評量

在諮商治療開始進行之前，諮商師需先與青少年案主及其父母親見面進行診斷評量，其重點包括：⑴了解該青少年憂鬱症狀出現的情形並進行診斷；⑵了解該青少年目前社會心理功能的情形，特別是在人際關係方面遇到問題的情形；⑶設計最適合該青少年的治療方法。診斷評量進行的步驟如下：

步驟一：讓青少年案主及家人了解診斷評量的目的。

步驟二：與青少年案主單獨會談，了解其就診的原因、憂鬱的情形，及其家庭、學校及人際關係方面的情況、是否有自殺的企圖，並讓青少年案主了解在諮商過程中除非他有自殺的企圖，否則其所分享的訊息將予以保密。

步驟三：與父母親會談，以進一步從父母親的角度了解青少年案主的情況（例如他們所觀察到的青少年案主所遇到的困難及憂鬱的情形，及蒐集任何他們願意補充的資料）。

在資料蒐集後，若發現青少年案主確時患有憂鬱症及有人際關係的問題，且符合下面三個條件，則可採用此青少年人際關係的心理治療進行處理。其條件包括：⑴該青少年案主有清楚的意識能力能與諮商師建立有效的治療關係而且願意接受諮商；⑵諮商師與青少年案主都同意人際關係是造成其憂鬱問題的主要原因；⑶該青少年案主會願意參與全程的諮商輔導。

二、初期階段

在這階段有七個目標，分別是：

目標一：確定診斷的正確性。

目標二：青少年案主及家人清楚了解憂鬱症及諮商師將採用的諮商方法。

目標三：青少年案主清楚了解人際治療理論。

目標四：青少年案主填寫人際關係量表並了解其人際關係的問題對其憂鬱的影響。

目標五：確認其人際困難的所在。

目標六：青少年案主與家人了解自己在諮商過程中的角色。

目標七：幫助青少年案主順利進入中間階段的諮商過程。

㈠針對目標一、二和三的諮商過程

為達成第一、第二和第三個目標，共有六個任務需要完成，以下將針對每個任務的細節詳細介紹。

任務一：審視憂鬱的症狀與本質。要詳細審視青少年案主憂鬱症狀主要的目的有四：

- 幫助諮商師確認對青少年案主的診斷。
- 幫助青少年案主了解其憂鬱症狀不是來自什麼稀奇古怪的理由，是很具體的且是可以經由諮商過程獲得改善的。
- 幫助青少年案主了解其憂鬱症狀對其人際關係的影響。
- 幫助青少年案主了解他自己在諮商過程中不是被動接受治療的，為有效的增進治療效果，青少年案主需主動的告知其症狀及所遇到的困難等資料，以幫助諮商過程的進行。

諮商師應仔細的按憂鬱症狀的診斷標準（詳見第一章）確認青少年案主的憂鬱情況，要讓青少年案主清楚知道憂鬱症狀，特別是生理方面的症狀。尤其是身體檢查結果一切正常但卻仍感到身體不舒服者，清楚知道憂鬱的症狀，有助於減輕他們對自己健康情況的擔憂。並讓青少年案主知道其憂鬱是暫時性的，這些症狀是可以透過諮商來改善的，而且經由諮商治療可幫助他增強其日常生活運作的能力。

任務二：確定諮商方法對青少年案主的適合性。

如果青少年案主確實有人際關係的問題，且願意在諮商過程中分享與探討其人際問題對其憂鬱的影響，那麼此諮商方法是適合的。諮商師也需讓青少年案主明白此諮商方法對他的適合性。

任務三：向青少年案主介紹所有可治療憂鬱症的方法。

向青少年案主介紹所有可治療憂鬱症的方法，並告知在治療過程諮商師會知會案主其進展的狀況，一旦諮商師發現此種心理治療方法對他並不適當，諮商師會向其告知並做適當的轉介。

任務四：幫助青少年案主界定出在哪些特定的情境中他們是受制於憂鬱症狀的影響無法像常人般的運作。

雖然憂鬱症案主並不是什麼事都不能做，但是要他們表現得像常人一般會較困難。較有建設性的做法是幫助青少年案主界定出在哪些特定的情境中他們是受制於憂鬱症狀的影響無法像常人般的運作。透過此清楚的界定能幫助青少年案主接受自己的情況，也較能坦然的接受治療。

任務五：幫助青少年案主了解青少年人際關係的心理治療方法基本原則。

諮商師向案主解釋採用此治療方法的主要目標是減低憂鬱症狀及處理導致其憂鬱的人際關係問題。為達到此目標，在諮商過程中諮商師會問很多問題，主要的目的是要對青少年案主的問題有詳盡的了解與認識，以期能針對其問題提供有效的治療。

任務六：徵得青少年案主願意參與諮商過程的承諾。

雖然諮商師很清楚知道採用此治療方法可有效的幫助青少年案主，但很重要的一個步驟是幫助青少年案主澄清任何治療過程上的疑惑，然後決定是否要參與。為了有助於合作關係的建立，諮商師應讓青少年案主知道在諮商過程中他們是一起奮戰的隊友。

㈡針對目標四的諮商過程

在針對目標四的達成過程中，諮商師主要的任務是要透過人際關係量表（closeness circle）（見圖 7-1）幫助青少年案主探討與人際關係有關的憂鬱問題，並找出會引發其憂鬱事件的前因後果。

人際關係量表的使用方法是：讓青少年案主在中間畫＋的部分填上自己的名字，然後依他的朋友或親人與自己關係親近的程度將他們的名字填在不同的圓圈上。完成後鼓勵青少年案主深入的討論每一層的人際關係，討論內容包括：⑴他們多常碰面？當他們在一起時通常喜歡一起做什麼事或不喜歡一起做什麼事？⑵與對方的關係維持了多久？目前兩人的關係是否還持續著？如果沒有持續著，其分手的情況是平和的還是不歡而散呢？⑶舉例說明兩人間正向的關係與負向的關係；⑷青少年案主是否想改變兩人間的關係？想做什麼樣的改變？為什麼？是否已嘗試做改變了呢？如果想改變但卻還未付諸行動又是為什麼呢？⑸自己的憂鬱是否影響到與他人間的關係？如何影響呢？

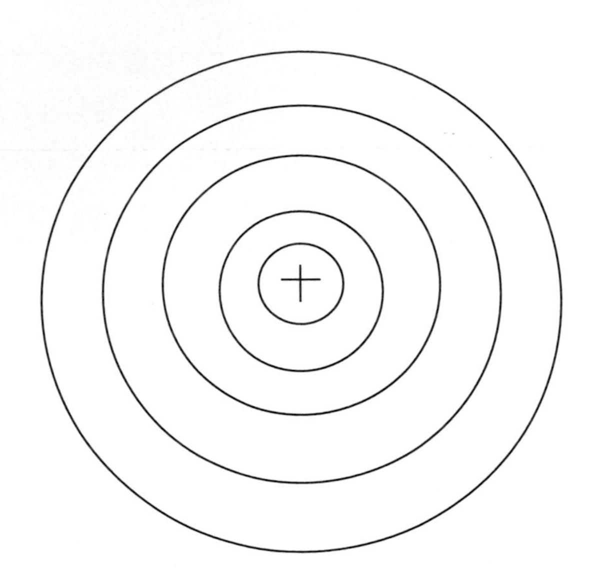

圖 7-1　人際關係量表

資料來源：引自 Mufson 等人（2004: 279）。

㈢針對目標五的諮商過程

諮商過程的第五個目標是幫助青少年案主確認其人際困難的所在。讓青少年案主完成親近關係圖並分享其與他人互動的狀況及每一個人際關係互動中與其憂鬱的相關情形。在分享的過程中，諮商師應幫助青少年案主敏覺到其每一個人際關係與其整個人際關係的相關情形，其人際關係特有的型態導致其人際困難的地方，其克服方式的適切性，及可能導致憂鬱的因素。

在這討論的過程中，諮商師應採用開放性的問句方式，讓青少年案主有機會將其想法分享出來，以幫助其評量自己與他人互動的情況，特別是去注意到其人際互動的困難或衝突之處，並把問題的所在確定出來。等問題確定出來後，下一個步驟再詳細探討衝突的內容及困難的所在。為了能確實達到短期治療的效果，最好能一次只專注於一個問題，如果發現到有多項問題需要處理的話，請青少年案主列出優先順序，並決定哪一個是較急迫需先處理的。

㈣針對目標六及七的諮商過程

諮商過程的目標六及七是向青少年案主與家人說明在諮商過程中他們應扮演的角色及幫助青少年案主順利進入中間階段的諮商過程。

當問題確定後，諮商師應將青少年人際關係的心理治療技巧再介紹一次，讓青少年案主知道往後在會談中他們會集中在探討其人際間的衝突與感到困難的事情。在討論過程中，青少年案主必須主動的提供有關資訊並參與討論。讓青少年案主知道在每次會談中諮商師會在開始時讓其以 1 到 10 表明其一週以來的憂鬱情形，1 是表示非常好，10 則表示非常差；在何種情況下其心情最差，以及其是否有自殺的念頭，其強度是如何。他們會討論在一星期中所發生的事件對青少年案主心情的影響。最重要的是要鼓勵青少年案主隨時將其認為重要的問題提出來，而且要確保諮商師有討論與注意到這些重要的問題。

當青少年案主明白也同意諮商的過程、需要處理的問題及應扮演的角色後，諮商師應將這些內容放於治療契約（treatment contract）中。契約的內容包括：清楚列出要處理的問題、青少年與其父母親在治療中扮演的角色、治療的目標與期待、治療時間的長度與次數、需繳交費用的金額、治療過程應注意的事項等。另外要提醒青少年案主按時參加諮商會談的重要性，如果有事而不能赴約時要如何取消與重新約定時間，更重要的要提醒青少年案主誠實與保密的重要性及限制（例如當青少年案主有自殺或傷害他人的企圖時，諮商師則必須向有關單位報告）。

三、中間階段

㈠諮商治療的目標

在這諮商的中間階段主要是要達到下面的五個目標：

目標一：再次澄清問題的所在。

目標二：與青少年案主審視在初期階段所確定要處理的問題並做再次的確定。

目標三：觀察青少年案主在討論生活事件及在諮商關係中其情緒變化

的狀況，並鼓勵青少年案主願意主動的分享自己的感受。

目標四：與青少年案主的父母親有定期的教導與諮商會談的時間。

目標五：諮商師與青少年案主父母親建立合作的關係，鼓勵他們在青少年案主的諮商治療過程中給予最大的支持。

不過在這中間階段其治療過程與初期階段最大的不同是，在初期階段的諮商結構較清楚具體，中間階段的過程主要是針對某一個特定的人際問題進行處理，所以雖然有具體的目標，但整個過程較有彈性。

㈡諮商過程中應注意的事項

1.諮商師與青少年案主在諮商過程中的角色

青少年案主經過初期階段諮商過程的經驗，在此階段應該已較能坦然的探索與分享自己的感受，所以青少年案主的角色不再是被動的資料提供者，而是主動的尋求問題解答者。諮商師的角色一般來說還是主動的角色，例如主動的觀察青少年案主在討論生活事件及在諮商關係中其情緒變化的狀況，並鼓勵青少年案主願意主動的分享自己的感受。不過在引導的角色上，會漸漸的轉為與青少年案主協同合作的角色。例如他們要共同決定在諮商過程應注意的重點，一起討論一週來所發生的事件對自己的影響，及對人際衝突事件的解決方式。

2.諮商過程的結構與專注的重點

在此階段中討論專注的重點是從人際關係量表中發掘到的問題及在諮商治療契約中所列出的問題。討論的方向會從較一般性的問題到特定性的問題及對特定情境的覺察，並漸能找出替代性的解決方法，且願意努力去改變行為及嘗試新的解決方式。

在每次諮商會談的開始，諮商師可以下面的對話開始：「從我們上次見過面後，一切都好嗎？上個星期過得怎麼樣？」來引導青少年案主主動提出他們希望能討論的主題。很多時候，青少年案主會將在前次諮商會談討論到的技巧應用在實際生活上的情形提出來，諮商師可能需對青少年案主在諮商情境外的情形多了解才能評量出青少年案主的行為獲得改善的多寡。每次諮商會談結束後，諮商師需將該次諮商會談的重點整理出來，並指出其與在初期階段中所認定出來的問題相關性。當青少年案主有新的人際關係的問題出現時，諮商師需與青少年案主共同決定其原先所定需要諮商處理問題的優先順序，是否需重新調整過。

㈢諮商技巧

青少年人際關係的心理治療技巧所使用的諮商技巧並非專屬某學派，而是將各學派的技巧融合並用於其治療中。

1. 探索技巧

青少年人際關係的心理治療採用直接與間接的探索技巧（exploratory techniques），幫助青少年案主探索其體會到的想法與感覺。直接性的探索是採用直接具體性的問題來蒐集資料，例如詢問憂鬱的症狀及要青少年案主填答人際關係量表。間接性的探索是採用開放性的問話方式，幫助青少年案主去探索自己的情況，諮商師可根據青少年案主探索的情況來決定諮商進行的方向。透過此方式，青少年案主有機會在諮商過程中扮演引導者的角色，因而體會到自己的自主性與受到尊重的感受。不過諮商師使用技巧時應了解青少年案主的能力，如果青少年案主的思考能力成熟且語文表達能力很好的話，則適用於間接性的探索方式。

2. 鼓勵情感的表達

很多時候憂鬱是來自對令自己難受的事件未能適當的認知或未能表達心裡真正的感受，因而影響其人際關係而導致憂鬱，而此憂鬱又會惡化其對事件有負向看法的現象，Mufson等人（2004）把這現象稱為憂鬱循環。例如一位離異的母親，對獨生子小強有很強的依賴（引發的事件）→小強感到難過／氣憤／罪惡感；但又擔心母親，且覺得讓母親快樂是自己的責任（感受）→為了不讓母親難過，小強未將此感受表達出來；自己躲在自己的房間，與朋友間的關係漸漸疏遠（人際關係）→小強覺得難過與孤單、氣母親為何會讓父親離開、氣母親對自己過度依賴（感受）→母親脾氣越來越不好；小強與母親間的衝突越來越多；小強的朋友不再跟他聯絡（人際關係）→小強更加難過與孤單（感受）→小強成績退步、無法專心、參與活動的次數減少、常感到疲倦及嗜睡、食慾減低（憂鬱症狀）→小強更加難過、自尊心降低、漸漸小強的情緒感覺變得遲鈍（感受）。

針對上述小強的狀況，諮商師應鼓勵青少年案主做三方面的情感表達，包括：⑴鼓勵青少年案主覺察並接受到某個事件帶給他們的痛苦感覺；⑵幫助青少年案主透過情感的體會而願意在人際關係上有所改變；⑶幫助青少年案主透過人際的改變而能有積極與快樂的心情。在諮商過程中幫助青少年案主將他對其生活事件中的感受以上述的憂鬱循環的方式畫出來，並做詳細的分享。不過在鼓勵情感的表達時，諮商師要了解青少年案主情感表達的能力。對不會表達情感的青少年案主可先給予情感表達訓練。亦即讓青少年案主抽出不同情緒卡，然後分享其生活中對該情緒的經驗，並體會自己對該情緒的感受。

3.溝通分析

Weissman、Markowitz及Klerman（2000）指出不良溝通包括：⑴不敢直接面對談問題而使用模稜兩可及間接的溝通方式；⑵溝通時心中已存在不正確的假設；⑶使用累贅的字眼；⑷以沉默的方式回應他人的問話；及⑸敵對性的溝通方式。

溝通分析（communication analysis）的目標是要幫助青少年案主檢驗出為何其溝通無法達到預期的效果。進行方式是針對青少年案主與他人間的某段爭執性的對話，幫助青少年案主以下面的幾個問題來了解他所使用的字眼對他人的衝擊，以及其語言與非語言溝通所傳達出去的感覺及所帶回來的感受。這些問題包括：

- 描述你的問題及感覺？
- 你說了什麼？
- 他說了什麼？
- 然後發生了什麼事？
- 你覺得怎麼樣？
- 你可否告訴對方你的感覺？
- 這是否是你所要傳達的訊息？
- 你想你說的這些話會帶給對方何種感覺？

- 你可否換另一種方法來表達？
- 當你換另一種方法來表達之後，你想你說的這些話會帶給對方何種感覺？
- 這是否帶給你不同的感覺？

透過這些問題的思考可幫助青少年案主了解溝通與憂鬱的關係，並用上述的對話幫助青少年案主學習如何使用替代性的話語來增進溝通的效果。教導溝通分析時應同時教導他們：⑴如何直接表達心中的感覺；⑵以同理心的方式了解對方的感受及表達自己的感受與想法。

4. 行爲改變的技巧

⑴直接性的技巧：直接性的行為改變技巧包括教導、指導與示範作用。

⑵分析做決定的過程：通常不正確的決定會帶來負向的結果，所以諮商師應幫助青少年案主：

a. 確定需做決定的情境。

b. 確定所做的決定想達到的目標。

c. 列出一系列替代性的行動。

d. 從一系列的行動中選出幾個可能的決定。

e. 思考每個決定會有的結果。

f. 選出最好的決定。

g. 評價這個決定後導致的結果。

⑶角色扮演：透過角色扮演可練習溝通的技巧及探索感覺。這對於缺乏社交技巧的青少年案主特別有幫助。不過針對有社交恐懼的青少年案主，使用這技巧時要特別的小心，要先將角色扮演的方式解釋清楚，並從較簡單的角色開始練習，不要太快讓他們扮演自己所要改變的行動，這會讓他們更形緊張。

5. 善用治療性的關係

雖然治療性的關係在每個治療學派中都很重要，但在這裡強調的是如何將治療性的關係當作技巧來使用。當諮商師覺察到青少年案主對諮商師有負向的感覺時，應幫助青少年案主在支持性的氣氛中探討此負向的情緒。

其探討可達到下列幾個功能：

⑴示範並讓青少年案主經驗到直接溝通感覺的情況。

⑵透過諮商師願意傾聽青少年案主對自己的不滿示範，讓青少年案主體會到一個人可能在無心中得罪別人自己卻不知道，但可以藉傾聽對方告訴自己真正的感覺且向對方承認自己的無心之錯來改善彼此的關係。

⑶可以讓青少年案主經驗到向他人表達對相互關係的不滿並不會影響雙方的關係，可能對雙方的關係反而是有助益的。

四、結束階段

在諮商開始之日，諮商師與青少年案主及家人已經設定了結案的日期。所以大約在結案前的二到四次前的會談中，諮商師就需要開始提醒青少年案主結案的日期要到了。當然結案的日期可按實際的需要加以調整，最主要的是有時限（time-limited）的諮商關係對憂鬱青少年的治療會有較好的效果。

結束階段將著重在下面幾個目標的完成：

㈠目標一：探討諮商關係結束的感覺

很多青少年案主在多次的諮商過程的進行中很容易無形中將諮商師視為是自己的典範及主要傾訴的對象，所以諮商關係的結束對他們來說可能會是一個很大的打擊，如果諮商師沒有將這情況處理好，可能會使該青少年案主憂鬱的情況再度復發。所以諮商師要早在準備結束的前幾週就告知青少年案主結案的日期，讓他們有機會分享與整理自己對於諮商關係結束的感受。在處理過程中，讓青少年案主列出自己在這過程中的成長，並列出在其周遭，除了諮商師之外，還有哪些可以傾訴及支持的對象。如果青少年案主有困難表達其感受，可鼓勵他們將其感受以詩或其他形式的方式寫或畫出來。有些青少年案主可能因為在諮商剛開始時非常抗拒接受諮商，所以現在不願意承認自己從諮商過程中獲得的收穫；有些青少年案主很難過可能是因為捨不得諮商關係的結束，而將其難過的心情解釋為是憂鬱。

諮商師要教導青少年案主傷心、難過與憂鬱之間的不同，讓青少年案主知道為了離愁而傷心是正常且是短暫的，結束諮商關係是表示他已順利的達到諮商過程中預定的目標，可以開始學習獨立面對現實的生活；不過諮商師也要覺察到也許青少年案主是將會談關係的結束與其先前不順利的人際關係經驗聯想在一起，所以才會傷感。諮商師應幫助青少年案主釐清這種感受，並鼓勵他們使用在諮商過程中學到的技巧來克服面對諮商關係結束的難過情緒。

㈡目標二：審視憂鬱的症狀

當然在整個諮商過程中諮商師就要固定的檢查青少年案主憂鬱症狀減輕的情形，而在決定結案的過程中，這個檢測更加重要。諮商師要確定青少年案主不再感到受到原來憂鬱症狀的干擾或是其憂鬱症狀已減到很輕微，才能考慮結案。

㈢目標三：確認並讚賞青少年案主人際能力進步的情形

在整個諮商過程中，諮商師要定期的根據所定的目標幫助青少年案主看到自己在人際能力學習上進步的情形。而在這結案的過程中，諮商師更應幫助青少年案主審視自己如何運用所學的人際技巧克服困難，達到改善人際關係的目標。這樣的確認與讚賞可以增進青少年案主人際方面的信心。

㈣目標四：再審視原來讓其感到壓力的人際關係情境目前改善的狀況

在結案過程中，很重要的是諮商師應與青少年案主一起審視原來感到壓力的人際關係情境，現在是否還會對其產生干擾。如果還有的話，諮商師應幫助青少年案主針對哪些情境再從學過的技巧中思考可以處理的方式。

㈤目標五：審視有哪些特定的人際關係技巧對青少年案主有助益

在結案過程中，諮商師應可以讓青少年案主列出有哪些特定的人際關係技巧對自己很有助益，透過此可增加青少年案主對自己人際能力的信心。

㈥目標六：腦力激盪如何將所學到的技巧用在未來的情境

很多時候青少年案主所以對結案感到難過可能是因為擔心萬一以後遇到問題時沒有人可以諮詢。所以諮商師除了透過上述目標的達成中幫助青少年案主增加對自己人際能力的肯定及自信心之外，也透過腦力激盪鼓勵青少年案主思考未來可能會遇到的情境，並思考如何將所學到的技巧用在未來的情境，以角色扮演的方式進行演練。

㈦目標七：評價青少年案主繼續接受諮商的需要性

在這整個結案的過程中，諮商師也應評價青少年案主繼續接受諮商的需要性。如果青少年案主仍有些症狀雖已有改善但未完全消失，則諮商師、青少年案主與父母親需一起討論，決定是否要繼續諮商。並考慮該症狀是否可以靠青少年案主及家人的努力而慢慢消失。

參、認知—行爲團體治療

Clarke、Debar 及 Lewinsohn（2003）認為當個體具有憂鬱的體質與遺傳時，若又有消極的認知及學到不適應的行為與反應時，則易產生憂鬱症。據此，Stark 等人（Stark, Raffaelle, & Reysa, 1994）專為九至十三歲的兒童與青少年設計一套認知—行為治療模式，其目的是在幫助他們改變對自己、世界與未來負向與消極的認知，及增進兒童的解決問題、人際關係及自我肯定的能力。其特色是：⑴透過家庭作業幫助青少年在諮商會談之外的時間練習所學得的技巧；⑵透過父母酬賞系統幫助青少年完成作業；⑶幫助家人對其憂鬱症狀的認識及對青少年案主的憂鬱性的認知給予適切性的反應。作者根據Stark等人（1994）的設計整理出為期十七次針對兒童及青少年，及十次是針對憂鬱兒童與青少年及其家人的輔導諮商模式。本模式詳細的內容已在本書第六章第二節第貳部分有詳盡的介紹，所以在此不再贅述。

另外，如前所述，學者們將造成憂鬱的認知成因歸納為四類：⑴青少年容易對事件的起因、結果及自己在其中所扮演的角色做消極負向的歸因

（Abramson et al., 1989）；⑵青少年容易將自己的價值感建基於他人的肯定上（Beck et al., 1983）；⑶青少年很容易不斷的去省思反芻憂鬱的心情（Nolen-Hoeksema & Morrow, 1991）；⑷青少年很容易自我批評（Blatt & Zroff, 1992）。所以作者將針對青少年在這四方面的問題設計一個為期十二次的認知團體輔導與諮商的模式供讀者做參考（見表 7-1）（本模式亦可稍加修改應用於個別諮商的情境）。

表 7-1　認知團體輔導與諮商的模式

目標	次數	諮商過程	家庭作業
幫助青少年建立積極正向的歸因	1	• 諮商師介紹自己，歡迎青少年成員參與團體。讓青少年成員以完成下面幾個未完成句的方式來介紹自己： —我最快樂的一個回憶是…… —我做過一件最讓我自己感到驕傲的事是…… —一星期中我最喜歡的時刻是…… —學校課業中我最喜歡的科目是…… —我最喜歡自己的一個特質是…… • 介紹完後，分給每個青少年成員一個手掌形的紙模型，讓青少年成員將以上分享的五個答案寫在五個手指頭上。並將其塗上自己喜歡的色彩及圖案。告訴成員這是一隻鼓勵的手，他們可以將這隻手隨時帶在身邊，感到失意時，就可想想這五件積極的事來鼓勵自己。 • 諮商師介紹認知對心情的影響，並請青少年成員以剛完成的鼓勵的手，分享剛剛從回答五個未完成句及寫下五件積極的事時，對自己心情影響的狀況。	給青少年成員另一隻空白的手掌形紙模型，讓青少年成員回家後在每個手指頭上記下這星期中自己體會到五件值得感謝，或感到高興的事。

（續上表）

	2	• 每個青少年成員分享家庭作業，及做此家庭作業對心情的影響。 • 諮商師介紹Beck所提出的認知上的扭曲現象，如二分法的思考方式、過度的推論、選擇性的摘要、否定正向的經驗、自認為能解讀他人的思緒、自認為能預知未來、災禍來臨了、低估自己、以情緒為依據、「應該」性的陳述、貼標籤及個人化（內容詳見第五章第一節）的概念。 • 諮商師唸出幾個情境，要青少年成員將其想法寫出來： －拿到老師發的考卷發現成績比預期的差。 －老師在班上誇獎幾個同學的表現，你知道你的表現並不比他們差，但老師並沒有提到你的名字。 －一群同學談話談得興高采烈，這時你正好從他們旁邊經過，他們突然中斷了話題。 －上課老師在問問題，你舉了好多次手，但老師都沒叫到你。 • 幫助青少年成員偵察出其在此狀況下自己有哪些負向的想法或認知扭曲的現象。這些負向的想法對其心情的影響。評量這些負向想法的真實性。	青少年成員必須記下在這星期中有哪些事情的發生帶給自己負向的想法。記下這些負向想法對自己心情的影響，並評量這些想法的確實性。
	3	• 諮商師介紹歸因理論（詳見第三章第四節）。 • 讓青少年成員志願提出一個上星期遇到的負向事件，諮商師將它寫在黑板上，並在事件下面畫出三個格子，分別標出「內在—外在」、「穩定—不穩定」、「一般—特定」，讓青少年成員集思廣益想出那些想法是屬於哪種歸因。	青少年成員必須針對在此星期中遇到的一件生活事件，做出正向合理的歸因分析。

（續上表）

		• 填妥後，將青少年成員分成六組，每一組歸屬於某一個歸因，讓他們體會如果他們是以那一種歸因來解釋事件發生的原因會帶給他們什麼樣的心情。每一組分享他們的看法。 • 然後將六組成員根據「內在—外在」、「穩定—不穩定」、「一般—特定」合併成三組，讓他們比較與討論兩種相對的解釋方式，哪一種較符合實際狀況且對心情的改善有較積極的幫助。每一組分享他們的看法。 • 每個青少年成員針對其家庭作業中所列的某一個負向事件，以上述的分析方式整理出較合理與積極性的歸因。	
幫助青少年成員減少反芻憂鬱心情的狀況	4	• 分享家庭作業，及做此家庭作業對心情的影響。 • 諮商師解釋：很多時候人們雖然已經過很多的練習，而且經過諮商後已有長足的進步，但是卻常常會因為原來那些負向的想法跑回來，所以其困擾的情緒也跟著再回來。很多時候人們沒有辦法對其想法做出有效的反應，是因為不健康的想法出現的速度比自己能發展出具體行動的速度還快。在這情況下，人們可以採用思考停止法來制止其不健康的想法繼續出現。諮商師解釋教導思考停止法（詳見第五章第三節第肆單元）。 • 徵求兩位志願者，一位負責傾聽，另一位負責談自己常有的負向消極想法及在哪種特定的場合該種負向的想法會不斷出現。諮商師旁聽觀察，並在必要的時機大聲拍桌子並喊：「停！」然後讓被喊停止的人分享此法對他的幫助。	當負向思想出現時，青少年成員必須向自己喊停（至少要做到三次）。

（續上表）

		•將青少年成員分成三人一組，一人分享其負向的思想，一人傾聽，另一人觀察。在旁聽觀察的青少年成員需在必要的時機大聲拍桌子並喊：「停！」三人輪換角色進行。 •下一步，諮商師要青少年成員兩人一組，互相跟對方說自己常有的負向思想及發生的情境。然後，一方閉上眼睛，由另一方將閉上眼睛者的負向思想說給他聽。當閉眼者聽到受不了時，就喊：「停！」然後再交換角色進行一次。再針對另一個負向思想再做一次，但這一次不要用喊的，只要用手勢向對方示意要對方停止即可。 •第三步諮商師要大家閉上眼睛思考一個自己常有的負向思想，及其發生的情境，盡量想得越詳盡越好，但當發現自己已越來越鑽牛角尖時，則在心裡跟自己喊停。可重複練習幾次。都進行完後，大家分享此思考停止法對自己停止負向思想的效果。	
	5	•分享家庭作業，及做此家庭作業對心情的影響。 •諮商師介紹「定一個時間來煩惱」的概念（詳見第五章第三節第肆單元）。要青少年成員每天定出一個可以煩惱的時間（每次十五分鐘），決定以後，成員要在定一個時間來煩惱的契約書（上面清楚註明可以用來煩惱的時間）上簽名（一開始時一天一次，然後把時間的間距隔大）。 •諮商師再介紹「重定專注的焦點」的概念（詳見第五章第三節第肆單元）。	青少年成員必須按「定一個時間來煩惱」的約定來執行，煩惱的時間結束時要以美好一刻的思緒來取代。如果煩惱的時間超過了預定時

（續上表）

		• 諮商師請青少年成員閉上眼睛想一個他最喜歡的一個景象或想一件會讓自己感到快樂的事（鼓勵成員想得越具體越好）。想好後，發給每人一張紙讓他們以畫畫或文字的形式將這個美好的感覺記錄下來，並為那一刻取一個標題（例如我最美好的那一刻）。鼓勵青少年成員互相分享自己這美好的一刻及最喜歡的景象，及在這過程中的體會。 • 下一步讓成員閉上眼睛想一個令他們憂鬱的負向思想，然後要他們用前面那美好一刻的景象來取代這憂鬱的想法，並體會自己心情轉換的狀況。	間就必須以思考停止法叫自己停止煩惱。
	6	• 分享家庭作業，特別分享在進行此作業時遇到困難的情形。 • 讓青少年成員再一次將讓自己感到快樂的景象及事件重述一次，並鼓勵青少年成員實際的去體會此刻心裡的感受，並將這感受以一個形容詞形容出來。 • 讓青少年成員兩人一組練習，一個說出心中負向的思想，另一個負責將對方美好的那一刻說出來，兩個以對話方式進行，一直到負向思考者願意放棄負向思想接受正向思考為止。然後交換角色進行。此過程可重複進行數次。 • 接下來，諮商師要每個成員根據上星期作業進行的狀況，再定出一個間距較大但卻是可行的「定一個時間來煩惱的契約單」，然後簽名。	青少年成員需按「定一個時間來煩惱」的約定來執行，當用來煩惱的時間結束時，要以美好一刻的思緒來取代。如果煩惱的時間超過了預定時間，就必須以思考停止法叫自己停止煩惱。

（續上表）

幫助青少年減少自我批評，建立自信心	7	• 分享家庭作業，及做此家庭作業對心情的影響。 • 諮商師拿一包糖果（如 M&M 巧克力糖或任何較小粒的糖果），讓每個青少年成員隨意拿幾個。然後要他們按其拿到的糖果的粒數說出那些數字的積極的想法（例如我很幸運、我的同學還滿喜歡我的等）。當成員分享時，諮商師可以將它列在黑板上。列完後鼓勵青少年成員將自己想到但還未被列出來的積極想法自由的到黑板上寫出來。 • 給每個青少年成員一張紙，請他們先為自己找個積極的標題（如：「找到自己的陽光」），然後將黑板上適用於自己的積極想法寫在自己的單子上。寫的時候，將紙分成兩欄，一欄標明是來自他人的肯定，成員將所有源自於他人或外在原因的積極想法放在這一欄裡面；另一欄標明是來自於自己的肯定，成員將所有源自於自己的積極想法放在這一欄裡面。寫完後鼓勵青少年成員將自己想到但還未被列出來的積極想法寫在自己的單子上。並看看有哪些現在列在來自他人的肯定那一欄的積極想法其實是可以移至來自自我肯定的那一欄，計算一下有多少積極想法是來自別人的肯定或自己的肯定。 • 最後讓成員分享以前是否想過這些積極性的想法，當以這些積極性的想法看待自己時，對心情的改善是否有幫助。	給青少年成員另一張自信心累積單，也是分成來自別人與來自自己兩欄。要成員觀察自己一星期來的生活，將看到自己的優點都記下來。

（續上表）

	8	• 諮商師以歸因理論說明積極想法是源自自己或源自他人結果的不同（相信是源自於自己的較有助於自我肯定的提升）。諮商師並介紹 Ellis 的 ABC 理論（詳見第四章）。 • 進行打擊魔鬼的遊戲：諮商師將青少年成員分成兩組，每一組分別列出十個青少年常有負向思想。遊戲開始，諮商師讓兩組猜拳，輸的組扮演魔鬼的角色，贏的組當打擊魔鬼者的角色。魔鬼組輪流派人說出（或演出）一個負向的思想，打擊魔鬼組的人則以其該組人員上回活動所列的或其家庭作業所做的來自自我肯定的積極想法為根據，只要發現自己有相對想法的人都可以說出來反擊魔鬼，一直到把魔鬼組的十個負向思想全部進行完為止。然後換組再進行一次。結束後，讓成員分享打敗魔鬼或未能打敗魔鬼的感受。 • 團體方式進行後，讓青少年成員做個別的打擊魔鬼的活動，即讓成員列出自己常有的負向思想，然後以上回活動所列的或其家庭作業所做的來自自我肯定的積極想法為根據來取代自己的負向思想，如果不能取代的，圈起來，帶回團體中一起來討論。 • 最後每個青少年成員分享其成功打擊負向思想的心情。並針對某些成員無法被取代的負向思考進行討論。讓成員分享他們是否也有過這樣的負向思想，如果有他們是如何處理該負向思想的。	鼓勵青少年成員每次一有負向思想出現時就把它寫下來，然後想出一個正向的自我肯定的思想來取代它。

（續上表）

	9	•分享家庭作業，及作此家庭作業對心情的影響。 •請青少年成員定出一個這星期內自己在自我肯定上想達到的具體目標。定出目標後請成員自己評量此目標的可行性，若是可行性不高則請該成員將該目標加以修整。 •然後針對該目標請青少年成員自己列出為達到該目標需要的條件及技巧是什麼？進行上會遇到的困難是什麼？這困難是來自自己的原因或是來自他人或來自環境？計畫要用什麼策略來克服這些困難？ •諮商師徵求志願者根據上述的幾個要點與大家分享其想達到的目標及其可能會遇到的困難。然後諮商師帶領大家針對此目標進行討論，並以角色扮演的方式進行練習。	青少年成員執行其自我肯定的計畫。
	10	•青少年成員分享其執行自我肯定的計畫及遇到的困難；必要時可以角色扮演的方式將遇到困難的情況進行演練。 •請青少年成員如同上次會談一樣，再定出一個這星期內自己在自我肯定上想達到的具體目標。定出目標後請成員自己評量此目標的可行性，然後列出達到該目標需要的條件及技巧、會遇到的困難、困難的來源及克服的方法。 •諮商師徵求志願者與大家分享其想達到的目標及困難，大家針對此目標進行討論，並進行角色扮演的練習。	青少年成員繼續執行其自我肯定的計畫。

（續上表）

總結與分享	11	• 青少年成員分享其執行其自我肯定的計畫的情況，及遇到的困難；必要時可以角色扮演的方式將遇到困難的情況進行演練。 • 每個青少年成員針對自己的體會送給自己一句積極的話，然後為每一個成員寫一句積極的話。之後每個成員各自把它交給要送給的成員，同時把他或她給對方祝福的話說出來。每個成員蒐集後，分享自己給自己的積極的話及收到別人的祝福的感覺。	青少年成員找一樣可以代表自己在這諮商過程中成長的東西，帶到團體來。
	12	• 諮商師將此諮商模式的目標、所教導的技巧重述一次，並將其觀察的過程做總結。 • 每個青少年成員以所帶來可以代表自己在這諮商過程中成長的東西，分享自己的成長及憂鬱情況改善的狀況，並對此團體的進行給予回饋。	

本章摘要

雖然中國俗語說「少年不知愁滋味，為賦新詞強說愁」，但根據統計，青少年患有重度憂鬱症的比率由兒童期的 2.5%增至青少年的 8.3%；患有情緒障礙症的比率由兒童期的 1.7%增至青少年的 8.0%。而且若在青少年時患有憂鬱症，其日後再發生率較兒童時期患憂鬱症者來得大，所以對國中與高中階段的憂鬱問題是不容再忽視了。

國中與高中階段的憂鬱問題成因可分為生理的變化與遺傳、生活上的壓力事件、人格特質、家庭環境、人際關係及認知等因素。生理因素方面，當青少年進入青春期後，一方面要適應自己因體內荷爾蒙的增加造成生理的改變以及第二性徵的出現等現象；另一方面，由於生理的改變，很多人會開始將他們視為大人看待而忽略了事實上他們的心理上並還沒準備好要當大人。如此的衝突，常使青少年處在動盪期的憂鬱及飆狂與壓力中。研究發現憂鬱症發作的比率從青春期前（六至十一歲）的3%在青春期後（十二至十六歲）升高至 9%，甚至高到 15%。青少年在成長過程中由於身心的急遽變化所衍生出諸多失衡的現象，也可能是導致青少年犯罪率逐年攀升。另外一個生理因素的影響是來自遺傳，如果父母親之一有憂鬱症，其子女患憂鬱症的機率就很大，特別是當有憂鬱遺傳的女性青少年一旦經驗到壓力事件，其患憂鬱症的機率很高。生活上的壓力事件方面，研究發現負向消極的壓力事件對兒童至成年期的憂鬱症的產生都是一個主要的導因，當面對生活上種種壓力所帶來的緊張時，青少年很容易因適應不良而出現情緒障礙及問題行為，而以抽菸、喝酒、打架、藥物濫用或逃家、自殺等消極的因應方式來面對，甚至導致精神分裂症。與家庭的關係方面，根據依附理論，如同兒童時期一樣，與父母親之間不安全性的依附關係與青少年的憂鬱及其他的心理疾病皆有很強的關聯性，所以幫助青少年與父母親建立安全性的依附是很重要的。人際關係方面，青少年經常透過其同儕的認可中來塑造自我的形象，所以遭到同儕的排斥會帶給他們很大的壓力感。而且與同儕間不安全的依附感與憂鬱感的產生也有很強的相關性。認知方面的因素，有關憂鬱的認知理論認為四種易造成憂鬱的認知成因包括：一是對事件的起因、結果及自己在其中所扮演的角色做消極負向的歸因；二是不當的態度；三是不斷的去省思反芻憂鬱的心情；四是自我批評。

根據上述原因，本章提出三種治療模式。第一種是以依附為主的家庭治療，其主要的治療目標就是修復與重建親子雙方的信任與安全性的依附關係。此治療過程通常分為兩個部分，前半段的治療著重在幫助青少年指認在其成長歷程中有哪些家庭衝突事件影響到他們與家庭依附的關係。第二種是青少年人際關係的心理治療，其主要目標包括減低憂鬱症狀及處理與憂鬱有關的人際關係問題，分為治療前的診斷評量，其重點包括：⑴了解該青少年憂鬱症狀出現的情形並進行診斷；⑵了解該青少年目前社會心理功能的情形，特別是在人際關係方面遇到問題的情形；⑶設計最適合該青少年的治療方法。初期階段有七個目標，分別是：⑴確定診斷的正確性；⑵幫助青少年案主及家人清楚了解憂鬱症及諮商師將採用的諮商方法；⑶讓青少年案主清楚了解人際治療理論；⑷讓青少年案主透過填寫人際關係量表來了解人際關係的問題對其憂鬱的影響；⑸確認其人際困難的所在；⑹協助青少年案主與家人了解自己在諮商過程中的角色；⑺幫助青少年案主順利進入中間階段的諮商過程。中間階段主要是要達到下面的五個目標：⑴再次澄清問題的所在；⑵幫助青少年案主再次確定所要討論的問題；⑶觀察青少年案主在討論生活事件及在諮商關係中其情緒變化的狀況，並鼓勵青少年案主願意主動的分享自己的感受；⑷與青少年案主父母親有定期的教導及會談的時間；⑸諮商師與青少年案主的父母親建立合作的關係，鼓勵他們在青少年案主的諮商治療過程中給予最大的支持。結束階段將著重在下面幾個目標的完成：⑴探討諮商關係結束的感覺；⑵審視憂鬱的症狀；⑶確認並讚賞青少年案主人際能力進步的情形；⑷再審視原來讓其感到壓力的人際關係情境目前改善的狀況；⑸審視有哪些特定的人際關係技巧對青少年案主有所助益；⑹腦力激盪如何將所學到的技巧用在未來的情境；⑺評價青少年案主繼續接受諮商的需要性。

第三種是認知一行為團體治療，作者設計一個為期十二次的認知團體輔導與諮商的模式供讀者作參考。此目標包括：⑴幫助青少年建立積極正向的歸因；⑵幫助青少年減少反芻憂鬱心情的狀況；及⑶幫助青少年減少自我批評並建立自信心。

參考文獻

中文書目

王文琪（1994）。**國中生學習困難、學習壓力、社會支持與生活適應的關係**。國立政治大學碩士論文，未出版，台北市。

王蓁蓁（2000）。**台北縣國中生之壓力源、因應方式與生活適應之相關研究**。國立台灣師範大學研究所碩士論文，未出版，台北市。

朱士祈（1988）。**國中生的生活與適應之研究**。國立政治大學研究所碩士論文，未出版，台北市。

江承曉（1991）。**青少年的生活壓力，因應行為與其身心健康之相關研究**。

國立台灣師範大學研究所碩士論文，未出版，台北市。
吳佑佑（2000）。**青少年鬱卒知多少？**2008 年 1 月 7 日，取自 http://www.cgmh.com.tw/intr/intr2/c3360/E_WU(Depression).htm
吳明隆、陳昭彬（1995）。國小學生考試壓力之探索。**諮商與輔導，118**，23-25。
吳意玲（1993）。**國中學生的困擾問題、因應策略與求助行為之研究**。東吳大學研究所碩士論文，未出版，台北市。
李仁宏（2003）。**雙親教養態度、家庭功能與青少年憂鬱傾性關係之追蹤研究**。高雄醫學大學行為科學研究所碩士論文，未出版，高雄市。
李孟智（1998）。青少年身體及心理的社會發展。**社教資料雜誌，237**，1-5。
李欣瑩（2001）。**桃園市國中生主觀生活壓力、社會支持、因應行為與身心健康之關係研究**。國立台灣師範大學研究所碩士論文，未出版，台北市。
周震歐、郭靜晃（1992）。**青少年輔導中心需求評估之研究**。教育部訓育委員會。
涂柏原（1987）。**國三學生生活壓力、自我強度與學業成就之因果模式**。國立台灣師範大學研究所碩士論文，未出版，台北市。
郭靜姿（1986）。**壓力調適對國中資優生及其前段班學生心理調適之影響**。國立台灣師範大學研究所碩士論文，未出版，台北市。
陳佳琪（2001）。**青少年生活壓力、家庭氣氛與偏差行為之關係研究**。國立彰化師範大學研究所碩士論文，未出版，彰化市。
陳思潔（2004）。**國中學生父母親教養方式寂寞感與自殺意念的相關研究**。國立彰化師範大學教育研究所碩士論文，未出版，彰化市。
黃正鵠、楊瑞珠（1998）。**青少年對社會治安的態度與看法**。教育部輔導工作六年計畫研究報告，青少年文化與心理態度之分析與探討專案研究，3。高雄市：國立高雄師範大學。
黃君瑜、許文耀（2003）。青少年憂鬱量表編製研究。**教育與心理研究，26**，167-190。

董氏基金會（1999）。**大台北地區在學青少年對憂鬱與憂鬱症認知現況調查**。2008 年 1 月 7 日，取自 http://www.jtf.org.tw/psyche/melancholia/survey.asp? This=57&Page=1

董氏基金會（2002）。**大台北地區青少年主觀生活壓力與憂鬱傾向之相關性調查**。2008 年 1 月 18 日，取自 http://www.jtf.org.tw/psyche/melancholia/survey.asp? This=62&Page=1

蔣桂嫚（1993）。**高中學生生活壓力、因應方式與身心健康關係之研究**。國立高雄師範大學教育研究所碩士論文，未出版，高雄市。

蔡佩芬（1997）。**青少年精神分裂症病患壓力源，因應行為及生活適應相關探討**。國立台灣大學碩士論文，未出版，台北市。

蔡嘉慧（1998）。**國中生的社會支持、生活壓力與憂鬱傾向之相關研究**。國立高雄師範大學研究所碩士論文，未出版，高雄市。

羅婉麗（2001）。**國中小學生生活適應之訪談、評量與調查研究**。國立成功大學研究所碩士論文，未出版，台南市。

英文書目

Abela, J. R. Z., Hankin, B. L., Haigh, E. A. P., Adams, P., Vinokuroff, T., & Trayhern, L. (2005). Interpersonal vulnerability to depression in high-risk children: The role of insecure attachment and reassurance seeking. *Journal of Clinical Child and Adolescent Psychology*, *34*, 192-192.

Abela, J. R. Z., Zuroff, D. C., Ho, M. R., Adams, P., & Hankin, B. L. (2006). Excessive reassurance seeking, hassles, and depressive symptoms in children of affectively Ill Parents: A multiwave longitudinal study. *Journal of Abnormal Child Psychology*, *34*(2), 171-187.

Abramson, L. Y., & Alloy, L. B. (1990). Search for “negative cognition” subtype of depression. In C. D. McCann & N. Endler (Eds.), *Depression: New directions in theory, research and practice.* Toronto: Wall & Emerson.

Abramson, L. Y., Metalsky, G. I., & Alloy, L. B. (1989). Hopelessness: A theory-based subtype of depression. *Psychological Review*, *96*, 358-372。

Ainsworth, M. D. S. (1989). Attachment beyond infancy. *American Psychologist, 44*, 709-716.

Allen, J. P., & Land, D. (1999). Attachment in adolescence. In J., Cassidy & P. R. Shaver (Eds.), *Handbook of attachment: Theory, research, and clinical applications* (pp. 319-335). New York: Guildford Press.

Allen, J. P., Hauser, S. T., Bell, K. L., & O'Connor, T. G. (1994). Longitudinal assessment of autonomy and relatedness in adolescent-family interactions as predictors of adolescent ego development and self-esteem. *Child Development, 65*, 179-194.

Allen, J. P., McElhaney, K. B., Land, D. J., Kuperminc, G. P., Moore, C. M., & O'Beirne-Kelley, H., et al. (2003). A secure based in adolescence: Markers of attachment security in the mother-adolescent relationship. *Child Development, 74*, 292-307.

Allen, J. P., Porter, M., McFarland, C., McElhaney, K. B., & Marsh, P. (2007). The relationship of attachment security to adolescents' parental and peer relationships, depression, and externalizing behavior. *Child Development, 78*(4), 1222-1239.

Allgood-Merten, B., Lewinsohn, P. M., & Hope, H. (1990). Sex differences in adolescent depression. *Journal of Abnormal Psychology, 99*(1), 55-63.

American Psychiatric Association (2000). *Diagnostic and statistical manual of mental disorder* (4th ed, text revision). Washington, DC: American Psychiatric Association.

Angold, A., Costello, E. J., & Worthman, C. M. (1998). Puberty and depression: The role of age, pubertal status and pubertal timing. *Psychological Medicine, 28*, 51-61.

Barber, B. K. (2002). *How psychological control affects children and adolescents*. Washington, DC: American Psychological Association.

Bartholomew, K., & Horowitz, L. (1991). Attachment styles among young adults: A test of a four-category model. *Journal of Personality and Social Psychol-*

ogy, *61*, 226-244.

Beardslee, W. R., Versage, E. M., & Gladstone, T. R. G. (1998). Children of affectively ill parents: A review of the past 10 years. *Journal of the American Academy of Child and Adolescent Psychiatry*, *37*, 1134-1141.

Beck, A. T., Epstein, N., & Harrison, R. (1983). Cognitions, attitudes and personality dimension in depression. *British Journal of Cognitive Psychotherapy*, *1*, 1-16.

Blatt, S. J. (1974). Levels of object representation in anaclitic and introjective depression. *Psychoanal Study Child*, *29*, 107-157.

Blatt, S. J., & Zroff, D. C. (1992). Interpersonal relatedness and self-definition: Two prototypes for depression. *Clinical Psychology Review*, *12*, 527-562.

Boszormenyi-Nagy, I., & Sparks, G. M. (1984). *Invisible loyalties*. New York: Brunner/Mazel.

Cicchetti, D., & Greenberg, M. T. (1991). The legacy of John Bowlby. *Development and Psychopathology*, *3*, 347-350.

Cicchetti, D., Toth, S. L., & Lynch, M. (1995). Bowlby's dream comes full circle: The application of attachment theory to risk and psychopathology. *Advances in Clinical Child Psychology*, *17*, 1-75.

Clarke, G. N., Debar, L. L., & Lewinsohn, P. M. (2003). Cognitive-behavioral group treatment for adolescent depression. In A. E. Kazdin & J. R. Weisz (Eds.), *Evidence-based psychotherapies for children and adolescents* (pp. 120-134). New York: The Guilford Press.

Cohen, P., Cohen, J., Kasen, S., Velez, C. N., Hartmark, C., Johnson, J., Rojas, M., Brook, J., & Streuning, E. L. (1993). An epidemiological study of disorders in late childhood and adolescence: 1. Age- and gender- specific prevalence. *Journal of Child Psychology and Psychiatry*, *34*, 851-867.

Cole, D. A. (1990). Relation of social and academic competency to depressive symptoms in childhood. *Journal of Abnormal Psychology*, *99*(4), 422-429.

Cole, D. A., Peeke, L. G., & Ingold, C. (1996). Characterological and behavioral self-blame in children: Assessment and development considerations. *Development and Psychopathology*, *8*, 381-397.

Coyne, J. C. (1976). Toward an interactional description of depression. *Psychiatry*, *39*, 28-40.

Diamond, G., Siqueland, L., & Dimond, G. M. (2003). Attachment-based family therapy for depressed adolescents: Programmatic treatment development. *Clinical Child and Family Psychology Review*, *6*(2), 107-127.

Duggal, S., Carlson, E. A., Sroufe, L. A., & Egeland, B. (2001). Depressive symptomatology in childhood and adolescence. *Development and Psychopathology*, *13*, 143-264.

Garber, J., & Horowitz, J. L. (2002). Depression in children. In L. H. Gotlih & C. L. Hammen (Eds.), *Handbook of depression* (pp. 510-540). New York: Guildford Press.

Garrison, C. Z., Addy, C. L., Jackson, K. L., McKeown, R. E., & Waller, J. L. (1992). Major depressive disorder and dysthymia in young adolescents. *American Journal of Epidemiology*, *135*(7), 792-802.

Ge, X., Lorenz, F. O., Conger, R. D., Elder, G. H., & Simons, R. L. (1994). Trajectories of stressful life events and depressive symptoms during adolescence. *Developmental Psychology*, *30*, 467-483.

Grant, K. E., Compas, B. E., Stuhlmacher, A. F., Thurm, A. E., McMahon, S. D., & Halpert, J. A. (2003). Stressors and child and adolescent psychopathology: Moving from markers to mechanisms of risk. *Psychological Bulletin*, *129*, 447-466.

Hankin, B. L. (2006). Adolescent depression: Description, causes, and interventions. *Epilepay & Behavior*, *8*, 102-114.

Hankin, B. L., Abramson, L. Y., & Siler, M. (2001). A prospective test of the hopelessness theory of depression in adolescence. *Cognitive Therapy and Research*, *25*(5), 607-632.

Hankin, B. L., Abramson, L. Y., Moffitt, T. E., Silva, P. A., McGee, R., & Angell,

K. E. (1998). Development of depression from preadolescence to young adulthood: Emerging gender difference in a 10-year longitudinal study. *Journal of Abnormal Psychology*, *107*, 128-141.

Hankin, B. L., Roberts, J., & Gotlib, I. H. (1997). Elevated self standards and emotional distress during adolescence: Emotional specificity and gender differences. *Cognitive Therapy and Research*, *21*, 663-681.

Jaffee, S. R., Moffitt, T. E., Caspi, A., Fombonne, E., Poulton, R., & Martin, J. (2002). Differences in early childhood risk factors for juvenile-onset and adult-onset depression. *Archives of General Psychiatry*, *57*, 29-36.

Joiner, T. E. Jr. (1994). Contagious depression: Existence, specificity to depressed symptoms, and the role of reassurance seeking. *Journal of Personality and Social Psychology*, *67*, 287-296.

Joiner, T. E. Jr. (1999). A test of interpersonal theory of depression in youth psychiatric inpatients. *Journal of Abnormal Child Psychology*, *27*, 77-85.

Joiner, T. E. Jr., & Metalsky, G. I. (1995). A perspective test of an integrative interpersonal theory of depression: A naturalistic study of college roommates. *Journal of Personality and Social Psychology*, *69*, 778-788.

Joiner, T. E. Jr., Kaze, J., & Lew, A. (1999). Harbingers of depressotypic reassurance seeking: Negative life events, increased anxiety, and decreased self-esteem. *Personality and Social Psychology Bulletin*, *25*, 630-637,

Kaltiala-Heino, P., Kosunen, E., & Rimpelä, M. (2003). Pubertal timing, sexual behavior and self-reported depression in middle adolescence, *Journal of Adolescence*, *26*, 531-545.

Kim-Cohen, J., Caspi, A., Moffitt, T. E., Harrington, H., Milne, B. J., & Poulton, R. (2003). Prior juvenile diagnoses in adults with mental disorder: Developmental follow-back of a prospective-longitudinal cohort. *Archives of General Psychiatry*, *60*, 709-717.

Kobak, R., & Duemmler, S. (1994). Attachment and conversation: Toward a discourse analysis of adolescent and adult security. In K. Bartholomew & D.

Perlman (Eds.), *Attachment processes in adulthood: Advances in personal relationships* (Vol. 5, pp. 121-149). Bristol, PA: Jessica Kingsley Publishers.

Kobak, R., Sudler, N., & Gamble, W. (1991). Attachment and depressive symptoms during adolescence: A developmental pathway analysis. *Journal of Developmental and Psychopathology*, *3*, 461-474.

Kuyken,W., Watkins, E., Holden, E., & Cook, W. (2006). Rumination in adolescents at risk for depression. *Journal of Affective Disorder*, *96*, 39-47.

Lewinsohn, P. M., & Essau, C. A. I. H. (2002). Depression in adolescents. In I. H. Gotlib & C. L. Hammen (Eds.), *Handbook of depression* (pp. 541-559). New York: Guildford Press.

Lewinsohn, P. M., Clarke, G. N., Seeley, J. R., & Rohde, P. (1994). Major depression in community adolescents: Age at onset, episode duration, and time to recurrence. *Journal of American Academy of Child and Adolescent Psychiatry*, *33*(6), 809-818.

Lewinsohn, P. M., Joiner, T. E. J., & Rohde, P. (2001). Evaluation of cognitive diathesis-stress models in predicting major depression disorder in adolescents. *Journal of Abnormal Psychology*, *110*, 203-215.

Meyer, S. E., Chrousos, G. P., & Gold, P. W. (2001). Major depression and the stress system: A life span perspective. *Development and Psychopathology*, *13*, 565-580.

Mufson, L., Dorta, K. P., Moreau, D., & Weissman, M. M. (2004). *Interpersonal psychotherapy for depressed adolescents* (2nd ed.). New York: The Guilford Press.

Nolen-Hoeksema, S. (2001). Gender differences in depression. *Current Direction in Psychological Science*, *10*(5), 173-176.

Nolen-Hoeksema, S., & Morrow, J. A. (1991). A prospective study of depression and posttraumatic stress symptoms after a natural disaster: The 1989 Loma Prieta earthquake. *Journal of Personality and Social Psychology*, *61*, 115-121.

Olsson, G., & von Knorring, A. L. (1997). Beck's Depression Inventory as a screening instrument for adolescent depression in Sweden: Gender difference. *Acta Psychoatrica Scandinavica*, *95*, 277-282.

Park, R. J., Goodyer, I. M., & Teasdale, J. D. (2004). Effects of induced rumination and distraction on mood and overgeneral autobiographical memory in adolescent major depression disorder and control. *Journal of Child Psychology and Psychiatry*, *45*(5), 996-1006.

Reinherz, H. Z., Giaconia, R. M., Lefkwitz, E. S., Pakiz, B., & Frost, A. K. (1993). Prevalence of psychiatric disorders in a community population of older adolescents. *Journal of the American Academy of Child and Adolescent Psychiatry*, *32*, 369-377.

Rice, F., Harold, G. T., & Thaper, A. (2002). The genetic aetiology of childhood depression: A review. *Journal of Child Psychology and Psychiatry*, *43*, 65-79.

Robinson, N. S., Garber, J., & Hilsman, R. (1995). Cognitions and stress: Direct and moderating effects on depressive versus externalizing symptoms during the junior high transition. *Journal of Abnormal Psychology*, *104*, 453-463.

Rosenstein, D. S., & Horowitz, H. A. (1996). Adolescent attachment and psychopathology. *Journal of Consulting and Clinical Psychology*, *54*, 653-660.

Silberg, J. L., Pickles, A., & Rutter, M. (1999). The influence of genetic factors and life stress on depression among adolescent girls. *Archives of General Psychiatry*, *56*, 225-232.

Stark, K. D., Raffaelle, L., & Reysa, A. (1994). The treatment of depressed children: A skills training approach to working with children and families. In C. W. LeCroy (Ed.), *Handbook of child and adolescent treatment manuals* (pp. 343-398). New York: Lexington Books.

Turner, J. E., Jr. & Cole, D. A. (1994). Developmental differences in cognitive diatheses for child depression. *Journal of Abnormal Child Psychology*, *22*, 15-32.

Weinfeld, N. S., Sroufe, L. A., & Egeland, B. (2000). Attachment from infancy to early adulthood: A twenty-year longitudinal study. *Child Development*, *71*, 684-689.

Weissman, M. M., Markowitz, J. C., & Klerman, G. L. (2000). *A comprehensive guide to interpersonal pscyholotherapy.* Albaby, NY: Basic Books.

第 8 章

大學階段的憂鬱問題及輔導諮商策略

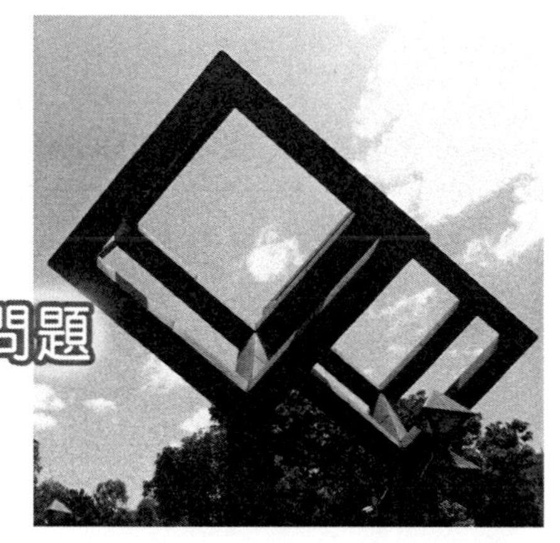

前言

「金榜題名」進入大學就讀是每個莘莘學子從小的夢想，經過多年的奮戰終於進入了大學學府。但是否進入大學每個人從此以後就開始展開無憂無慮快樂的日子呢？根據董氏基金會（2005）針對 5,950 位大學生所做的「大學生主觀生活壓力與憂鬱傾向之相關性調查」的結果，顯示受訪者中憂鬱情緒嚴重、需專業協助者的比率達 24.1%。他們表示上大學後最常感受到的壓力來源是「未來生涯發展」、「學業表現」及「與異性交往關係」。二〇〇一年學者們（Furr, Westefeld, McConnell, & Jenkins, 2001）調查 1,455 位大學生，發現 53%的大學生表示他們在大學生活中曾感到憂鬱；除此外，有 9%的大學生表示他們曾有自殺的想法，1%的大學生則曾企圖自殺過。美國大學健康協會（American College Health Association）在二〇〇一年的全國大學健康評量發現 76%的大學生指出他們在過去一年感到不勝負荷（over-whelmed），有 22%的大學生指出他們在過去一年曾有過嚴重到無法做任何事的憂鬱狀況（引自 Field, Elliott, & Korn, 2006）。到底這些大學生為何會感到憂鬱？我們要如何來幫助大學生來處理憂鬱症呢？

第一節　大學階段的憂鬱問題成因

案例與討論

case

王同學，十九歲，家住南部，在北部某大學唸一年級。以非常優異的成績考進大學。進入大學後，剛開始上課出席情形還不錯，在班上當幹部，還參加社團活動。但在期中考前兩個星期突然變得鬱鬱寡歡，經常把自己鎖在寢室，沒有去上課也不去參加任何社團活動，睡不好也吃不下。他告訴諮商師他感到很寂寞、很想家及想念高中的同學及朋友；覺得班上其他同學都很優秀，很多東西都懂得比他多，讓他感到很自卑。班上雖然常辦活動，但覺得自己的想法與別人格格不入，所以也不想參加班上的活動。他發現對自己唸的科系感到沒興趣，有一兩次小考沒考好，他擔心期中考會考不好。在社團活動中，好像其他同學的辦事能力都比他強，對他的意見也不太理睬。有幾次他覺得其他幹部所提的方案不可行而提出他的看法時，結果意見還未講完就被否決了，心裡實在很氣，但又怕講出來會傷和氣只好忍下來。以前在高中都擔任重要角色的他，現在突然感覺到很自卑，他不敢將這種情形跟父母講，怕他們會很失望。他很想勉強自己好好讀書，但是無法專心看書，即使勉強去讀，事後也很快就忘得一乾二淨。想去參加社團活動，又覺得不被重視所以也提不起勁。想寫報告，因為老師規定報告中要提出自己的論點，他提筆好幾次都不知如何下手。想到即將來到的期中考，及好幾篇要交的報告，他很擔心但卻又不知如何是好，真想休學算了……。

按《精神疾病診斷與統計手冊》（American Psychiatric Association, 2000），王同學至少持續兩個星期之久感到憂鬱及對任何事物都引不起興趣，其心情已經嚴重到影響其正常的生活運作。除此之外，他還有下列的症狀：常常感到自卑、無法專心讀書、記憶力減退、提不起勁、失眠、食慾不振及精神不繼。按此王同學明顯的是患了重度憂鬱症。

壹、憂鬱來自壓力

大學階段不僅是專業學習與發展的重要起始點，在心理社會的發展上更是一個很重要的里程碑。在這麼重要的學習與成長階段中，二〇〇三年美國大學生健康協會的全國調查中，發現壓力（stress）居然是妨礙大學生學習最主要的罪魁禍首（引自 Dusselier, Dunn, Wang, Shelley II, & Whalen, 2005）。大學生發展理論的學者 Chickering 及 Reisser（1993）指出大學生七個重要的發展任務包括：(1)能力的發展（developing competence）；(2)情緒的管理（managing emotions）；(3)自主性與互賴性的發展（moving from autonomy toward interdependence）；(4)發展成熟的人際關係（developing mature interpersonal relationship）；(5)自我認同的確立（establishing identity）；(6)發展出人生的目的（developing purpose）；(7)發展成為一個整合性、誠實值得他人信任的人（developing integrity）。讓大學生感到壓力的來源到底有哪些呢？下面作者將根據 Chickering 的七個任務的發展來探討大學生所遇到的壓力。

一、能力的發展

按照 Chickering（1969）的理論，大學中很重要的是要發展出智育、群育與體能方面的能力。這些能力的發展可幫助他們面對在大學生活中所將面臨的各項挑戰。但是很多大學生可能是初次離家搬入宿舍或賃屋而住，離開高中階段的好朋友開始學習過獨立的生活，而且大學上課方式與要求和高中迥異，再加上大學生面對時間的安排，課業、社團與打工生活的平衡，食衣住行上自理，及異性交往等各方面的適應，使得很多大學生倍感壓力。其他如對大學環境的不熟悉感及自己主修的未確定性，也都是導致大學生感到壓力的來源。Fisher-Beckfield 及 McFall（1982）針對男性大學生的研究發現，當學生對自己的人際關係及學業方面的能力感到不足時，其憂鬱感就會增加。前述案例中的王同學其憂鬱感可能是來自因為初次離開熟悉的環境與朋友，從南部北上就學，環境的不熟悉，再加上適應新環境時感覺自己原有能力不足以應付新環境所造成的壓力感等因素所造成的。另外，對主修科目的不確定性及面對不熟悉的課業等也可能是導致其感到憂鬱的來源。

二、情緒的管理

能夠適當的管理情緒是大學生發展的任務之一（Chickering & Reisser, 1993）。因為大學生開始學習過獨立自主的生活，在面對壓力和挑戰時，可能會導致情緒上的不穩定；當大學生能清楚覺察到自己的情緒，及了解該情緒的來源時，就能對自己的情緒有所掌控（Chickering, 1969）。研究發現健康的情緒會正向的影響大學生在學校的成績並減少輟學率（Pritchard & Wilson, 2003）。而且因為情緒的穩定性與其人際關係的好壞又有直接的影響性（Chickering & Reisser, 1993），所以能有效的管理情緒對在乎人際關係的大學生是相當重要的。

誠如本書第四章第六節所述，生氣的種類與表達生氣的方式會影響人們的情緒。Ellis（1977）將生氣分為健康性的生氣與不健康的生氣兩種。健康性的生氣（例如感到失望、難過、懊惱及挫折感等情緒），是人類自然合理的情緒反應，會促使人們尋求合理的解決方式，以達到預期的目標。但是，不健康的生氣（例如狂怒、憤恨及憎恨等），常會導致人的攻擊性，讓問題變得更嚴重。情緒表達方面，Spielberger（1999）將生氣的表達分為向外表達、對內表達、控制對外表達及控制對內表達。學者們發現不適當的情緒表達會影響到憂鬱的情況（Chaplin, 2006; Davidson, Scherer, & Goldsmith, 2003; Posternak & Zimmerman, 2002; Seidlitz, Fujitz, & Duberstein, 2000）；也相信憂鬱其實就是個體對自己生氣（對內表達）所造成的結果（Blatt, 2004; Freud, 1957; Gross, 1999）。所以當大學生以對內表達生氣的生悶氣方式來處理生氣的情緒時，很容易會感到疲累、擔心、無助與憂鬱感；同樣的，當他們控制著不將生氣發洩出來時，很容易感到焦慮與憂鬱感（Law, 2007）。前述案例中的王同學其憂鬱感可能是來自因為未能適當的表達生氣的情緒，為了不傷同學之間的和氣只好壓抑情緒自生悶氣所致。

三、自主性與互賴性的發展

Arnett（2000）把青少年在進入大學開始學習獨立自主的階段稱為「轉型至成人期」（emerging adulthood）。成熟的自主性包括情緒的獨立（emotional independence）與工具性的獨立（instrumental independence）。情緒的獨立指的是指不再依賴他人的讚賞與確認來肯定自己；工具性的獨立指的是能不再尋求他人的協助而能獨立面對與解決問題。當然大學生在這轉型的過程中學會面對很多的挑戰。一位學生曾無奈的表示：「離開家以後才知道家的可貴。少了父母在旁邊叮嚀，生活好像失序一樣，很多課業都落後了。」這種情況特別會發生於初次離家的大一新鮮人。Jackson 及 Finney（2002）就發現大一新鮮人比其他年級的學生感受到更多由壓力帶來的憂鬱、焦慮與生氣的情緒反應。女性大學生也比男性大學生感到較大的壓力與憂鬱感（Berman & Jobes, 1991; Galaif, Chou, Sussman, & Dent, 1998）。Law 及 Guo（2007）發現女學生較男學生在認知與身體上感到較多的疲乏感（cognitive and physical fatigue）。前述案例中的王同學其憂鬱感可能是來自因為初次離開熟悉的環境與朋友，在面對學習獨立生活時所造成的壓力。

另外，Chickering 及 Reisser（1993）又進一步的指出，大學生不僅要學習獨立也要了解到自己與他人之間的互賴性（interdependence）的重要性。亦即能體會自己對社會的責任感，自己不僅享受到社會的福利，也需要對社會有所貢獻。所以大學中有很多社團活動像服務性的社團，就是為了幫助學生這方面的能力的發展而設計的。

四、發展成熟的人際關係

所謂成熟的人際關係是雙方有各自的獨立性，能夠表達對他人溫暖的尊重與信任、沒有防衛性及尊重他人個別性的需要，以及能發展出對不同文化看法的容忍性（tolerance）（Chickering & Reisser, 1993）。根據 Rosenthal、Burklow、Lewis、Succop 及 Biro（1997）的建議，同儕的關係是大學生主要的壓力來源。在 Erickson（1968）社會心理發展理論中指出，大學生主要的社會心理發展任務是建立自我認同、尋找親密伴侶及建立新的友誼關係。另外，他們也很在乎自己在大學校園中能否找到有歸屬的人際團體或社團（Weathersby, 1981），所以一旦大學生在人際團體的歸屬或交友方面遇到挫折，很容易感受到孤寂感，而引致焦慮與憂鬱的反應（Asendorpf, 2000; Mounts, Valentiner, Anderson, & Boswell, 2006）。吳元蓉（2006）發現大學生的憂鬱程度與人際關係呈負相關；特別是如果大學生其人格特質是較屬於人際取向的，未能尋到友伴的孤寂感，會更易導致其憂鬱感（Beck, Taylor, & Robbins, 2003）。另外，大學生對自己社會性自我效能（social self-efficacy），亦即對自己社交能力的自信心，也是影響自己的孤寂感是否會導致憂鬱感的一個重要因素（Gecas, 1989; Wei, Russell, & Zakalik, 2005）。對自己的社交能力較有信心的大學生即使因暫時未交到朋友感到孤寂，但不會感到憂鬱；反之，對自己的社交能力較沒有信心的大學生就很容易因未交到朋友感到孤寂，而感到憂鬱。而且有健康社交能力的會正向的影響大學生在學校的成績並減少輟學率（Pritchard & Wilson, 2003）。前述案例中的王同學因與其他同學來自不同的成長背景，在意見與看法上未能受到其他同學的認同，因而感到非常沮喪；比起以前在高中都擔任重要角色的情況相較，現在突然感覺到很自卑，這可能都是導致其憂鬱的原因之一。

五、自我認同的確立

自我認同是對自己能力、外表、特質的自信。這種自信是來自對自我的認識與接受（Chickering & Reisser, 1993）。Vredenburg、O'Brien 及 Krames（1988）指出大學生若缺乏自我肯定、自覺無法處理自己的憂鬱及缺乏毅力，其產生憂鬱的機會較高。吳元蓉（2006）發現大學生的憂鬱程度與自尊心呈負相關，特別是其自我價值感低者其憂鬱程度就較高。Allen、Hauser、Eickholt、Bell 及 O'Connor（1994）的研究發現缺乏自我肯定與自主性是影響大學生不敢針對惹自己生氣的對象表達生氣反而轉而向內表達生氣，因而導致憂鬱的原因。Blatt（2004）也指出當人們因不敢向外表達生氣，而對自己生氣時，會使自己的價值感降低，罪惡感增加。這可能是前述案例中王同學的憂鬱來源之一，以前在高中都擔任重要角色的他，現在卻感到未能受到其他同學的認同與重視；同時他又覺得其他同學的辦事能力好像都比他強又好像知道得比他還多，讓他失去自信與自卑感。

六、發展出人生的目的

發展出人生的目的是指對自己的休閒生活、職業生涯及生活型態有具體的計畫（Chickering, 1969）。研究發現，大學生若在生涯發展上未能有確切的決定，則易產生憂鬱感（Saunders, Peterson, Sampson, & Reardon, 2000）。該研究也發現，生涯的未確定性多數是來自對自我不夠了解、對職業方面的知識欠缺及缺乏做決定的技巧。另外，誠如駱芳美（1997）指出很多人在進入大學前是以考上大學為讀書的終極目標，以為考上大學後從此人生就一帆風順，但是很多人進入大學後卻不快樂，因為他們：⑴不滿意考上的學校或科系；⑵無法決定自己的方向；⑶熬過了大學考試，身心俱疲，對讀書再也提不起興趣；⑷讀書是為了大學入學考試，然而衝過人生目標後，卻有頓失人生目標之感。所以未能發展出人生的目標是導致大學新鮮人或其他年級的大學生感到憂鬱的原因之一。前述案例中的王同學提到對自己所讀的科系提不起興趣，這可能也是其憂鬱來源之一。

七、發展成為一個整合性、誠實且是值得他人信任的人

Chickering（1969）指出，在大學階段學生的價值觀從原來是非分明的絕對性，發展成較重視相對性的價值判斷。這對於一個從小習慣遵從標準答案的學生，在思考發展上是一個很大的挑戰。前述案例中的王同學在寫報告時就遇到這樣的困難，這可能是其憂鬱來源之一。

貳、憂鬱來自不當的處理壓力的結果

誠如上述，大學生遇到很多的壓力，但並非每個人都會因而產生憂鬱感。Wills 及 Cleary（1995）提出一個壓力因應策略的模式（a stress-coping model），這模式的假設是說不適當的壓力因應策略會使其患憂鬱症的可能

性增加。因應策略可定義為個體刻意的以認知或行為的反應來處理壓力的情境，以期能解除、減少或取代該情境帶來的壓力感（Kagan, 1983; Lazarus & Launier, 1978; Reber, 1985）。因應策略的主要功用包括：⑴調節壓力的情緒；⑵改變與壓力有關的個人與環境的關係（Mao, Bardewll, Major, & Dimsdale, 2003）。Folkman及Lazarus（1988）將因應策略細分為八項：⑴對質性的面對（confrontative），是指人們會以較冒險的方法試圖改變壓力的情境；⑵保持距離（distancing）：是指人們會刻意讓自己遠離壓力的情境並輕忽事情的重要性；⑶自我控制（self-controlling）：是指人們會調整自己對造成壓力情境的感覺與行動；⑷尋求社會支持（seeking social support）：是指人們會尋求具體的資訊及情緒支持；⑸承擔責任（accepting responsibility）：是指人們會認為壓力的產生責任是來自自己，所以會自己扛起責任，試著做正確的處理；⑹逃避問題（escape-avoidance）：是指人們會試圖在行動與想法上做一些努力以期能逃避導致壓力的情境；⑺計畫性的解決問題（planful problem solving）：是指人們會以理性分析的方法來解決問題；⑻積極的評價（positive reappraisal）：是指人們會積極尋求壓力情境所帶給自己的意義與成長。

研究指出以情緒為主的因應策略，例如以生氣的方式去面對壓力的情境會使壓力感與憂鬱感的感受強度增強（Galaif, Sussman, Chou, & Wills, 2003; Roy-Byrnez, Vitaliano, Cowley, Luciano, Zheng, & Dunner, 1992）；反之，若以問題為主的解決策略，例如採用尋求社會支持的方法會減低壓力事件所帶來的壓力感與憂鬱感的強度（Galaif et al., 2003; Roy-Bymez et al., 1992; Wills & Hirky, 1996）。所以父母的支持可幫助大學生減低壓力感及減少用不當的方式處理壓力的情境。研究發現大一新鮮人使用逃避及與壓力情境保持距離的處理方式來處理壓力時，較易出現像感到無助感、焦慮、擔心、疲憊、失去興趣及失去意義等憂鬱症狀（Law & Guo, 2007）。

當比較男女大學生在面對壓力的因應策略的使用上，研究發現女學生較常採用尋求社會資源的方法，男性則較常以生氣的方式來處理（Galaif et al., 1998; Law & Guo, 2007）。

參、憂鬱來自某些特定的人格特質

如第二章第三節第貳單元提到，大學生的人格特質（例如完美主義、拖延個性及對自我效能的期望）會影響到他們對大學環境的適應狀況與憂鬱的程度。Martin、Flett、Hewitt、Krames 及 Szanto（1996）探討大學生的完美主義（protectionism）及對自我效能的期望（self-efficacy expectancies）的人格特質與憂鬱有關。他們發現，社會完美主義取向高的大學生常會認為（可能是正確的也可能是誤解）其生命中的重要他人（如父母或親密伴侶）對他們有相當高的期待，而他們也會很努力要符合對方的期望；但是當這些社會完美主義取向高的大學生其自我效能卻不高時，即認為自己能力不夠完成他人的期望時，其憂鬱程度也會較高。另外一方面，自我取向完美主義的大學生其憂鬱程度則和其生活中面對的壓力有關，壓力越高時其憂鬱程度就越高；反之，當壓力越少時其憂鬱程度就越低（Hewitt & Flett, 1993）。學者（Frost, Heimberg, Holt, Mattia, & Neubauer, 1993）指出自我取向的完美主義是屬於較建設性的，較有助於增進心理適應的取向。研究並未發現他人取向的完美主義與憂鬱的關係。

有關拖延個性的人格特質的研究，學者發現學業拖延的問題在大學中相當普遍（McCown, Johnson, & Petzel, 1989），大約有 40%（Solomon & Rothblum, 1984）到 95%（Ellis & Knaus, 1977）的學生有學業拖延的問題。更細分來看，46%的狀況是遲交報告、27.6%是拖延準備考試的時間、30.1%是拖延閱讀課業要求的章節（Solomon & Rothblum, 1984）。研究發現拖延個性者在大學生活中很容易會有適應上的問題（Flett, Blankstein, & Martin, 1995; Lay, 1995），其憂鬱程度也相對的高，其對自我效能的期望很低（Martin et al., 1996）。另外，Vredenburg 等人（1988）指出大學生若具有適應不良的態度（dysfunctional attitudes）人格特質，其產生憂鬱的機會較高。

肆、憂鬱來自不當的歸因或認知的扭曲

誠如第二章所提到的歸因理論，研究發現，歸因型態對大學生的憂鬱也有影響性（Anderson, 1999）。一般認為內在、穩定及一般性的歸因是不當的歸因，例如 Főreterling 及 Binser（2002）就發現，當大學生某科目考試成績不好，認為是自己的能力所造成的，而且如果一科沒考好其他的科目也不會好到哪裡去。這種內在、穩定及一般性的歸因方式易使大學生感到憂鬱。相反的，外在、不穩定及特定的歸因，則是較適當的。例如某科目考試成績不好，認為是最近忙著社團活動沒時間準備考試，等社團活動忙完就會好點。而且只是這一科考不好，別科只要多花一點時間準備應該就不會考得太差了。如果學生是以這種方式歸因的話，就較不會自怨自艾而導致憂鬱症。Anderson（1999）比較中美大學生的歸因型態對憂鬱的影響，就發現中國大學生較美國大學生採用較多的不當歸因的型態，所以其憂鬱與孤寂感的傾向就比美國大學生高。案例中的王同學因為一兩次小考沒考好就認為自己期中考會考差，覺得是自己能力不足所致，這是屬於內在、穩定及一般性的歸因，可能是導致其憂鬱的另一個原因。

研究發現大學生的認知能力在其生涯決定與職業選擇上扮演相當重要的角色（Borders & Archadel, 1987）。但對自我不夠了解、對職業方面的知識欠缺及缺乏做決定的技巧等認知的異常（dysfunctional cognitions）會影響到他們生涯發展，而導致挫折感及焦慮感（Peterson, Sampson, Reardon, & Lenz, 1996; Saunders et al., 2000）。

第二節　大學階段憂鬱問題的輔導諮商策略

誠如前述，大學生的憂鬱來自不適當的壓力處理與情緒管理、缺乏自信心與人際技巧，以及未有清楚的人生目標。據此，作者將根據Chickering的七個任務的發展設計出針對大學生的憂鬱團體輔導方案。

第一次會談：彼此認識

目標：幫助學生彼此認識，增加彼此的凝聚力。

活動過程：

1. 讓學生報數，偶數在外圈，奇數在裡圈，以迴旋溝通的方式（即每一個題目分享完後，外圈順時針移一個位置，裡圈學生不動）讓他們分享下面的題目（在分享每一題前先介紹自己的名字和系別）：
   ⑴進大學以前我最感到得意的事是……
   ⑵我對這個學校的第一個印象……
   ⑶進大學後最讓我感到興奮的事是……
   ⑷我所以選讀某某科系是因為……
   ⑸我進大學後最感到驚訝的一件事是……
   ⑹我現在最想念的事或人是……
   ⑺我現在最希望做的一件事是……
   ⑻我對大學生活最大的期待是……
   ⑼目前讓我感到最得意的事是……
   ⑽有一件我最想做的事是……
2. 學生回到大團體，分享自己從與他人互動後的感受。
3. 家庭作業：從自己一個星期的生活中記下一到三項在大學生活中自己可做的得心應手的事，及一到三項自己感到吃力的事（每一項各寫在一張資料卡上）。

第二次會談：能力的挑戰與發展㈠

目標：幫助學生評估自己的能力能應付大學生活的程度。

活動過程：

1. 首先讓學生拿出在家庭作業中觀察到自己可做的得心應手的事，然後在該張卡的背面寫出自己所具備的哪些能力幫助自己可以順利的做該事。寫完後讓學生輪流分享。
2. 讓學生交出他們感到吃力的事的卡片。諮商師隨意抽出一張，讓學生集思廣益想想要完成該件事情需要用到的能力，以及思考如果學生沒有那些能力是否其他的能力可以取代也可以處理該項問題，並列出可以取代的能力。請學生在上述分享中有提出具有這些能力者（包括可用來取代的能力）分享他們是如何學到那些能力的（此步驟可重複進行多次）。

3. 家庭作業：發給每個學生一張資料卡，讓學生找出某項目前自己最急需但仍不會或不熟悉的能力，然後在卡片的背面寫出在這個星期中自己的學習計畫並付諸行動（例如尋找可學習資源或開始練習）。如果有學生想學習同樣的能力，他們可以互相討論並一起尋找資源。

第三次會談：能力的挑戰與發展(二)

目標：幫助學生評估自己應付大學生活的能力，並願意付諸行動學習不足的能力。

活動過程：

1. 首先讓學生分享他們付諸行動的情況及其中的感受（感到興奮或感到挫折），如果不是很順利，他們是如何克服該困難。
2. 諮商師隨意抽出一張上星期學生交出感到吃力的事的卡片（進行之前問寫該卡片的學生該情境是否仍讓其感到吃力），讓學生集思廣益想想要完成該件事情需要用到的能力；並想想如果沒有那些能力是否其他的能力可以取代也可以處理該項問題，列出可以取代的能力。請學生在上述分享中有提出具有這些能力者（包括可用來取代的能力）分享他們是如何學到那些能力的（此步驟可重複進行多次）。
3. 家庭作業：發給學生表 5-3 生活與心情記錄表，請學生使用該表格記錄他們在這星期中的生活與情緒的狀況。

第四次會談：當一個情緒的好管家(一)

目標：幫助學生能清楚覺察到自己的情緒並學習有效的管理。

活動過程：

1. 諮商師透過肌肉放鬆的技巧（詳見表 6-15），讓學生能夠體會放鬆的感覺。

2. 諮商師介紹生氣情緒處理方式對憂鬱情緒的影響，請學生提出讓其感到生氣的情境，諮商師以合理情緒治療法對生氣的處理認知方式（包括：使用「為什麼？」、抓穩自己對情勢的控制權、幽默、尋求掌控權及故意違背的方法）（詳見第四章第六節）來回應，幫助該學生重新審視其原有的想法。並評量其情緒的強度是否有所改變。
3. 將上述的認知方式寫在紙上讓學生抽籤。讓一個學生述說一個令其生氣的情境，其他學生以其抽到的技巧來反應，幫助該學生重新審視其原有的想法。並評量其情緒的強度是否有所改變（此步驟可重複進行多次，讓學生輪流扮演不同的角色）。
4. 重複步驟 2，但此次是針對憂鬱的情緒。讓一個學生述說一個令其憂鬱的情境，其他學生以其抽到的技巧來反應，幫助該學生重新審視其原有的想法。並評量其情緒的強度是否有所改變（此步驟可重複進行多次，讓學生輪流扮演不同的角色）。
5. 讓學生分享透過這個活動，其心情改變的情形。
6. 家庭作業：學生每天要設定至少一個鐘頭的快樂時光（至少是不可以憂慮），並計畫如何做可讓自己快樂或無慮。要學生設定一個增強的計畫，當自己能有一個小時的無慮或快樂時光時，就給自己酬賞。將每天進行的情形記錄下來。

第五次會談：當一個情緒的好管家㈡

目標：幫助學生能清楚覺察到自己的情緒並學習有效的管理。

活動過程：

1. 學生分享其快樂時光計畫進行的情形及給予自己的酬賞，及從此活動中獲得的體會。
2. 諮商師擺兩張椅子，一張代表不合理的信念一張代表合理的信念，依此諮商員介紹並示範強迫性的對話技巧（詳見第四章第六節），然後徵求志願者提出一個情境，由另外兩位志願者根據該情境來做合理與不合理信念的練習（其他學生若有更好的想法可隨時加入角色扮演中）（此步驟可重複練習多次，讓學生扮演不同角色）。

3.讓學生分享合理信念與不合理信念對其心情的不同影響。

4.讓學生練習合理情緒想像的技巧：

(1)讓學生想像上星期中一件發生在身上感到不舒服的事。

(2)讓自己去感受對該情緒感到生氣的感覺（例如我很生氣，因為沒有人要照我的想法去做，這怎麼可以）。

(3)當你抓到那個感覺時，停在那個感覺一兩分鐘，然後慢慢把自我打擊的信念轉變成健康的負向情緒（例如其實我沒有權力要求別人照我的想法去做，我真的很懊惱）。

(4)當你在將自我打擊的信念轉變成健康的負向情緒時，不要改變你想像的事件（A）。

(5)讓學生繼續想像，直到他想到該情緒時只感到懊惱而非生氣或憤怒。

5.重複步驟 2，但此次是針對憂鬱的情緒。

6.學生分享從上述活動對其管理生氣與憂鬱情緒的學習與感受。

7.家庭作業：請學生使用表 8-1 記錄他們在這星期中感到較消極情緒的狀況。

表 8-1　情緒記錄表

情境	心情描述	該情緒感受的強度（1-10）	因應策略	情緒轉換的狀況

第六次會談：當一個情緒的好管家(三)

目標：繼續幫助學生能清楚覺察到自己的情緒並學習有效的管理。

活動過程：

1.讓學生分享家庭作業中進行的感受及所採用的因應策略對其情緒改變的

影響。

2. 發給每個學生一條橡皮筋套在手上，讓每個人想一件上星期中遇到讓自己感到生氣的事。鼓勵學生當覺察到自己生氣時，就拉一下橡皮筋提醒自己。提醒學生這並不是處罰，而是提醒自己要以合理的想法來代替不合理的想法（詳見第四章第六節）。
3. 重複步驟 2，但此次是針對憂鬱的情緒。
4. 進行爆胎技巧（詳見第四章第四節）。讓學生閉上眼睛想像自己擁有一輛新車，有一天開在路上突然輪胎破了，問學生他們會如何處理？讓學生思考如果自己就是這輛車，輪胎破了就像人生中的一些不完美他們會如何處理。

　　諮商師分享「完全接受」的功用（詳見第四章第四節），告知學生所謂完全接受是接受自己的長處與短處、正向與負向特質。因為很多時候人們生氣是在氣自己相信：(1)他做了不該做的事；(2)因為他做了不該做的事，所以他是一個糟透的人。當案主能接受自我的不完全時，他就較不會對自己生氣。發給學生「平靜的禱詞——自我接受的禱詞」（如表 8-2），讓學生一起大聲朗誦並分享對此禱詞的體會，並列出自己可改變的部分及改變的計畫。

5. 家庭作業：學生每天要設定十五分鐘的憂鬱時刻，並設定一個增強的計畫，當自己順利掌控其生氣及憂鬱的情緒，及因生氣所導致不適當的行為時，就給自己酬賞。

表 8-2　平靜的禱詞——自我接受的禱詞

平靜的禱詞——Serenity Prayer（Acceptance）
萬物的主宰請賜給我一顆平靜的心讓我能接受我無法改變的事實
God grant me the serenity to accept the things I cannot change,
賜我有勇氣去改變我所能改變的
courage to change the things I can,
而且有智慧區別出兩者的不同！
and wisdom to know the difference！

資料來源：引自 http://www.cptryon.org/prayer/special/serenity.html。

第七次的會談——從自信到自主(一)

目標：幫助學生建立自我肯定並能因有自信而能獨立。

活動過程：

1. 讓學生分享他們做家庭作業的情況，分享這作業有助於減緩其憂鬱的情況。
2. 發給每個學生表 8-3 讓其寫下一件自己很想獨立完成但卻有困難付諸行動的事，以及猶豫不決的原因及擔心害怕的結果。

表 8-3　獨立完成事件活動表(1)

想獨立完成的事	猶豫不決的原因及擔心害怕的結果	找出真正會造成該結果的可能性

3. 兩三個學生一組，一起互相幫忙找出真正會造成該結果的可能性。
4. 發給學生表 8-4，讓他們一起想出較合理的信念，然後定出付諸行動的計畫。

表 8-4　獨立完成事件活動表(2)

想獨立完成的事	合理的信念	付諸行動的計畫

5. 每個學生向團體宣布自己的行動計畫。
6. 家庭作業：將所定的計畫付諸行動。

第八次的會談——從自信到自主(二)

目標：繼續幫助學生建立自我肯定並能因有自信而獨立。

活動過程：

1. 讓學生分享他們做家庭作業的情況，特別是能獨立完成某件事的心情。
2. 給每個學生表 8-3，讓學生寫下另一件自己很想獨立完成但卻較有困難付諸行動的事，以及猶豫不決的原因及擔心害怕的結果。
3. 兩三個學生一組一起互相幫忙找出真正會造成該結果的可能性。
4. 給每個學生另一份表 8-4，讓學生一起想出較合理的信念，然後定出付諸行動的計畫。
5. 每個學生向團體宣布自己的行動計畫。
6. 家庭作業：將所定的計畫付諸行動。

第九次會談——增進人際關係(一)

目標：了解學生的人際狀況及幫助學生增進人際關係。

活動過程：

1. 讓學生分享他們做家庭作業的情況，特別是能獨立完成某件事的心情。
2. 讓學生填寫人際關係量表（圖 7-1），完成後請學生從中找出一個自己目前在人際交往上感到困難且最想解決的一個情況，例如：
   (1)與對方的關係已維持了多久？目前兩人的關係是否還持續著？如果沒有持續著，其分手的情況是平和的還是不歡而散呢？
   (2)舉例說明兩人間正向的關係與負向的關係。
   (3)自己的憂鬱是否影響到與此人的關係？如何影響呢？
   (4)針對此人際關係學生想做什麼樣的改變？為什麼？是否已嘗試做改變了呢？如果想改變但卻還未付諸行動又是為什麼呢？
3. 諮商師讓學生們以角色扮演的方式一起來找出有效的人際互動或溝通的技巧（此步驟應重複多次，盡量讓每個人的問題都能有機會提出來）。
4. 家庭作業：學生將針對其所提出最想解決的人際關係問題進行處理。

第十次會談——增進人際關係(二)

目標：進一步了解學生的人際狀況及幫助學生增進人際關係。

活動過程：

1. 讓學生分享他們做家庭作業的情況，所遇到的困難及其處理的結果。
2. 讓學生從第九次會談中所填的人際關係量表（圖 7-1）中，找出另一個自己人際交往上感到困難且最想解決的一個情況，諮商師讓學生們以角色扮演的方式一起來找出有效的人際互動或溝通的技巧（步驟與第九次會談類似）。
3. 家庭作業：學生將針對所提出的最想解決人際關係的問題進行處理。

第十一次的會談：人生有夢、築夢踏實

目標：幫助學生定出其人生的目標。

活動內容：

1. 讓學生分享他們做家庭作業的情況，所遇到的困難及其處理的結果。
2. 發給學生一人二十張資料卡，寫出二十個與其主修專業有關的工作。寫完後讓學生將卡片分成兩疊，一疊是「我一定不會去做的工作」，另一疊是「我可能會去做的工作」。
3. 介紹現實學派所指出人的五項需求（求生存、愛及歸屬、權力、自由及樂趣），然後要學生在他可能會去做的工作的卡片上，列出該工作可滿足自己的哪一項需求）。
4. 讓學生再做一次淘汰，挑出其中五張符合自己的需求與興趣。選出後再按照自己的興趣標出一到五等級（一是最有興趣，然後依此類推）。拿出標明是「一」的那一張寫出該工作所需要的技能，然後勾出自己已具備的能力。
5. 發給學生表 8-5，讓學生針對其個人最有興趣的工作及希望在十年後達到的目標設計出一張名片（包括學位、工作職位的名稱、擁有的證照名稱、工作場所的名稱），然後根據這目標列出十年中每年所需要達到的目標，並列出行動計畫。

表 8-5　生涯發展規劃表

設計一張工作名片		
年	具體目標	行動計畫
第九年的目標		
第八年的目標		
第七年的目標		
第六年的目標		
第五年的目標		
第四年的目標		
第三年的目標		
第二年的目標		
第一年的目標		

6. 家庭作業：每個學生需訪問一位從事自己有興趣工作的人，主要是了解該工作所需要有的工作技能及專業訓練，並了解受訪者從該工作中獲得的心得。訪問後根據所獲得的資料調整自己的計畫表。

第十二次會談——回饋與分享

目標：幫助成員分享參與團體的心得。

活動過程：

1. 讓學生分享他們未來的目標與計畫執行的次目標及訪問的心得。
2. 讓成員分享參加此團體的收穫與心得。

第三節　大學生的自殺防治與處理

近年內，大學生的自殺問題在國內外都引起極大的重視。美國一項十年的追蹤研究發現，每年十萬人中有十五人自殺，而其中的 7.5 人是大學生，特別是二十到二十四歲的年紀（Silverman, 1993）。誠如前述，學者們（Furr, Westefeld, McConnell, & Jenkins, 2001）調查 1,455 位大學生，發現 53%的大學生表示他們在大學生活中曾感到憂鬱；除此之外，有 9%的大學生表示他們曾有自殺的想法，1%的大學生則曾企圖自殺過。所以大學生自殺的防治與處理是不容忽視的。

壹、自殺處理的原則

Silverman（2005）指出在處理自殺案主時，有幾個重要的原則必須要遵守：

- 諮商師與學生案主間必須要有互相信任、誠實與尊重。
- 諮商師必須讓學生了解其期待及哪些行為是可接受。
- 諮商師必須幫助學生認定幾個緊急接觸的電話及在緊急狀況下的處理過程。
- 諮商師與學生案主間應有共同同意的目標與結果。
- 諮商師應幫助學生了解在改善與改變的過程中會遇到的阻礙與挑戰。
- 學生會願意誠實的討論在過去、現在與未來中正在處理或還未處理的一些問題。
- 諮商師應幫助學生了解醫藥／心理治療／支持團體／認知行為治療的角色與功能。
- 了解朋友、家人、父母、老師、醫生及其他支持性的資源在治療過程中扮演的角色及參與的狀況。
- 諮商師應幫助學生增進其評量與管理衝動的想法、行為與攻擊性的傾向的技巧。

- 諮商師應幫助學生增進其處理焦慮的技巧。
- 諮商師應幫助學生減少或戒絕喝酒或藥物的使用。
- 諮商師應幫助學生了解藥物使用所帶來的副作用。
- 諮商師應幫助學生學會對睡眠、飲食有適當的安排及養成運動的習慣。
- 諮商師應評量學生能夠專注的情況。
- 諮商師應幫助學生了解在治療過程中對使用藥物，住醫院或家裡的選擇及其想法與感覺。

貳、自殺案主的諮商輔導策略

一、心理動力學派的治療

主要是強調社會心理發展的重要性、家庭關係對人格發展、個人與他人互動及個人自我發展上的影響。不過並無實徵性的研究支持這方面的實務效果（Silverman, 2005）。

二、問題解決的治療方法

不同於前者，有很多的研究指出問題解決的治療方法對自殺案主的處理是有效的，特別是能透過步驟的完成可減少案主的絕望感。雖然針對不同年紀的案主其處理策略做適度的調整，Salkovskis（2001）指出一般在處理中所使用的原則大致如下：

- 請案主列出問題。
- 請案主按照問題的重要性、衝擊性及是否可在短期內有效的處理等排出優先順序。
- 幫助案主腦力激盪想出所有可能的解決方法，並列出每種解決方法的利與弊，及解決中可用到的資源。
- 從各種解決方法的利弊及可用的資源中選出最可行的一個解決策略。
- 將該解決策略再細分為更具體、更小，案主能掌握的可行的步驟。

- 思考每個步驟可能會遇到的困難及可能的解決方式。
- 從最小的步驟開始著手，仔細的檢查進展的狀況，再考慮進到下一步驟的進行。

三、認知行為治療學派

認知學派的自殺治療團體是由Henriques、Beck及Brown（2003）所提出，其主要目的是減少青少年與青年的自殺行為。此模式的內容包括：⑴發展一些特定的方法幫助案主們去探討其無助感及自殺的行為；⑵發展一些特定的方法讓案主盡快接受治療；⑶幫助案主能有效的使用其他相關性的服務；及⑷能增加有效使用社會支持的情況。在這過程中諮商師是扮演主動與引導的角色，在取得案主願意合作性的情況下，與案主一起探討就其個人的覺知來對自殺行為加以解釋及說明。進行的結構包括：設定議程、檢查目前的症狀、自殺的想法與行為、了解藥物濫用及酗酒的情形、了解案主在其他治療上參與的情形、將前幾次會談中所提及對自殺的信念與想法和目前的狀況加以連結、摘要、回饋及指定家庭作業。以下將介紹此治療模式的進行狀況。

㈠初期階段（第一到第三次）

1.目標一：幫助案主願意持續參與治療的過程

讓企圖自殺的案主持續參與治療的過程經常是非常困難的，其可能的原因包括缺乏自我管理的能力、生活失序、缺錢、覺得羞恥或認為沒有必要接受治療等。所以在諮商時應事先了解會影響到其赴約的可能原因及可以解決的方法；每次諮商結束時應與案主設定下次諮商的內容與計畫，及如果案主無法赴約時該如何做。另外，在其約定的時間二十四小時前給予通知；及設立一些緊急經費的補助等方法可以有助於案主更積極的參與治療的過程。

2.目標二：鼓勵案主述說其企圖自殺的原因及情形

在治療的初期很重要的目標是讓案主願意說出其企圖自殺的原因及情形，因為這可能是第一次有機會或有人願意聽他們說出自己的心聲。諮商師應以同理心傾聽其可能有哪些生活上的問題、想法及感受導致其自殺的企圖。透過傾聽有助於幫助諮商師與案主建立投契的關係；諮商師可以透過此對案主自殺的企圖及再自殺的可能性有多一層的了解。

3.目標三：評量案主自殺的可能性

案主最近一次企圖自殺的情況，可提供給諮商師做為評量其未來自殺可能性的重要參考資料。在評量案主自殺的可能性時應包括：自殺的想法、自殺的企圖、自殺的計畫及其致命性的程度；除此之外，還應包括其最近生活事件中的壓力或失喪事件、憂鬱與絕望感的程度、失業或經濟狀況及藥物使用的狀況。

4.目標四：幫助案主設計出安全計畫

當案主有自殺的傾向時經常很難能有效的解決問題，所以應幫助案主發展出一個安全計畫，其內容主要是列出：⑴可給予協助者的電話號碼；⑵諮商師的電話號碼；⑶值班諮商師的電話號碼；⑷心理治療機構的全天服務電話；⑸生命線或其他相關性服務的機構電話等。

5.目標五：介紹認知的模式

認知治療的主要目的是要幫助案主成為自己的治療師，所以可教導案主有關對事件的解釋與說明對情緒的影響（詳見第四章與第五章的理論部分）。

6.目標六：幫助案主發展出其認知的概念圖

當案主訴說其自殺企圖的情況時，諮商師可使用案主提供的資訊找出案主可使用的資源、發展狀況、生活的壓力、認知扭曲或不合理的信念、問題解決的方法或缺失，以構念圖的方式畫出來，幫助案主找出這些情況對其自殺企圖的影響。

7.目標七：鼓勵案主列出需解決的問題及教導問題解決的方法

由於缺乏解決問題的技巧，心情的影響及與自殺之間很有關聯，所以教導案主問題解決的技巧是很重要的。發給問題解決單（如表 6-11 或 6-13），鼓勵案主列出需解決的問題並標示出優先順序，然後根據優先順序與案主討論解決的方法。諮商師也可使用此問題解決單做為家庭作業的依據，幫助案主體會問題解決對改善心情的助益。

8.目標八：**幫助案主從絕望到有希望感**

幫助案主從其生活中的事件及其經驗中看到希望，特別是案主感到很絕望的事情，幫助案主體會到生活的意義。例如請案主從桌子上傳一個東西給你，然後謝謝他的幫忙。然後問案主自己是否一無是處（如第四章第四節所介紹的「使用幽默」技巧）。

㈡中間階段（第四次至第五次）

此階段的主要目標是幫助案主發展出在面對壓力情境時可使用的技巧，特別是著重在認知的重整，漸漸的針對影響其自殺企圖的信念加以處理。

1.目標一：**改變不當的信念與自動性的想法**

認知學派相信信念、感覺與行為之間的關聯性，所以當案主改變其對自己、世界及其未來的覺知與想法，其行為與感覺就會跟著改變。依此概念，鼓勵案主記下他們負向的想法，及從該想法引出來的行為與感覺（可使用表6-18）。然後讓他們分析三者間的關聯性。當案主能夠看出三者的關聯性後，讓他們想想是否有任何較適當的想法可用來取代現有的想法。例如讓案主使用資料卡，一面寫原來的想法，另一面則寫下較適當且較積極的想法。鼓勵案主隨身攜帶這些卡片，當同樣的消極想法出現時就可以找出該張卡片，並以卡片上所寫的較適當的想法來提醒自己。

2.目標二：**讓案主做一個希望盒**

當案主心情跌入谷底時就很難想出自己為何要活下去的原因，讓案主做一個希望盒可以在他們心情低潮時提醒他們為何要活下去的理由。讓他們用自己的想法裝飾盒子，並在裡面放些對他們有鼓勵作用的東西，例如朋友的信、父母送他們的禮物等。

3.目標三：**教導案主平穩情緒的克服技巧**

教導案主平穩情緒的克服技巧，其目的是要增加案主對壓力情境的忍受力。讓案主知道當他們的心情跌入低潮時可以用一些技巧來克服。這些技巧包括：⑴教導其肌肉放鬆技巧及控制呼吸的練習（如表6-15），使其在壓力的狀態下可以減緩身體的緊張；⑵教導他們轉移注意力的技巧：例如想像一個讓自己快樂的情境或想法，然後鼓勵他們在面對不順意的情境時可以轉移注意力專注於讓自己快樂的情境或想法中（如第五章所介紹的心理影像技巧）。另外，讓案主列出在心情不好時有哪些事可讓自己覺得舒服些，例如爬山、散步或唱歌等。

4. 目標四：**與案主探討其衝動性**

通常會有自殺企圖的案主都是較有衝動性的，所以對這樣的案主應教導其延宕衝動性的方法。讓案主知道自殺的衝動性通常是有高低起伏的，所以鼓勵案主畫出其心情的起伏圖，可幫助他們了解自己自殺衝動與心情的關係。並鼓勵案主列出當其面對自殺衝動時應做的事，例如散步、睡覺、拜訪朋友、打電話給諮商師、做家事或唱歌等。但是上述方法的效果較短暫，要能長期性的幫助案主延宕自殺的企圖，則是鼓勵他們列出自己想做且已經做但還未完成或都還未開始做的事，並請他們寫出為何這些事是重要的。如果覺得很重要但還未開始做，問他們原因何在，並探討如何克服其困難性。另外，鼓勵案主將自己生活周圍有傷害性的東西收起來，以保護自己在衝動時不容易傷害到自己。

5. 目標五：**增進社會支持的網絡**

很多有自殺企圖的案主常會覺得自己很孤單或是沒有人在乎自己，所以透過社會支持網絡的建立可以幫助案主注意到其生活周圍中關心他的人。必要時可以請家人一起參與諮商，以從案主與家人的互動中了解其中的關係。如果案主在結交朋友上有困難，可以幫助他們探討困難的原因及教導其與他人社交互動的技巧（如表 3-3）。

6. 目標六：**整合各項服務資源**

很多企圖自殺的案主也同時有其他的問題，所以幫助案主按其需要尋找其他有關的資源，例如醫院、戒毒戒酒中心、社會福利機構等，透過與其他有關服務資源的整合，可以更有效的防治案主自殺。

㈢結束階段

在這階段中很重要的一個目標是幫助案主能克服自殺的想法。在此階段需進行評量，其評量過程包括五個步驟：

步驟一：讓案主想像在過去或未來有哪些事件會讓他想要自殺。

步驟二：讓案主想像在這些會讓其想要自殺的事件發生時，他會有的想法與感覺是什麼。並評量此想法是積極性或消極性的。

步驟三：讓案主仍然想像一樣的事件，但伴隨的是積極與適當性的想法。

步驟四：根據案主提供資料，幫助案主發展出所以會導致其自殺的認知概念圖。然後幫助案主想出可能的解決策略。

步驟五：諮商師為案主做一個摘要總結。

評量後案主回到一般的諮商過程中並分享他對評量過程的經驗。案主繼續參與諮商，直到他或她不再有自殺的想法。

四、人際關係的心理治療

第七章第二節第貳單元所介紹的人際關係的心理治療過程也可以用在對自殺行為的治療。在治療過程中要幫助案主與諮商師建立治療關係、能有效的將自己的生氣、痛苦表達出來，並學習如何解決衝突。最重要的是願意與諮商師分享其想自殺的想法，並同意如果自殺意念太強時願意到自殺防治中心或醫院的急診室尋求協助（Silverman, 2005）。

本章摘要

「金榜題名」進入大學就讀是每個莘莘學子從小的夢想，但是董氏基金會二〇〇五年的研究卻發現 5,950 位受訪的大學生中有憂鬱情緒嚴重並需專業協助者的比率達 24.1%。美國大學健康協會在二〇〇一年的全國大學健康評量發現 76%的大學生指出他們在過去一年中感到不勝負荷，有22%的大學生指出他們在過去一年中曾有過嚴重到無法做任何事的憂鬱狀況。

二〇〇三年美國大學生健康協會的全國調查中，發現壓力是妨礙大學生學習的最主要的罪魁禍首。Chickering 指出大學生有七個主要任務的發展：(1)能力的發展；(2)情緒的管理；(3)自主性與互賴性的發展；(4)發展成熟的人際關係；(5)自我認同的確立；(6)發展出人生的目的；(7)發展成為一個整合性、誠實值得他人信任的人。而這七項任務的發展也是大學生的壓力來源之一。據研究，面對壓力時若不當的處理壓力很容易導致憂鬱。另外，憂鬱來自某些特定的人格特質或認知上的扭曲。

針對大學處理其憂鬱問題的輔導諮商策略方面，作者根據 Chickering 的七個任務的發展，設計出針對大學生的憂鬱團體輔導方案。另外，在大學生的自殺防治與處理方面，本章也介紹了自殺處理的原則，以及心理動力學派、問題解決的治療方法、認知行為治療學派及人際關係的心理治療在自殺防治上的治療重點。

參考文獻

中文書目

吳元蓉（2006）。**大學生憂鬱、人際關係與自尊心之相關研究**。國立彰化師範大學輔導與諮商研究所碩士論文，未出版，彰化市。

董氏基金會（2005）。**大學生主觀生活壓力與憂鬱傾向之相關性調查**。2008 年 3 月 11 日，取自 http://www.jtf.org.tw/psyche/melancholia/survey.asp?This=65 &Page=1

駱芳美（1997 年 8 月 3 日）。新鮮人憂鬱症。**中央日報**。

英文書目

Allen, J. P., Hauser, S. T., Eickholt, C., Bell, K. L., & O'Connor, T. G. (1994). Autonomy and relatedness in family interactions as predictors of expressions of negative adolescent affect. *Journal of Research Adolescence*, *4*, 535-552.

American Psychiatric Association (2000). *Diagnostic and statistical manual of mental disorder* (4th ed, text revision). Washington, DC: American Psychiatric Association.

Anderson, G. A. (1999). Attributional style, depression, and loneliness: A cross-cultural comparison of American and Chinese Students. *Personality and So-*

cial Psychology Bulletin, 25(4), 482-499.

Arnett, J. J. (2000). Emerging adulthood: A theory of development from the late teen through the twenties. *American Psychologist, 55*, 469-480.

Asendorpf, J. B. (2000). Shyness and adaptation to the social world of university. In Crozier, W. R. (ed.), *Shyness: Development, consolidation, and change* (pp. 103-120). New York: Routledge.

Beck R., Taylor, C., & Robbins, M. (2003). Missing home: Sociotropy and autonomy and their relationship to psychological distress and homesickness in college freshmen. *Anxiety, Stress, and Coping, 16*(2), 155-166.

Berman, A. L., & Jobes, D. A. (1991). *Adolescent suicide: Assessment and intervention.* Washington DC: American Psychological Association.

Blatt, S. (2004). *Experiences of depression theoretical, clinical, and research perspective.* Washington, DC: American Psychological Association.

Borders, L. D., & Archadel, K. A. (1987). Self-belief and career counseling. *Journal of Career Development, 14*, 69-79.

Chaplin, T. M. (2006). Anger, happiness, and sadness: Associations with depressive symptoms in late adolescence. *Journal of Youth Adolescence, 35*(6), 977-986.

Chickering, A. W. (1969). *Education and identity.* San Francisco: Jossey-Bass.

Chickering, A. W., & Reisser, L. W. (1993). *Emotion and identity* (2nd.). Jose Bass: San Francisco.

Davidson, R., Scherer, L., & Goldsmith, H. H. (2003). *Handbook of affective sciences.* Oxford: Oxford University Press.

Dusselier, L., Dunn, B., Wang, Y., Shelley II, M. C., & Whalen, D. F. (2005). Personal, health, academic, and environmental predictors of stress for residence hall students. *Journal of American College Health, 54*(1), 15-24.

Ellis, A. (1977). *Anger — How to live with and without it.* Secaucus, NJ: Citadel Press.

Ellis, A., & Knaus, W. (1977). *Overcoming procrastination.* New York: Institute for Rational Living.

Eriksin, E. (1968). Identity and identity diffusion. In C. Gordon & K. J. Gergen (Eds.), *The self in social interaction* (pp. 197-205). New York: Wiley.

Field, L. D., Elliott, M. S., & Korn, P. R. (2006). A successful community-based intervention for addressing college student depression. *Journal of College Student Development*, *47*(1), 105-109.

Fisher-Beckfield, D., & McFall, R. M. (1982). Developing of a competence inventory for college men and evaluation of relationships between competence and depression. *Journal of Counseling and Clinical Psychology*, *50*(5), 697-705.

Flett, G. L., Blankstein, K. R., & Martin, T. R. (1995). Procrastination, negative self-adjustments, and stress in depression and anxiety: A review and preliminary model. In J. Ferrari, J. Johnson, & W. McCown (Eds.), *Procrastination and task avoidance: Theory, research, and treatment* (pp. 137-167). New York: Plenum.

Folkman, S., & Lazarus, R. S. (1988). *Manual for the ways of coping questionnaire.* Plao Alto, CA: Consulting Psychologists Press, Inc.

Főreterling, F., & Binser, M. J. (2002). Depression, school performance, and the veridicality of perceived grades and causal attribution. *Personality and Social Psychology Bulletin*, *28*(10), 1441-1449.

Freud, S. (1957). *Mourning and melancholia* (Vol. 14). London: Hogarth Press.

Frost, R. O., Heimberg, R., Holt, C., Mattia, J., & Neubauer, A. (1993). A comparison of two measures of perfectionism. *Personality and Individual Differences*, *14*, 119-126.

Furr, S. R., Westefeld, J. S., McConnell, G. N., & Jenkins, J. M. (2001). Suicide and depression among college students: A decade later. *Professional Psychology Research and Practice*, *32*, 97-100.

Galaif, E. R., Chou, C., Sussman, S., & Dent, C. W. (1998). Depression, suicidual ideation, and substance use among continuation high school students. *Jour-*

nal of Youth and Adolescence, *27*, 275-299.

Galaif, E. R., Sussman, S., Chou, C., & Wills, T. A. (2003). Longitudinal relations among depression, stress, and coping in high risk youth. *Journal of Youth and Adolescence*, *32*(4), 243-258.

Gecas, V. (1989). The social psychology of self-efficacy. *Annual Review of Sociology*, *15*, 291-316.

Gross, J. J. (1999). Emotion regulation: Past, present, and future. *Cognitive Emotion*, *13*, 551-573.

Henriques, G., Beck, A. T., & Brown, G. K. (2003). Cognitive therapy for adolescent and young adult suicide attempter. *America Behavioral Scientist*, *46* (9), 1258-1268.

Hewitt, P. L., & Flett, G. L. (1993). Dimension of perfectionism, daily stress, and depression: A test of the specific vulnerability hypothesis. *Journal of Abnormal Psychology*, *102*, 58-65.

Jackson, P. B., & Finney, M. (2002). Negative life events and psychological distress among young adults. *Social Psychology Quarterly*, *65*(2), 186-201.

Kagan, J. (1983). Stress and coping in early development. In N. Garmezy & M. Rutter (Eds.), *Stress, coping and development in children* (pp. 191-216). New York: McGraw-Hill.

Law, F. M. (2007). *Anger and depression: The correlation between anger expression and depression symptoms in late adolescence.* Paper presented at All Ohio Counselors Conference, April 1, Columbus, OH.

Law, F. M., & Guo, G. J. (2007). *A study of ways of anger expression and coping with stress in predicting depression for the first-year college students.* Paper presented at 26th Annual Conference on the First Year Experience. National Resource Center for The First-Year Experience and Students in Transition, University of South Carolina, Addison, TX.

Lay, C. H. (1995). Trait procrastination, agitation, dejection, and self-discrepancy. In J. Ferrari, J. Johnson, & W. McCown (Eds.), *Procrastination and task avoidance: Theory, research, and treatment* (pp. 97-112). New York: Plenum.

Lazarus, R. S., & Launier, R. (1978). Stress-related transactions between persons and environment. In L. A. Pervin & M. Lewis (Eds.), *Perspectives in international psychology* (pp. 287-327). New York: Plenum.

Mao, W. C., Bardewll, W. A., Major, J. M., & Dimsdale, J. E. (2003). Coping strategies, hostility, and depressive symptoms: A path model. *International Journal of Behavioral Medicine, 10*(4), 331-342.

Martin, T. R., Flett, G. L., Hewitt, P. L., Krames, L., & Szanto, G. (1996). Personality correlates of depression and health symptoms: A test of a self-regulation model. *Journal of Research in Personality, 31*, 264-277.

McCown, W., Johnson, J., & Petzel, T. (1989). Procrastination, a principal component analysis. *Personality and Individual Differences, 10*, 197-202.

Mounts, N. S., Valentiner, D. P., Anderson, K. I., & Boswell, M. K. (2006). Shyness, sociability, and parental support for the college transition: Relation to adolescents' adjustment. *Journal of Youth and Adolescence, 35*(1), 71-80.

Peterson, G. W., Sampson, J. P., Jr., Reardon, R. C., & Lenz, J. G. (1996). Becoming career problem solvers and decision maers: A cognitive information processing approach. In D. Brown & L. Brooks (Eds.), *Career choice and development* (3rd ed.) (pp. 423-475). San Francisco: Jossey-Bass.

Posternak M. A., & Zimmerman, M. (2002). Anger and aggression in psychiatric outpatients. *Journal of Clinical Psychiatry, 63*(8), 665-672.

Pritchard, M. E., & Wilson, G. S. (2003). Using emotional and social factors to predict student success. *Journal of College Student Development, 44*(1), 18-28.

Reber, A. S. (1985). *Dictionary of psychology.* New York: Penguin.

Rosenthal, S. L., Burklow, K. A., Lewis, L. M., Succop, P. A., & Biro, F. M. (1997). Heterosexual romantic relationships and sexual behaviors of young adolescent girls. *Journal of Adolescent Health, 21*, 238-243.

Roy-Byrnez, P. P., Vitaliano, P. P., Cowley, D. S., Luciano, G., Zheng, Y., & Dunner, D. L. (1992). Coping in panic and major depressive disorder-relative effects of symptom severity and diagnostic comorbidity. *Journal of Nervous and Mental Disease*, *180*, 179-183.

Salkovskis, P. M. (2001). Psychological treatment of suicidal patients. In D. Wasserman (Ed.), *Suicide: An unnecessary death* (pp. 161-172). London: Martin Duritz.

Saunders, D. E., Peterson, G. W., Sampson, J. P., Jr., & Reardon, R. C. (2000). Relation of depression and dysfunctional thinking to career indecision. *Journal of Vocational Behavior*, *56*, 288-298.

Seidlitz, L., Fujitz, F., Duberstein, P. R. (2000). Emotional experience over time and self-reported depressive symptoms. *Personality and Individividual Differences*, *18*, 447-460.

Silverman, M. M. (1993). Campus student suicide rates: Fact or artifact? *Suicide and Life-Threatening Behavior*, *23*, 329-342.

Silverman, M. M. (2005). Helping college students cope with suicidal impulses. In R. I. Yufit & D. Lester (Eds.), *Assessment, treatment, and prevention of suicidal behavior* (pp. 379-429). Hoboken, NJ: John Wiley & Sons, Inc.

Solomon, L., & Rothblum, E. (1984). Academic procrastination: Frequency and cognitive-behavioral correlates. *Journal of Counseling Psychology*, *31*, 503-509.

Spielberger, C. D. (1999). *State-trait anger expression inventory-2: Professional manual.* Lutz, FL: Psychological Assessment Resource, Inc.

Vredenburg, K., O'Brien, E., & Krames, L. (1988). Depression in college students: Personality and experiential factors. *Journal of Counseling Psychology*, *35* (4), 419-425.

Weathersby, R. P. (1981). Ego development. In A. Chickering & Associates (Eds.), *The modern American college: Responding to the new realities of diverse students and a changing society* (pp. 51-75). San Fransco: Jossey-Bass.

Wei, M., Russell, D. W., & Zakalik, R. A. (2005). Adult attachment, social self-efficacy, self-disclosure, loneiness, and subsequent depression for freshman college students: A longitudinal study. *Journal of Counseling Psychology*, *52* (4), 602-614.

Wills, T. A., & Cleary, S. D. (1995). Stress-coping model for alcohol-tobacco interaction in adolescence. In J. Fertig & J. Allen (Eds.), *Alcohol and tobacco: From basic science to clinical practice* (NIH Publication No. 95-3931). National Institute on Alcohol Abuse and Alcoholism, Bethesda, MD.

Wills, T. A., & Hirky, A. E. (1996). Coping and substance abuse: A theoretical model and review of the evidence. In M. Zeidner & N. S. Endler (Eds.), *Handbook of coping: Theory, research, and applications* (pp. 279-302). New York: Wiley.

第9章

成年與中年階段的憂鬱問題及輔導諮商策略

前言

在很多迪士尼的卡通影片中，常以從此以後王子和公主就過著幸福快樂的日子做為結尾。好像是告訴我們長大成家之後，此後的人生就是無憂無慮的。當我們鼓勵孩子用功讀書的時候，也不斷的提醒孩子：好好用功讀書，長大了就能鵬程萬里。很多人都像我們在兒歌中所唱的「只要我長大」一樣的夢想著要長大，以為長大後的生活是無憂無慮且是盡善盡美的。但是根據二〇〇〇年美國精神科協會的統計，在美國及加拿大地區約有 5%的成人患有憂鬱症（American Psychiatric Association, 2000）。與其他的年齡層比起來，二十五至四十四歲患有為期一個月的急性憂鬱症的比率最高，六十五歲以上者最低（Regier, Boyd, Burke, Rae, Myers, Kramer, Robins, George, Karno, & Locke, 1988）。香港大學香港賽馬協會防止自殺研究中心於二〇〇三年針對 2,200 名十五歲至五十九歲的香港居民的調查發現，9%的受訪者出現嚴重的憂鬱症，另外 9%出現輕微的憂鬱症狀。在嚴重案主中以四十至四十五歲者最多（占 29.7%），其次是三十至三十九歲（占 26.3%）及二十至二十九歲（占 22.7%），五十至五十九歲者占 14.9%（林於國，2005）。吳慧芬（2005）指出根據一項憂鬱防治協會的問卷調查發現，我國有四分之一的民眾有輕至重度的憂鬱症。在二十五至四十四歲的人口中，女性患憂鬱症的比率是男性的兩倍。為何這些處在社會中堅的成年與中年人會感到憂鬱呢？要如何幫助他們處理其憂鬱的心情呢？

第一節　成年與中年階段的憂鬱問題成因

案例與討論

case 1

李女士，三十八歲，某公司的會計室主任，結婚八年，育有一子六歲及一女三歲。像很多職業婦女一樣，她白天忙著上班，晚上則忙著照顧家庭。但自從一年前升為會計室主任後，工作量加重，有時候加班到很晚，回到家時先生與孩子都睡著了，這讓她感到很罪惡感，也感覺先生對她冷淡了很多。三個星期前，主管說她的一個屬下在工作上常常出錯，要她多加督導；如果再出錯，她身為主任要一起承擔責任。隔天她找該屬下溝通，該屬下居然不承認自己有錯，還怪說是她故意在找碴。兩個星期前，兒子的學校在她正在主持一個會議時打電話來說她兒子與別的小孩打架，她只好取消開會趕到學校去處理。回家後她告訴先生兒子的事，先生認為小孩子打架是天經地義的事，沒什麼可大驚小怪的。為此與先生吵了一架。

面對這樣一連串下來的事情，讓李女士感到心灰意冷。她覺得自己很笨，好像什麼角色都扮演不好，覺得很內疚，這兩個星期來，她幾乎天天都哭，不想吃東西，晚上也睡不著覺，白天卻無精打采、不想上班（已經連續請了好幾天假）。她很想乾脆辭職算了……

按《精神疾病診斷與統計手冊》（American Psychiatric Association, 2000）的診斷標準，李女士至少持續兩個星期之久感到憂鬱及對任何事物都引不起興趣，其心情已經嚴重到影響其正常的生活運作。除此之外，她還有下列的症狀：幾乎天天都感到悲傷、失眠、食慾不振、精神不濟、感到內疚及自覺無用感。這些現象顯示李女士明顯的是患了重度憂鬱症。

case 2

邱先生，四十二歲，已婚。自己開創一家電腦公司，本來營運得還不錯，但最近受到經濟不景氣的影響，公司的營運狀況大受影響。邱先生本來個性開朗，但這半年來常顯得悶悶不樂，回家不太跟太太講話。晚上經常半夜醒來或整夜睡不著，食慾減低體重減輕了很多。以前每個星期六和其他朋友一起去打高爾夫球的活動，現在朋友約他都被他以沒興趣推辭掉了。有一天早上，太太以為他加班沒有回家，但第二天早上卻被發現在辦公室自殺了。還好送醫急救後挽回一條性命。

按《精神疾病診斷與統計手冊》（American Psychiatric Association, 2000）的診斷標準，邱先生至少持續兩個星期之久感到憂鬱及對任何事物都引不起興趣，其心情已經嚴重到影響其正常的生活運作。除此之外，他還有下列的症狀：幾乎天天都感悶悶不樂、對本來有興趣打高爾夫球活動也失去興趣。其他例如失眠、食慾不振、體重減輕及自殺企圖的現象，皆顯示邱先生明顯的是患了重度憂鬱症。

壹、憂鬱來自婚姻關係的不和諧

根據心理學家 Erikson 的心理社會發展理論，成人期最主要的發展任務是追求親密的友伴、尋求未來伴侶及成家立業。如果這方面的任務未能達成就會感到孤單，甚而導致憂鬱感（Seifert, Hoffnung, & Hoffnung, 2000）。很多研究發現婚姻關係與成人的健康狀況有重要的關聯。與同年齡的未婚者比較，已婚者身體健康較好且壽命也較長（Lillard & Waite, 1995; Waite & Gallagher, 2000），且得憂鬱的比率降低（Edwards, Nazroo, & Brown, 1998）。其主要的原因是因為在婚姻關係中，夫妻雙方彼此給予支持與關心，讓彼此都能感受到人生的目的與意義（Umberson, 1987）。相對的，不和諧的婚姻關係很容易影響身體的健康，例如自律神經系統、內分泌系統及免疫系統的失調（Kiecolt-Glaser, Loving, Stowell, Malarkey, Lemeshow, Dickinson et al., 2005）及身體功能的減弱（Bookwala, 2005; Hawkins & Booth, 2005; Umberson, Williams, Powers, Liu, & Needham, 2006）；不僅如此，也會使他們失去對人生的意義，影響其工作的效率（Rogers & May, 2003）、父母效能（Erel & Burman, 1995）及導致憂鬱症（Whisman, 2001）。Choi 及 Marks（2008）的研究也發現，婚姻的衝突（marital conflict）會導致中年及老年人憂鬱情況的增加，會損害其生理與心理的健康狀況。另外，Edwards 等人（1998）也發現，雖處在和諧的婚姻關係，但當遇到生活中的危機事件卻未得到配偶的支持，這也會使得憂鬱症的機會增加。

婚姻關係的不和諧對夫妻雙方心理的憂鬱狀況皆有影響，但對女性的影響尤甚（Edwards et al., 1998），其主要的原因之一是因為女性身為母親角色所承受的壓力及缺乏來自家庭之外的成就感（Gove & Tudor, 1973）。

案例中的李女士，導致其憂鬱的原因之一可能是因為長期工作忙碌，與先生的關係漸行疏遠，兩人的婚姻關係失去和諧性所致。而且，當李女士處在工作與母親角色的衝突中未能獲得配偶的支持，這可能也是導致憂鬱症的另一個原因。

貳、憂鬱來自工作的壓力與瓶頸

根據 Erikson 的理論，中年期的主要社會發展任務是感到工作上有創意性與成就感，對家庭與社會能夠有所貢獻。一旦這方面無法獲得滿足，就很容易對自己的無用感到失望，對生存失去了意義感（Seifert et al., 2000）。很多研究發現，過度的工作壓力會有損於生理與心理的健康情形及工作的表現（Cooper, Dewe, & O'Driscoll, 2001; Frone, 1999）。Wiesner、Windle 及 Freeman（2005）的研究支持工作壓力與憂鬱的關聯性。Frone（1999）在其工作—壓力的關係的研究，就指出不良的工作環境會導致工作人員心理的問題。所謂不良的工作環境如危險、工作量過重、工作不穩定、待遇及福利與升遷上不公平；另外，如工作的技術要求不高、員工對工作缺乏掌控性，以及缺乏參與決策的機會等易使員工對工作感到倦怠。

當工作者在工作上缺乏確定的目標時，很容易因工作上的煩心而引發憂鬱症（Mackie, Holanhan, & Gottlieb, 2001）。Tarks、Bok 及 Calje（1998）指出工作的轉換會影響到憂鬱的情況。工作上處在高原期者比一般人有較高的憂鬱感（McCleese, Eby, Scharlau, & Hoffman, 2007）。案例二中的邱先生可能是因為在工作上碰到瓶頸，而導致其憂鬱而想要以自殺來一了百了。

另外，很多人在工作上常難免要交際應酬，喝酒又常是應酬中必備的。研究發現，酗酒易導致憂鬱（Regier et al., 1988）。

參、憂鬱來自缺乏自尊心

很多研究指出女性比男性有較高的憂鬱傾向（Ali, Oztley, & Toner, 2002; Gutierrez-Lobos, Woefl, Scherer, Anderer, & Schmidl-Mohl, 2000）。正如第二章所述，婦女的自我概念會影響其憂鬱程度（Jack, 1991）。Jack 指出自我概念包括三個部分：一是自我沉默，此種人將滿足他人的需要看得比滿足自己的需要更重要；二是自我隱藏，此種人將不愉快的事或情緒與感受隱藏起來，以不干擾自己與他人的關係；三是自尊心，個人自我沉默與自我隱藏的程度會影響其自我價值感的程度（Jack, 1991）。Cramer、Gallant 及 Langlois（2005）的研究發現，當自我沉默程度越高時，其自我隱藏的程度就越高，亦即因為會將滿足他人的需要看得比滿足自己的需要更重要時，就越會將屬於自己不愉快的事或情緒與感受隱藏起來以不干擾自己與他人的關係。也因為如此，人們就會以外在的標準來評量自己，而降低了自尊心與自我價值感，而容易引致憂鬱感。在傳統社會價值觀的影響下，很多女性常扮演這樣的角色。Cramer 等人（2005）研究自我概念對男女性的影響，就發現高自我沉默、高自我隱藏與低自尊心會直接影響到婦女的憂鬱程度。另一方面，高自我沉默與高自我隱藏雖不影響到男性的自尊心，但會影響到他們憂鬱的程度。

上述的情況在中年的婦女身上特別明顯。很多人在中年時會對自己過去的生活進行自我評估，未工作的婦女會從自我評估中想起很多自己未竟的心願，而感受到焦慮與憂鬱，使得自尊心降低並且出現生理的症狀。相對的，Coleman 及 Antonucci（1983）發現工作對男女性自尊心的維繫皆有影響性，但對中年婦女的影響性特別的大。工作有助於中年婦女們自尊心的提高、降低心理的焦慮及減少生理疾病的產生。盧欣怡（2003）也發現更年期無工作的婦女其自我概念比有工作的婦女還消極負向。

據估計，約有 10%至 15%的婦女會在生產後的三至五個星期中受苦於產後憂鬱症（postpartums）。不過，當婦女們具有較樂觀的天性及較高的自尊心，則有助於降低在受孕期間及產後患有憂鬱症的機率（Fontains & Jones, 1997）。

肆、憂鬱來自退休

如前所述，工作有助於男女性自尊心的維繫（Coleman & Antonucci, 1983），所以退休，離開工作的舞台，若未做妥善的策劃，則對人們的心理健康會有很大的影響，特別是對於提早退休者。在我國提前退休的現象也相當普遍，例如據全國教師會統計，二○○一年即有近五千名的教師申請自願提前退休（引自孫蓉華，2001）。Butterworth、Gill、Rodgers、Ansty、Villamil 及 Melzer（2005）的研究發現，女性若在四十五到四十九歲間退休，會比五十五歲以後退休者易出現有心理失調的現象；男性若在四十五到四十九歲間退休，會比六十五歲以後退休者易出現有心理失調的現象。男性四十五到五十四歲退休者，其患心理疾病的比率是五十五到六十四歲退休者的 3.4 倍，是六十五到七十四歲退休者的 1.71 倍。提早退休的男性會比同年齡層而仍在工作的友伴易出現有心理失調的問題。台北市立聯合醫院精神醫療部臨床心理組主任林惠容也指出，很多人退休後覺得自己成了一個沒有用的人，很難接受自己的樣子。所以退休者如果對退休的意義和價值沒有很好的認知，可能在心理上感受到折磨，甚至於出現焦慮症、憂鬱症（引自健康理財人際關係 3 條黃金線打造優質退休生活，

2006）。

伍、憂鬱來自更年期的生心理變化與其他因素互動的影響結果

研究指出女性得憂鬱症的機率是男性的兩倍，此比率在更年期時更高（Kessler, 2003; Shors & Leuner, 2003）。Hay 等人（Hay, Bancroft, & Johnstone, 1994）指出約有 35%的婦女在更年期的最初四年期間會患憂鬱症。其他研究也指出很多婦女在更年期期間會經驗到焦慮與憂鬱（Maartens, Knottnerus, & Pop, 2002; Sagsoz, Oguzturk, Bayram, & Kamaci, 2001）。盧欣怡（2003）針對更年期婦女的研究發現 31.2%的更年期婦女患有憂鬱症。而其憂鬱程度的高低是受到很多因素的影響。這些因素包括：身體健康狀態、工作情況、使用荷爾蒙的情形、經歷生活事件的壓力程度、受苦於更年期的症狀、自我的概念，對更年期的態度以及教育水準。身體的健康方面，有疾病的婦女其憂鬱程度較高；工作方面，沒有工作的婦女對自我的概念較消極，其憂鬱情況也較嚴重；使用荷爾蒙的情形方面，使用荷爾蒙的婦女對自我的概念較消極，其憂鬱情況也較嚴重；經歷生活事件的壓力程度方面，更年期的婦女若經歷較大生活事件的壓力者，其憂鬱情況也較嚴重；及較多的更年期症狀，其憂鬱程度越嚴重；受苦於更年期的症狀方面，越有更年期症狀的婦女其憂鬱程度越嚴重；更年期婦女的自我概念方面，若對自我的概念越消極者，其憂鬱程度越嚴重；婦女們對更年期的態度也會影響她們的憂鬱情形，態度越消極者，其憂鬱程度越嚴重；最後，婦女們的教育程度越低者對更年期的態度越消極，其憂鬱的程度也會越嚴重。Choi 等人（Choi, Lee, Lee, Kim, & Ham, 2004）針對韓國婦女的研究也發現更年期婦女的社會性的支持、與他人的關係、對更年期與年紀變大的態度會影響其憂鬱的狀況。特別是教育程度較低、經濟狀況及健康狀況較不好的婦女，在更年期時其憂鬱的情況會較嚴重。在社會性的支持方面，丈夫、子女、親戚與朋友的肯定與支持會有助於其憂鬱症的減輕。另外幫助她們增進克服壓力及人際關係的技巧，會有助於減少社交性的衝突以減

少其憂鬱感。

第二節　成年與中年階段憂鬱問題的輔導諮商策略

成年與中年時期是處在三明治的階段，意即他們上有長輩要照顧，下有子女要撫養。另外，很多人在工作上可能是擔任領導與決策的中心人物。所以處在這三明治階段的成年與中年常肩挑著多重角色的壓力。誠如前述，每個人憂鬱的起因可能不同，但其鬱悶的心情是一樣的。以下作者將參考Knaus（2006）的憂鬱認知行為處理架構設計出適合成人與中年人需要的團體輔導方案。

第一次會談：知己知彼百戰百勝

目標：

1. 幫助成員認識憂鬱症的症狀與緣由。
2. 幫助成員彼此認識，以增進彼此的凝聚力。

活動過程：

1. 每個成員介紹自己的名字，並說出小時候立志長大要做的事。下個成員先重複前面成員的名字及其小時候立志長大要做的事，然後介紹自己的名字及其小時候立志長大要做的事，然後依此類推。
2. 諮商師講解憂鬱症的症狀與可能的緣由（詳見第一章至第五章及本章的第一節）。
3. 諮商師幫助成員了解：⑴憂鬱的情況只是短暫，是可以克服的；⑵活動有助於憂鬱症的減輕；⑶憂鬱是來自想法。並讓成員簽署在與憂鬱奮戰的過程中，願意持守表 9-1 所示的十二個步驟的同意書。

表 9-1　持守抗憂鬱的十二個步驟同意書

持守抗憂鬱的十二個步驟同意書

我，＿＿＿＿＿＿＿＿，了解：(1)憂鬱的情況只是短暫，是可以克服的；(2)活動有助於憂鬱症的減輕；(3)憂鬱非來自實際的事件，而是來自我自己的想法。在與憂鬱奮戰的過程中，我願意積極參與諮商輔導的過程並持守以下的十二個步驟，以幫助我自己走出憂鬱的陰霾。

1. 我會警覺盡量避免使用讓我自己陷入憂鬱的語言。
2. 我每個星期會做＿＿＿次運動（至少三次），以幫助自己避免陷入憂鬱所帶來的疲憊感，打破憂慮的循環。
3. 儘管食慾不佳，我仍會保持平衡的飲食習慣。
4. 我將善用我睡不著的時段，做些有建設性的事。
5. 我將做最大的努力持續與他人互動。我不再談我自己的感覺，我會多花一些時間聽別人談他們的事。
6. 在面對困難時，我不再逃避而是去解決它。
7. 如果我睡不著的話，我會練習用肌肉放鬆的方法來幫助我入睡。
8. 我會將生活的重心擺在最重要的事情上，對於不重要的事我不要放太多心力在上面，以減輕生活上的壓力。
9. 我會想辦法每天出去走走晒晒太陽。
10. 我會試著去發掘一些從沒看過的新鮮東西或事件。
11. 我會計畫去改變一件平常的慣例，例如在新的餐廳吃早餐或換一條新的上班路線。
12. 對以上的計畫我相信會成功，而且我將持之以恆。

簽約者：＿＿＿＿＿＿＿＿

4. 家庭作業：開始執行上述的契約。

第二次會談：準備應戰——接受它而非責備它

目標：幫助成員能接受自己的憂鬱而不再責備它，並要做積極改變的準備。

活動過程：

1. 諮商師放四個桶子在中間，上面註明：「責備自己」、「責備他人」、「責備過去」及「責備於情境」。成員將令自己憂鬱的情形寫在紙上，丟入他認為其憂鬱應歸咎的方向。然後讓成員向該桶子說出自己抱怨的話，輪完後分享當他抱怨時的心情。諮商師解釋不同方向的責備所引致不同的情緒。

⑴責備自己：自我責備是最容易導致憂鬱的，自我責備會引發自己的罪惡感。

⑵責備他人：責備他人會暫時帶來自我正義感，但卻於事無補，因為要改變他人是不容易的。

⑶責備過去：過去已挽回不了，所以責備過去會讓自己感覺像是一個無辜的受害者。

⑷責備情境：當某件事發生時，你可以責備情境但其實那是於事無補的。

2. 諮商師教導成員用 Hauck 及 McKeegan（1997）所提出的下面幾點來對質對自己的責備：

⑴要成員將行動與自我區分出來。因為自我是個體對自己所有評價的總和，不是一個行動就可以概括的。

⑵讓成員知道自我責備和罪惡感並不能幫助憂鬱情況的改善；反倒會因不斷責怪自己，使自信心喪失，就越不相信自己有改善的能力。

⑶自我責備並不等於是自我接受與負責任的做法。負責任的做法是去面對與解決問題。

⑷若將沒處理好的事情歸因於是因為自己不能原諒的錯所造成的，不如將其更具體歸因於是自己對該情況了解得不多、疏忽或情緒干擾所致。

⑸讓成員看到他對自己與別人設定不同的標準。自我責備者常可以原諒別人，但就是不能原諒自己。他給別人較多的彈性，但卻要求自己絕對不可以犯錯。

3. 幫助成員領會到不要成為雙重困擾（double trouble）的受害者：將一個盒子裡面裝滿書或其他東西（確定是重的），上面標示「造成我憂鬱的情境」；將另一個盒子裡面裝滿書或其他東西（確定是重的），上面標示「我為我的憂鬱感到憂鬱」或者「我責備自己不應該這麼憂鬱」等。讓每個成員輪流出來，諮商師依照其情況讓他捧著一或兩個盒子。如果需要捧兩個盒子者則是受困於雙重困擾的受害者。諮商師解釋其實雙重困擾者會比原先導致憂鬱的情境帶給自己更多的壓力。諮商師讓捧著兩個盒子的成員體會到其重量，然後由諮商師或其他成員輪流問他：「是否願意不要為自己的憂鬱感到憂鬱？」或「是否願意不要責備自己的憂鬱感？」如果他說願意，諮商師就將第二個盒子拿走，讓成員體會其負擔的重量較輕省的感受。將此盒子擺在團體輔導室，鼓勵成員每次有雙重困擾的情況出現時，就實際或想像自己捧兩個盒子的感覺，以此來提醒自己不要成為雙重困擾的受害者。

4. 諮商師呈現一張海報紙上面寫上「打破憂鬱的短期與長期利弊」及「不打破憂鬱的短期與長期利弊」。然後讓成員集思廣益來思考改變與不改變的利弊。成員分享經過這些分析後，自己願意努力改變以打破憂鬱的決心，如果還未能下決心者，讓他分享心中的顧忌及感到困難之處，成員給予回饋。
5. 家庭作業：繼續進行持守抗憂鬱的十二個步驟，並記錄執行上的情況與感受。

第三次會談：準備要付諸行動

目標：幫助成員準備好要付諸行動的心。

活動過程：

1. 諮商師介紹「付諸行動」（Just do it）技巧：諮商師解釋很多憂鬱者會開始拖延，並從其原先參與的例行工作中退縮，此拖延與退縮的情況會使憂鬱的情況更加嚴重。所以打破這種惡性循環最好的方法就是付諸行動。此時讓成員分享家庭作業持守抗憂鬱的十二個步驟同意書的情形。鼓勵成員從此作業的進行中體會付諸行動技巧對改善自己憂鬱的益處。
2. 讓成員分組話當年。每個成員與其他的成員分享在他憂鬱之前，他最喜歡做及最常做的事情是什麼？什麼樣的活動會讓他感到愉快？並分享那愉快的感覺是怎麼回事？
3. 回到大團體中，讓成員分享自己在話當年時的感受。諮商師向成員解釋，如果花較多時間從事讓自己感到高興的積極事件，則其憂鬱的時間就較少。發給成員表 9-2，鼓勵成員將這些當年令其感到愉快的事列出來。

表 9-2　憂鬱之前的愉悅單

憂鬱之前會讓我感到愉悅的事：
1.
2.
3.
4.
5.

4. 從其中想一件以你現在的情況可做的事，閉上眼睛預想你做該件事的整個情況（越仔細越好）。提醒你自己做此事不是為了愉悅感，只是要避免進入憂鬱的惡性循環中。
5. 家庭作業：不管想不想做，成員每天至少要做一件先前令其感到愉快的事。然後記下做完後的感受。

第四次會談：發展出打擊憂鬱的計畫

目標：幫助成員發展出打擊憂鬱的計畫。

活動過程：

1. 成員分享做家庭作業的情形，並分享從此作業的進行中體會付諸行動技巧對改善自己憂鬱的益處。
2. 談談我的夢想：讓成員分享自己小時候曾立定的志向及目前做的事，有些什麼事是他們自己一直想做但仍未完成或還未付諸行動的事。
3. 發給成員表 9-3，鼓勵成員兩個一組幫助對方從第二項的談論中想出自己人生的任務（mission statement）。告知成員將任務寫下來是很重要的，因為這提供給自己一個對抗憂鬱，找回一個積極的人生的意義（提醒成員，大膽寫下來沒關係，因為這是隨時可以修改的）。寫好後，鼓勵每個成員將自己人生的任務唸出來。

表 9-3　打擊憂鬱的計畫表

我人生的任務：____

____

目標一：____

具體目標：____

____

行動計畫：____

____

預計付諸行動的日期：____

目標二：____

具體目標：____

____

行動計畫：____

____

預計付諸行動的日期：____

目標三：____

具體目標：____

____

行動計畫：____

____

預計付諸行動的日期：____

目標四：____

具體目標：____

____

行動計畫：____

____

預計付諸行動的日期：____

目標五：____

具體目標：____

____

行動計畫：____

____

預計付諸行動的日期：____

4.讓成員中的人生任務相類似者組成一組，幫助彼此從人生的任務中設定出數個抗憂鬱的目標（goal），在每個目標下列出要完成該目標的具體目標（objectives）（提醒成員，大膽寫下來沒關係，因為這是隨時可以修改的）。

5.讓成員根據每個具體目標列出行動計畫及預計付出行動的日期。

6.家庭作業：

⑴繼續進行持守抗憂鬱的十二個步驟。

⑵選一個這個星期可做的目標，按行動計畫付諸行動，並記錄你能按計畫付諸行動的情形。

第五次會談：評量自己打擊憂鬱計畫的行動力

目標：幫助成員評量自己打擊憂鬱計畫的行動力。

活動過程：

1.成員分享家庭作業進行的情形，特別是是否有拖延情形者，請他回答下面兩個問題：

⑴為何會延遲開始？

⑵延遲開始的利與弊為何？

2.諮商師教導成員防止拖延的基本策略是：

⑴將付諸行動的計畫列出優先順序，然後遵循優先順序的方向來進行。

⑵如果某個目標太複雜了，再將其細分出較小的目標。

⑶如果某個目標開始太困難，至少要先同意做五分鐘，五分鐘後再決定是否要再做五分鐘或另定一個時間再開始。

⑷當你決定要完成某項目標，不要在中間去做會讓自己分心的事（如看電視）。

⑸如果你有好幾件事情必須要在同一天完成，將其列出優先順序。做完時就將它劃掉。當你看到自己完成任務，對自己是一個很大的鼓勵。

⑹觀察自己是較易遵循時間表或計畫的項目，如果較易遵循時間表，則將每個目標執行的時間表清楚列出來。

⑺了解自己何時工作較有效率，將較重要的抗憂鬱目標放在最有效率的

時段來進行。

3. 請成員依上述的原則再檢視一次自己打擊憂鬱的計畫，必要時加以修正後，將目標分出優先順序，然後針對開始實施的日期，再做一次確定。並依第二項所述，定出一個抗拖延的策略。
4. 讓成員分享其抗拒拖延來進行打擊憂鬱計畫的策略，其他成員給予回饋以確定此策略的可行性。
5. 家庭作業：
   (1)繼續進行持守抗憂鬱的十二個步驟。
   (2)開始執行抗拒拖延打擊憂鬱的計畫，並記錄下其按計畫付諸行動的情形及想法，並評量：
      a. 該想法是消極性或積極性？
      b. 該想法帶給你什麼樣的感覺？
      c. 你是否能夠應用付諸行動的技巧克服萬難，將該目標實踐出來？

第六次會談：了解想法與感覺之間的關係

目標：幫助成員了解想法與感覺之間的關係。

活動過程：

1. 讓成員分享其家庭作業的情形。當他們分享時，諮商師用一張大海報紙設計如表 9-4 的型式，記下事件、想法及該想法帶來的感覺。

表 9-4　事件—想法—感覺活動表

事件	想法	想法帶來的感覺

2. 介紹情緒干擾的 ABC 理論（詳見第四章第一節第貳單元）及 Knaus（2006）所提出區分合理信念與不合理信念的原則。
   (1)合理信念（rational belief）：帶有建設性與創意性、有助於正向的人際關係、可靠的、可被接受且具有容忍性、一致性、有助於個人的成長

與積極樂觀的心理、涉及一些建設性的冒險行為、與事實相契合且有助於學業或工作上的表現。

⑵不合理的信念（irrational belief）：是悲觀宿命、無助、無價值及自我責備、會干擾人際關係、影響生活作息及使生活變得缺乏生氣與意義。此信念與憂鬱的心情相連結且會擴大該情緒。

3.諮商師請成員們根據上述的原則偵測出他們在做家庭作業的想法，哪些是合理信念？哪些是不合理的信念？然後請成員區分出合理與不合理的信念所帶來情緒方面的結果與行為方面的結果有何不同？

4.諮商師幫助成員學習與不合理信念爭辯：

⑴練習「為什麼？」技巧（詳見第四章第四節第壹單元）：讓成員輪流將敘述的一個大家認為是不合理的信念，其他成員輪流問其「為什麼？」讓他解釋，直到其覺察出是承認該想法是不合理的信念，且能以合理的信念代替之。

⑵練習認知轉移技巧（詳見第四章第四節第壹單元）：讓成員回憶其生活中最快樂或最好玩的記憶，然後成員閉著眼睛思考某個事件及其對事件的想法，當其因不合理的想法出現而感到憂鬱時，請他將注意力轉移到快樂的記憶中。

⑶諮商師介紹其他的行為與情緒方面的技巧（詳見第四章第四節），並加以練習。

5.經過上述練習後，請成員分享與不合理信念爭辯後的感受。

6.家庭作業：

⑴繼續進行持守抗憂鬱的十二個步驟。

⑵繼續執行抗拒拖延打擊憂鬱的計畫，並記錄其按計畫付諸行動的情形及想法，評量該想法是合理或不合理信念。若是不合理信念則以爭辯技巧對抗之，並記下對抗後的感受。

第七次會談：學習偵察導致憂鬱的想法

目標：幫助成員發覺出導致憂鬱的思考。

活動過程：

1. 讓成員分享其家庭作業中所體會到的不合理信念及與其抗爭後的結果。
2. 諮商師指出不合理信念與憂鬱的關係，並介紹 Knaus（2006）偵測憂鬱性的想法之原則：
   (1)原則一：最簡單的方法是看該想法所帶出來的結果。如果該想法會使感覺變得很憂鬱及消沉，那麼該想法則為消極憂鬱性的想法。
   (2)原則二：用一般的常識來看。如果你講述該想法的口氣是很消極與沮喪的，那麼該想法則為消極憂鬱性的想法。
   (3)原則三：消極憂鬱性的想法會有重複出現的傾向。
   (4)原則四：消極憂鬱性的想法通常是悲觀的。
   (5)原則五：消極憂鬱性的想法通常是帶有無助、絕望、無價值感及自我責備方面的訊息。
   (6)原則六：消極憂鬱性的想法通常是非無即有（all-or-nothing）過度推論性的想法。
   (7)原則七：消極憂鬱性的想法通常帶有要求性的口氣，例如一定、必須及應該等。
   (8)原則八：消極憂鬱性的想法通常包含預期可怕的結果將會發生。
   (9)原則九：消極憂鬱性的想法與消極憂鬱性的心情是循環性的。
   (10)原則十：消極憂鬱性的想法通常是自動性，它會繼續性的出現，除非你偵測出來並加以克服。
   (11)原則十一：當你的心情處在積極與樂觀的心態下，這些消極憂鬱性的想法就不會出現。
3. 消極憂鬱思想的偵探員：諮商師請成員們根據上述的十一個原則偵測出他們在做家庭作業的想法，哪些不合理的想法也是憂鬱的想法？
4. 諮商師介紹 Knaus（2006）消極憂鬱思想的分類：
   (1)消極的自我覺知（negative self-perception）：自我貶損或自我懷疑。

⑵悲觀主義（pessimism）：預測未來的人事物會有悲慘的結果。

⑶無力感（powerlessness）：認為自己對事件發生的結果無法掌控，且自己是無助的。

⑷消極性的偏頗（negative bias）：通常看到的皆是消極與負向的一面。

⑸要求性的想法（demandingness）：對事物有非黑即白的看法，講話中常帶有要求性的口氣，例如一定、必須及應該等。

⑹認知的扭曲（distortions）：對事物的看法常會誇大或不務實。例如做錯一點事就告訴自己永遠都做不好；如果某人未與自己打招呼就說對方恨自己。

另外一種分類可分為：

⑴無助感（helplessness）：例如我無法克服這個困境。

⑵絕望感（hopelessness）：例如我想我會痛苦一輩子。

⑶無價值感（worthlessness）：例如我什麼事都做不好，真是沒用！

⑷自我責備（blame）：例如這一切都是我的錯。

5. 成員分組討論將組員消極憂鬱性的思想按上述的方法加以分類。告知成員越能將負向思想清楚分類，越能改變該消極性的想法。

6. 家庭作業：

⑴繼續進行持守抗憂鬱的十二個步驟。

⑵審視執行抗拒拖延打擊憂鬱的計畫，若需要修改者則修改之，然後按計畫付諸行動，並記錄下你能按計畫付諸行動的情形及想法，並評量該想法是消極性或積極性？若是消極憂鬱性的則將其加以分類。

第八次會談：對抗消極憂鬱的思想

目標：幫助成員對抗消極憂鬱的思想。

活動過程：

1. 讓成員分享其家庭作業中所偵測到的消極憂鬱性思想及其分類的情形。

2. 諮商師拿兩件背心，一件是深色的代表消極憂鬱的想法，一件是亮色系列的代表積極性的想法。讓某個志願的成員穿上深色的背心，並讓他唸一些消極性的想法，然後問他心情的感受。之後，讓他試著將該消極的想法，想出來後將亮色系的背心套在他的身上，然後問他心情的感受。諮商師依此解釋想法就像衣服一樣是可以改變的。當想法改變時心情就會跟著改變。

3. 諮商師將成員分組，發給每組各一張表 9-5（包括憂鬱的想法、該想法的歸類、可用來支持該想法的例子及對抗該憂鬱想法的想法）。

表 9-5　對抗該憂鬱想法的想法活動表

憂鬱的想法	該想法的歸類	可用來支持該想法的例子	對抗該憂鬱想法的想法

4. 鼓勵各組幫助彼此將其組員在家庭作業所觀察到的想法（至少五個），放入表格中加以練習，找出相對的想法。結束後，每組派出兩個人，一個穿深色的背心，負責唸消極性的想法；一個穿亮色的背心，負責唸積極性的想法，並指出改變該消極想法的理由。並請成員們體會兩種想法的不同帶來心情改變的情形。

5. 諮商師介紹 Knaus（2006）檢測自我蒙蔽的消極憂鬱想法或陳述句。人們不會刻意要欺騙自己，只是其思考方式已變成某種習慣而不自覺。所以當某個想法出現時，可以用圖 9-1 的流程來自我檢測：

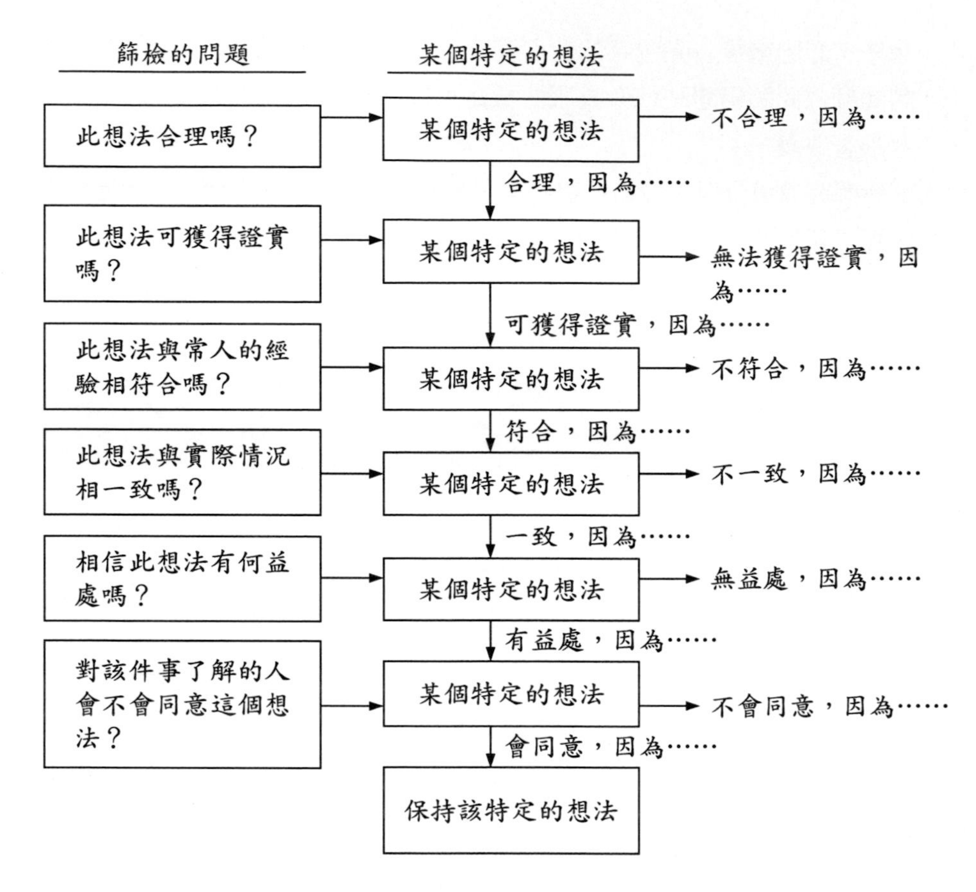

圖 9-1　消極想法的自我檢測流程表

6. 徵求一位志願的成員提出一個想法，其他成員輪流以這個流程的問題一一篩選。志願者需一一回答並說明原因（此步驟可輪流多次）。

7. 家庭作業：

⑴繼續進行持守抗憂鬱的十二個步驟。

⑵審視執行抗拒拖延打擊憂鬱的計畫，若需要修改者則修改之，然後按計畫付諸行動，並記錄下你能按計畫付諸行動的情形及想法。並以自我檢測的流程來篩選其想法，若是消極性的則將其加以分類，然後找出積極性的想法來取代。

第九次的會談：對抗導致憂鬱的認知扭曲現象

目標：幫助案主了解認知扭曲的現象對憂鬱的影響及學會對抗認知上扭曲的現象。

活動過程：

1. 成員分享其做家庭作業中以積極性的想法來取代消極性想法的感想。
2. 諮商師介紹人們的想法會因邏輯推理的錯誤而造成認知上的扭曲而影響其情緒與行為，及十四項常見的認知扭曲的現象（詳見第五章第一節第貳單元）。
3. 成員按照其憂鬱來源的背景分組（例如工作壓力、退休、婚姻的問題等），每一組分享自己經歷過認知扭曲的例子，及該認知扭曲的想法對自己的影響。
4. 諮商師介紹Knaus（2006）的PURRRRS（此名取自各步驟的第一個字母合併而成）打擊認知扭曲及其他憂鬱性想法的方法：
   (1)停頓（pause）：當覺察自己有認知扭曲及其他憂鬱性想法出現時，向自己叫停。
   (2)使用（use）資源：喊停之後，則使用你所學過的方法來減緩你的認知扭曲及其他憂鬱性想法的流速，例如把它寫下來並以圖 9-1 的流程表檢驗你本來很不想接受的這個想法。
   (3)反映（reflect）：回想並記錄當感到憂鬱時你最先告訴自己什麼？然後你繼續跟自己說些什麼？當發現自己已被憂鬱的想法絆住時，你會跟自己說什麼？這個流程有助於幫助成員了解自己的認知扭曲與憂鬱想法進展的狀況。
   (4)推理（reasoning）：透過這過程中可以評量自己的想法，並將自己的想法按十四種扭曲的種類分類。
   (5)反應（respond）：了解自己認知扭曲的現象後，此階段則採用下列幾個方法加以處理，包括將扭曲的現象標明出來、破除災禍來臨了的想法及挑戰二分性的想法（詳見第五章第三節第肆單元）。
   (6)修改（revise）：審視第(5)個步驟所做的反應是否適當，不熟練者可繼續練習，若需要修改者則加以修改。

⑺穩定性（stabilize）：不斷的練習⑴到⑹，直到不再有認知扭曲的現象出現。

5.諮商師發給每個成員表 9-6，讓每個成員輪流分享其在前述的活動過程中所提出的認知扭曲想法，由其他成員的幫忙加以練習。

表 9-6　對抗認知扭曲想法的活動表

認知扭曲的想法	
停頓	
使用	
反映	
推理	
反應	
修改	
穩定性	

6.家庭作業：

⑴繼續進行持守抗憂鬱的十二個步驟。

⑵審視抗拒拖延打擊憂鬱的計畫，若需要修改者則修改之，然後按計畫付諸行動，並記錄下你能按計畫付諸行動的情形及想法。以自我檢測的流程（圖 9-1）來篩選你的想法，若是認知扭曲的想法則將其加以分類，然後以表 9-6 練習 PURRRRS 打擊認知扭曲及其他憂鬱性想法的方法。

第十次會談：幫助成員發展出自我的價值感

目標：幫助成員發展出自我的價值感。

活動過程：

1.成員分享家庭作業中打擊認知扭曲及其他憂鬱性想法後的感受。

2. 鼓勵每個成員帶三張不同時期自己的照片到團體中，以照片來介紹自己：
⑴我印象中的自己（分別在感到憂鬱與不感到憂鬱時）。
⑵我實際上的自己（分別在感到憂鬱與不感到憂鬱時）。
⑶我最喜歡的自己（分別在感到憂鬱與不感到憂鬱時）。
⑷我最驕傲的自己（分別在感到憂鬱與不感到憂鬱時）。
⑸我現在的自己（分別在感到憂鬱與不感到憂鬱時）。
⑹介紹後由其他成員給予回饋，表達他們從團體互動中所認識到的對方。

讓成員從分享中去體會出自己在有憂鬱及沒有憂鬱的情況下，對自己認識上差異的情形及自己與他人所認識的自己差異情形。

3. 諮商師強調多角度的自我概念，一個人的自我概念是從多角度所綜合的，請成員從五個方面來列出自己的特質，並評量每一個方面的價值感（分別在感到憂鬱與不感到憂鬱時）。
⑴目前擔任的三個角色。
⑵自己所擁有的三種能力。
⑶自己所具備的三種特質。
⑷自己的價值觀。
⑸自己的情緒特質。

讓成員從分享中去體會出自己在有憂鬱及沒有憂鬱的情況下對自己的看法及價值觀評量上差異的情形及其原因。

4. 諮商師發給每人一張表 9-7，第一部分讓他們寫上影響其自尊心的某一個情境。第二個部分寫上遇到該情境時他們的合理信念與不合理信念。第三個部分寫上合理的信念與不合理的信念分別對自尊心的影響。

5. 徵求兩位志願者針對某一個志願成員的情境，一位扮演合理信念，一位扮演不合理信念，讓兩者對話。然後由寫該情境的成員向不合理信念爭辯，其他成員可以一起幫忙。結束後讓該成員分享對自尊心改善的情形（此步驟可按需要重複進行）。

6. 家庭作業：
⑴繼續進行持守抗憂鬱的十二個步驟。

表 9-7　影響自尊心的爭辯表

情境（請具體描述）	不合理的信念	自尊心的程度（以 1 到 10 表示*）	合理的信念	自尊心的程度（以 1 到 10 表示*）

*1 表示自尊心極低　4-5 表示中等　10 表示極高

⑵審視執行抗憂鬱及抗拖延的目標及行動計畫，加入增進自我價值感方面的目標，然後按計畫付諸行動，並記錄下你能按計畫付諸行動的情形及在付諸行動中你的想法。若發現在行動中有自我貶損的語言，則予以爭辯。

第十一次會談：幫助成員打擊其無助與絕望感

目標：幫助成員學習利用資源打擊其無助與絕望感，以增進其自尊心。

活動過程：

1. 讓成員分享家庭作業進行的情形，特別是自我價值感方面增進的情形。
2. 讓成員分享有多少時候他們覺得自己沒有價值感是來自無助與絕望感。
3. 讓成員列出二到三項本身具有的能力，然後列出他們自己曾用該能力完成的事；如果他們自己未曾使用過該能力，則讓其列出該能力可完成過的事。
4. 如果成員願意，可以繼續列出其具有的能力，再列出他們自己曾用該能力完成的事；如果他們自己未曾使用過該能力，則讓其列出該能力可完成過的事。諮商師讓每個人將其能力單貼在一張海報上，註明是人力資源銀行。
5. 讓成員體會並分享當他們看到自己所具有的能力及該能力會有助於其完成多項任務時，是否有助於自尊心的提升。

*6.*讓成員以表 9-8 列出目前一件讓自己感到非常無助與絕望的事，然後鼓勵每個成員按表格所示逐步進行。

表 9-8 對抗無助與絕望活動表

我目前正經驗到的一件讓自己感到非常無助，甚且絕望的事情（越具體越好）：
我面對這情況時的想法： 這想法讓我感到無助與絕望感的情形： 非常無助 0 1 2 3 4 5 6 7 8 9 10 很有希望
若要改善這個情況需要哪些能力及哪些資源？如果該項能力或資源你目前已擁有請打勾；如果該項能力或資源你目前並沒有但你知道如何去尋找，請在旁邊註明： 這個清單對我的無助與絕望感改善的情形： 非常無助 0 1 2 3 4 5 6 7 8 9 10 很有希望
請將你解決問題需要的能力或資源但目前你並沒有而也不知道如何去尋找的打個問號。然後請到人力資源銀行去尋找可幫助解決問題的資源。如果你找到請將該成員的名字寫下來。並與該成員談談，請對方給你一些建議。 這個人力資源銀行對我的無助與絕望感改善的情形： 非常無助 0 1 2 3 4 5 6 7 8 9 10 很有希望
針對此事我現在的行動計畫及預計付諸行動的時間是： 有了這項行動計畫，我的無助與絕望感改善的情形： 非常無助 0 1 2 3 4 5 6 7 8 9 10 很有希望

7.諮商師讓成員分享當自己將感到無助的情形逐步具體化時，對減輕自己無助感的情形，並分享自己的行動計畫及付諸行動的決心。諮商師鼓勵每個成員將在付諸行動時可能會遇到的困難提出來，成員一起探討解決之道。

8.家庭作業：成員按其計畫付諸行動，處理目前困擾自己的情況。並記錄自己無助與絕望感改變的情形。

第十二次會談：幫助成員能忍下那口氣妥善的處理情緒

目標：幫助成員能忍下那口氣妥善的處理情緒。

活動過程：

1.讓成員分享其做家庭作業中無助與絕望感改變的情形。

2.諮商師問成員是否有經驗過一件讓自己很生氣且有實在忍不下那口氣的滋味。諮商師發給每人一張資料卡，正面寫令其生氣的情境，反面寫下生氣時自己的想法。寫好後讓成員重複審視資料卡的正反面，看看是情境讓其感到生氣或是想法讓其感到生氣。

3.諮商師透過肌肉放鬆的技巧（詳見表6-15）讓成員能夠體會放鬆的感覺。然後讓成員兩人一組，由一人照放鬆的步驟指導另一人放鬆，當對方完全放鬆時，則將令對方生氣的情境唸出來，看其生氣的感覺是否降低。可重複練習直到對方聽到該情境時生氣的感覺已經減弱了，然後請該成員以另一顏色的筆將其對自己在資料卡正面所寫下的事件此刻的想法，並審視先前與此刻的想法對其情緒影響是否有所不同。之後，讓兩人互換角色做同樣的練習。

4.諮商師再發給每人另一張資料卡，正面寫令其生氣的另一個情境，反面寫下生氣時刻自己的想法。寫好後讓成員重複審視資料卡的正反面，看看是情境讓其感到生氣或是想法讓其感到生氣。介紹生氣情緒處理方式對憂鬱情緒的影響，請一個成員提出讓其感到生氣的情境，諮商師以合理情緒治療法對生氣的處理的認知方式（包括：使用「為什麼？」、抓穩自己對自己情勢的控制權、幽默、尋求掌控權及故意違背）（詳見第四章第六節）來回應，幫助該成員重新審視其原有的想法。並評量其情緒的強度是否有所改變。

5. 將上述的認知方式寫在紙上讓成員抽籤。由一個志願的成員述說令其生氣的情境，其他成員以其抽到的技巧來反應，練習後請該成員以另一個顏色的筆將其對原事件此刻的想法，並審視先前與此刻的想法對其情緒的影響是否有所不同（此步驟可重複進行多次，讓成員輪流扮演不同的角色）。
6. 重複步驟 5，但此次是針對憂鬱的情緒。由志願的成員述說一個令其憂鬱（或罪惡感或感到羞恥）的情境，其他成員以其抽到的技巧來反應，幫助該成員重新審視其原有的想法。並評量其想法及情緒的強度是否有所改變（此步驟可重複進行多次，讓成員輪流扮演不同的角色）。
7. 諮商師介紹與消極情緒約會的藝術。若成員仍有怒氣或怨氣未消者，鼓勵他一個星期設定一個與消極情緒約會的時間（時間長短視成員的需要而定，並鼓勵成員慢慢將每次約會的間距拉長，然後將時間縮短）成員需簽署表 9-9 同意書。
8. 家庭作業：成員按與消極的情緒約會的同意書進行，並記下進行後的狀況。

表 9-9　與消極情緒約會的同意書

與消極情緒約會的同意書
我，＿＿＿＿＿＿，同意在＿＿月＿＿日從＿＿時＿＿分到＿＿時＿＿分與我消極的情緒約會，且每次與消極的情緒約完會後要以前面所學的技巧來做結束。除此之外，我將把這個煩擾我的消極情緒拋諸腦後，不讓它來干擾我的生活。
同意者簽名：＿＿＿＿＿＿＿＿

第十三次會談：人生的再出發——全新的我、全新的生活

目標：幫助成員找到再出發的新目標。

活動過程：

1. 成員分享與消極情緒約會的狀況及此方法對情緒改善的影響。
2. 發給成員一人十張資料卡，讓他們寫出十個自己一直想做但還未做到的事或做了一半卻未做完的事。寫完後讓他們將卡片按渴望完成的程度標出一到十及符合實際情況的程度標出一到十。
3. 介紹現實學派所指出人的五項需求（求生存、愛及歸屬、權力、自由及樂趣），然後要成員在十張卡片上列出該事情可滿足自己的哪一項需求）。
4. 讓成員再做一次淘汰，挑出其中五張符合自己的需求、興趣與實際的狀況。然後按優先順序標出一到五等級（一是最優先，然後依此類推）。拿出標明是「一」的那一張列出清楚的行動計畫及每一個步驟預計完成的時間。
5. 成員互相分享自己的目標，並互相給予回饋。
6. 家庭作業：成員將這十三次過程中的進展，以自己喜歡的方式（海報或圖畫等）做一份回顧與展望的報告，於第十四次會談時與大家分享。

第十四次會談——回饋與分享

目標：幫助成員分享參與團體的心得。

活動過程：發給每個成員一張結業書。領取結業書時，讓成員以自己製作的回顧與展望的作品，分享參加此團體的收穫與心得及其未來將努力的目標。

本章摘要

很多人都像我們在兒歌中所唱的：「只要我長大」一樣的夢想著要長大，以為長大後的生活是無憂無慮且是盡善盡美的。但是根據二〇〇〇年

美國精神科協會的統計，在美國及加拿大地區約有 5%的成人患有憂鬱症；我國有四分之一的民眾有輕至重度的憂鬱症。在二十五至四十四歲的人口中，女性患憂鬱症的比率是男性的兩倍。

根據心理學家 Erikson 的心理社會發展理論，成人期最主要的發展任務是追求親密的友伴、尋求未來伴侶及成家立業。如果這方面的任務未能達成就會感到孤單，甚而導致憂鬱感。所以婚姻或家庭關係的不和諧對夫妻雙方心理的憂鬱狀況皆有影響，但對女性的影響尤甚。

根據Erikson，中年時期的主要社會發展任務是感到工作上有創意性與成就感，對家庭與社會能夠有所貢獻。一旦這方面無法獲得滿足，就很容易對自己的無用感到失望，對生存失去了意義感。很多人在中年時會對自己過去的生活進行自我評估，未工作的婦女會從自我評估中想起很多自己未竟的心願，而感受到焦慮與憂鬱，使得自尊心降低並且出現生理的症狀。研究發現，工作對男女性自尊心的維繫皆有影響性，但對中年婦女的影響性特別的大。工作有助於中年婦女們自尊心的提高、降低心理的焦慮及減少生理疾病的產生。不過，過度的工作壓力會有損於生理與心理的健康情形及有損於工作的表現。

如前所述，工作有助於男女性的自尊心的維繫（Coleman & Antonucci, 1983），所以退休，離開工作的舞台，若未做妥善的策劃，則對人們的心理健康會有很大的影響，特別是對於提早退休者。很多人退休後覺得自己成了一個沒有用的人，就很難接受自己的樣子。所以退休者如果對退休的意義和價值沒有很好的認知，可能在心理上感受到折磨，甚至於出現焦慮症、憂鬱症。

研究指出女性得憂鬱症的機率是男性的兩倍，此比例在更年期時更高。約有 30%以上的更年期的婦女患有憂鬱症。而其憂鬱程度的高低是受到很多因素的影響。這些因素包括：身體健康狀態、工作情況、使用荷爾蒙的情形、經歷生活事件的壓力程度、受苦於更年期的症狀、自我的概念，對更年期的態度以及教育水準。

成年與中年時期是處在三明治的階段，意即他們上有長輩要照顧，下有子女要撫養。另外，很多人在工作上可能是擔任領導與決策的中心人物。

所以處在這三明治階段的成年與中年常肩挑著多重角色的壓力。雖然每個人憂鬱的起因可能不同，但其鬱悶的心情是一樣的。所以作者參考 Knaus 的憂鬱的認知行為處理架構，設計出一個為期十四次適合成年人與中年人需要的團體輔導方案，幫助成年與中年的憂鬱患者透過認知的轉換以全新的自我開創一個全新的生活。

參考文獻

中文書目

吳慧芬（2005 年 3 月 29 日）。**壓力誘發 1/4 國人憂鬱女是男 2 倍**。2008 年 6 月 15 日，取自 http://tea.smvhs.kh/dyna/data/uer/counsel/files/200705251154263.doc

林於國（2005 年 3 月 29 日）。**調查指香港約有七十萬人患嚴重憂鬱症**。2008 年 6 月 15 日，取自 http://tea.smvhs.kh/dyna/data/uer/counsel/files/200705251154263.doc

孫蓉華（2001 年 3 月 11 日）。5000 位老師申請退休難如願。**聯合報**，第五版。

健康理財人際關係 3 條黃金線打造優質退休生活（2006）。2008 年 6 月 29 日，取自 http:// www.datong.org.tw/webnews-1.asp?eid=65&eName=3%E6%A2%9D%E9%BB%83%E9%87%91%E7%B7%9A%E6%89%93%E9%80%A0%E5%84%AA%E8%B3%AA%E9%80%80%E4%BC%91%E7%94%9F%E6%B4%BB

盧欣怡（2003）。**更年期婦女的生活事件壓力、更年期態度、更年期症狀、自我概念與憂鬱之關係**。國立成功大學護理學系碩士班碩士論文，未出版，台南市。

英文書目

Ali, A., Oztley, K., & Toner, B. B. (2002). Life stress, self-silencing, and domains of meaning in unipolar depression: As investigation of an outpatient sample of women. *Journal of Social and Clinical Psychology*, *21*, 669-685.

American Psychiatric Association (2000). *Diagnostic and statistical manual of mental disorder* (4th ed, text revision). Washington, DC: American Psychiatric Association.

Bookwala, J. (2005). The role of marital quality in physical health during the mature years. *Journal of Aging and Health*, *17*, 85-104.

Butterworth, P., Gill., S. C., Rodgers, B., Ansty, K. J., Villamil, E., & Melzer, D. (2005). Retirement and mental health: Analysis of the Australian national survey of mental health and well-being. *Social Science & Medicine*, *62*, 1179-1191.

Choi, H., & Marks, N. (2008). *Journal of Marriage and Family*, *70*, 371-390.

Choi, H., Lee, D., Lee, K., Kim, H., & Ham, E. (2004). A structural model of menopausal depression in Korean women. *Archives of Psychiatric Nursing*, *18*(6), 235-242.

Coleman, L. M., & Antonucci, T. C. (1983). Impact of work on women at midlife. *Developmental Psychology*, *19*(20), 290-294.

Cooper, C. L., Dewe, P. J., & O'Driscoll, M. P. (2001). *Organizational stress: A review and critique of theory, research, and applications.* Thousand Oaks, CA: Sage.

Cramer, K. M., Gallant, M. D., & Langlois, M. W. (2005). Self-silencing and depression in women and men: Comparative structural equation models. *Personality and Individual Differences*, *39*, 581-592.

Edwards, A. C., Nazroo, J. Y., & Brown, G. W. (1998). Gender differences in marital support following a shared life event. *Social Science and Medicine*, *46*(8), 1077-1085.

Erel, O., & Burman, B. (1995). Interrelatedness of marital relations and parent-child relations: A meta-analytic review. *Psychological Bulletin*, *118*, 108-132.

Fontains, K. R., & Jones, L. C. (1997). Self-esteem, optimism, and postpartum depression. *Journal of Clinical Psychology*, *53*(1), 59-63.

Frone, M. R. (1999). Work stress and alcohol use. *Alcohol Research and Health*, *23*, 284-291.

Gove, W. R., & Tudor, J. F. (1973). Adult sex roles and mental illness. *American Journal of Sociology*, *78*(4).

Gutierrez-Lobos, K., Woefl, G., Scherer, M., Anderer, P., & Schmidl-Mohl, B. (2000). The gender gap in depression reconsidered: The influence of marital and employment status on the female/male ratio of treated incidence rates. *Social Psychiatry & Psychiatric Epidemiology*, *35*, 202-210.

Hauck, P. A., & McKeegan, P. (1997). Using REBT to overcome depression. In J. Yankura, & W. Dryden (Eds.), *Using REBT with common psychological problems: A therapist's casebook,* (pp. 44-73). New York: Springer Publishing Company, Inc.

Hawkins, D. N., & Booth, A. (2005). Unhappily ever after: Effects of long-term, low-quality marriages on well-being. *Social Forces*, *84*, 445-465.

Hay, A. G., Bancroft, J., & Johnstone, E. C. (1994). Affective symptoms in women attending a menopause clinic. *British Journal of Psychiatry*, *163*(4), 513-516.

Jack, D. C. (1991). *Silencing the self: Women and depression.* Cambridge: Harvard University Press.

Kessler, R. C. (2003). Epidemiology of women and depression. *Journal of Affective Disorders*, *74*(1), 5-13.

Kiecolt-Glaser, J. K., Loving, T. J., Stowell, J. R., Malarkey, W. B., Lemeshow, S., & Dickinson, S. L., et al. (2005). Hostile material interactions, proinflammatory cytckine production, and wound healing. *Archives of General Psychiatry*, *62*, 1377-1384.

Knaus, W. J. (2006). *The cognitive behavioral workbook for depression.* Oakland, CA: New Harbinger Publications, Inc.

Lillard, L. A., & Waite, L. J. (1995). Til dealth do us part: Marital disruption and mortality. *American Journal of Sociology*, *100*, 1131-1156.

Maartense, L. W. F., Knottnerus, J. A., & Pop, V. J. (2002). Menopausal transition and increased depressive symptomatology: A community based prospective study. *Maturitas*, *42*(3), 195-200.

Mackie, K. S., Holahan, C. K., & Gottlieb, N. H. (2001). Employee involvement management practices, work stress, and depression in employees of human services residential care facility. *Human Relations*, *54*, 1065-1092.

McCleese, C. S., Eby, L. T., Scharlau, E. A., & Hoffman, B. H. (2007). Hierarchical, job content, and double plateaus: A mixed-method study of stress, depression, and coping response. *Journal of Vocational Behavior*, *71*(2), 282-299.

Regier, D. A., Boyd, J. H., Burke, J. D., Rae, D. S., Myers, J. K., Kramer, M., Robins, L. N., George, L. K., Karno, M., & Locke, B. Z. (1988). One-month prevalence of mental disorders in the United States. *Archives of General Psychiatry*, *45*, 977-986.

Rogers, S. J., & May, D. C. (2003). Spillover between marital quality and job satisfaction: Long-term patterns and gender differences. *Journal of Marriage and Family*, *65*, 482-495.

Sagsoz, N., Oguzturk, O., Bayram, M., & Kamaci, M. (2001). Anxiety and depression before and after the menopause. *Archives of Gynecology and Obstetrics*, *264*(4), 199-202.

Seifert, K. L., Hoffnung, R. J., & Hoffnung, N. (2000). *Lifespan development* (2nd Ed.). Houghton Mifflin Company.

Shors, T. J., & Leuner, B. (2003). Estrogen-Mediated effects on depression and memory formation in females. *Journal of Affective Disorders*, *74*(1), 85-89.

Tarks, T. W., Bok, I. A., & Calje, D. G. (1998). On the relation between job characteristics and depression: A longitudinal study. *International Journal of Stress Management*, *5*(3), 157-167.

Umberson, D. (1987). Family status and health behaviors: Social control as a dimension of social integration. *Journal of Health and Social Behavior*, *28*, 306-319.

Umberson, D., Williams, K., Powers, D. A., Liu, H., & Needham, B. (2006). You made me sick: Marital quality and health over the life course. *Journal of Health and Social Behavior*, *47*, 1-16.

Waite, L., & Gallagher, M. (2000). *The case for marriage: Why married people are happier, healthier, and better off financially.* New York: Broadway Books.

Whisman, M. A. (2001). The association between depression and marital dissatisfaction. In S. R. H. Beach (Ed.), *Marital and family processes in depression: A scientific foundation for clinical practice* (pp. 3-24). Washington, DC: American Psychological Association.

Wiesner, M., Windle, M., & Freeman, A. (2005). Work stress, substance use, and depression among young workers: An examination of m main and moderator effect models. *Journal of Occupational Health Psychology*, *10*(2), 83-96.

第 10 章

老年階段的憂鬱問題及輔導諮商策略

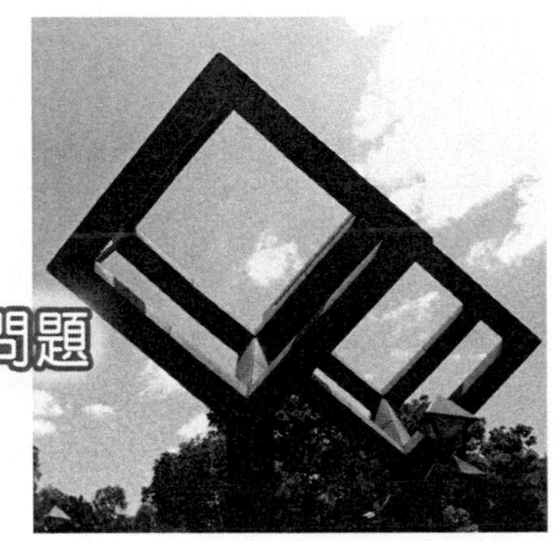

前言

在美國著名電影「金池塘」（On Golden Pond）中描寫一對年老夫妻在金池塘邊度過夏天的情景。電影中他們夫妻鶼鰈情深、恩愛無比、相依相扶的感情，相信羨煞許多觀看者。但在電影中我們也看出年屆八十歲的男主角開始抱怨自己老了，且開始有輕微的健忘症。有次他到住家周圍的樹林裡去採野莓，突然對這本來很熟悉的樹林感到陌生感，他焦急的跑回家，但為了顧面子還撒謊說所採的野莓自己已沿路吃光了。當他拿起已讀過的書要讀時，他則自嘲：「每本書對我來說都是新書，即使讀過的我也不記得了。」

心理學家 Erikson 的社會心理發展理論指出，老年階段的主要發展任務是自我諧和性（ego integrity）或絕望感（despair）。如果老年人感覺自己的人生有充實感且能順利的克服生活上遇到的困難，則會感受到自我的諧和性；這種人會像 Ryff（1991）所指的在老年階段其理想我與實際我就無甚差距；相對的，如果他們感覺自己的人生中喪失了很多的機會，且很多想法和目標皆無機會完成，就會有很強烈的絕望感，也就很容易將事情看得消極且悲觀（Wade & Tavris, 2006）。

研究指出，老人很容易患上的心理疾病是憂鬱症（Harmon & Reynolds, 2000），尤其是患有慢性病的老人（Alexopoulos, Meyers, Young, Kalayam, Kakuma, Gabrielle, Sirey, & Hull, 2000）。Harmon 及 Reynolds（2000）指出，根據估計美國三千一百萬的美國老人中有五百萬有憂鬱的症狀。雖然研究指出與其他的年齡層比起來，二十五至四十四歲患有為期一個月的急性憂鬱症的比率最高，六十五歲以上者最低（Regier, Boyd, Burke, Rae, Myers, Kramer, Robins, George, Karno, & Locke, 1988），其可能原因是因為老年人比成年人或青少年較有能力以積極的觀點來克服生活中遇到的困難，而且老年人多年的生活經驗累積會較年輕人能夠處理自己的情緒，所以較不會有情緒上的問題，也較能有彈性的處理生活上的壓力（Diehl, Coyle, & Labouvie-Vief, 1996）。

但是Karel（1997）指出老人低比率的憂鬱症可能是因為來自評量上的問題，例如：⑴診斷憂鬱症的指標可能不適用於老人，因為老人憂鬱的指標與年輕者也許有所不同。老人較明顯的憂鬱症狀是注意力無法集中及認知能力的退化，如記憶力喪失或失去方向感；成年人則較有食慾改變、煩躁不安、動作遲緩及罪惡感等方面的症狀；⑵很多時候我們將老人的憂鬱誤認為是生理的病痛；⑶當老人功能失調時我們很少會認為是來自憂鬱症；⑷由於老人的死亡或生心理的限制無法參與研究，導致取樣上的偏差（American Psychiatric Assocaition, 2000）。

除了注意力無法集中及認知能力的退化之外，老人憂鬱的主要症狀之一是生理上的抱怨（Futterman, Thompson, Gallagher-Thompson, & Ferris, 1995）。憂鬱老人的另一個症狀是對事物變得冷淡與不關心、缺乏動機以及對事物缺乏興趣（Forsell, Jorm, & Winblad, 1994）。Newmann、Engel 及 Jensen（1991a）指出老人的憂鬱情況會出現憂鬱的症狀（depressive sybndrome），包括罪惡感、自我責備及太早起床；另外，憂鬱的老人也會出現退化性的症狀（depletion syndrome），其症狀包括對事物失去興趣、沒有感覺、從社交互動中退縮、絕望感及失去食慾。研究發現年老的婦女有明顯的減退的症狀（Newmann, Engel, & Jensen, 1991b）。Forsell等人（1994）

則發現男性的老人較常有動機干擾（motivation disturbance）的情況，女性的老人則較常有情緒干擾（mood disturbance）的情況。

二〇〇〇年，台灣老年人口達 8.5%，堂堂變為所謂的老人國，高雄醫學院與成大醫學院精神科曾對台灣地區 1,500 名六十五歲以上的老人進行調查研究，發現老人憂鬱症案主竟高達 21.1%（〈憂鬱症簡介〉，無日期）。所以如何防止與處理老人憂鬱症的問題是刻不容緩的。

第一節　老年階段憂鬱問題的原因

case 1

林先生，七十二歲，退休前是一個奉公守法的公務人員，育有二子一女，皆已大學畢業且已成家立業。林太太也是個退休的公職人員。退休後夫妻兩人會輪流到三個子女家小住，但是大部分的時間他們獨自住在老家。自從半年前林太太因病過世後，本來很健談的林先生就變得很少講話，以前常參加的社區活動現在也提不起勁參加了。整天坐在客廳發呆，吃得很少，晚上也睡不著，體重減輕了很多。子女們很擔心他的狀況，想帶他出去走一走散散心，總是被他拒絕。他總是嘮叨著一個人生活真是孤單，自己活著也沒什用，真想早日歸天算了。

當然林先生的反應是一般喪偶者多多少少都會有的反應。但根據美國精神醫學會出版的《精神疾病診斷與統計手冊》（American Psychiatric Association, 2000），如果喪偶的悲傷超過兩個月則可能是因喪偶引致的憂鬱症。林先生至少持續半年之久感到憂鬱及對任何事物都引不起興趣，其心情已經嚴重到影響其正常的生活運作。除此之外，他還有下列的症狀：幾乎天天失眠、食慾不振、精神不濟、自覺無用感及有自殺的意念。按此林先生明顯的是患了重度憂鬱症。以下將分別探討影響老年階段憂鬱問題的原因：

一、憂鬱來自生理的疾病與藥物的使用

研究指出老人很容易患上的心理疾病是憂鬱症（Harmon & Reynolds, 2000），尤其是患有慢性病的老人，例如患有心血管方面的疾病、癌症、老人癡呆症、關節炎、肺病、糖尿病、腦血管的疾病、行動不便及慢性疼痛等病痛的老人易患憂鬱症（Alexopoulos et al., 2000）；另外如胰臟或胰腺的癌症、冠狀動脈的疾病、惡性的貧血症、腎臟病及中風等疾病也會帶來憂鬱的症狀（Sunderland, Lawlor, Molchan, & Martinez, 1988）。憂鬱常是導致老人功能失調的重要原因，生病的老人若又患有憂鬱症，其病情會更加重（McElhancy, 2003）；憂鬱的老人在遇到壓力的情況下會比未憂鬱的老人容易生病或功能失調（Williamson, Barrett, Oxman, Frank, Katon, Sullivan, Cornell, & Sengupta, 2000）。例如有一個為期十年的研究中發現憂鬱的老人死於中風的比率是未憂鬱者的3.4倍（Morris, Robinson, Andrzejewski, Samuels, & Price, 1993）。

另外，藥物的使用也會增加老人們感到憂鬱的機率，例如降血壓的藥、治療心血管的藥物、癌症的化學治療的藥物、類固醇及抗帕金森氏症的藥物易產生憂鬱的症狀。老人們常需要服用多種藥物，對憂鬱症狀的產生更難防止（Allen & Blazer, 1991）。

二、憂鬱來自認知的障礙

老人的認知障礙或患老人癡呆症（Alzheimer's disease）者會有憂鬱的症狀（Julian, Merluzzi, & Mohr, 2007; National Institutes of Health, 1992）。例如帕金森症（Parkinson's disease）（Sultzer, Levin, Mahler, High, & Cummings, 1993）與早老性癡呆症（Alzheimer's disease）（Roverner, Broadhead, Spencer, Carson, & Folstein, 1989）案主會比未患有該症者有憂鬱症。另一方面，憂鬱的老人比較容易患有認知的障礙（Kessing, 1998）。憂鬱的老人罹患老人癡呆症是未憂鬱者的3.38倍（Wetherell, Gatz, Johansson, & Pedersen, 1999）。Robinson（1994）的研究發現憂鬱的老人中風比未憂鬱的老人中風後較易患有認知的障礙。患中度至重度癡呆症老人的憂鬱症者對事

務較冷淡；輕度的癡呆症則較有情緒的症狀（Forsell, Jorm, Fratiglioni, Grust, & Winblad, 1993）。

三、憂鬱來自缺乏增強物

對多數人來說，工作上的成就感、配偶、親戚及朋友的關懷都是人們生活能量的重要增強劑（reinforcer）。多數的老年人從職場退休失去工作上賦予的身分，會比其他年齡層的人失去較多這些增強劑，這很容易讓老年人感受到缺乏增強來源而產生憂鬱感（Cautela, 1981）。研究發現人們生活上擁有越少的增強劑其憂鬱的程度將越高（Lewinsohn & Libet, 1972）。當老年人增強的等級（a reinforcement level）低時，會感受到：⑴不快樂與憂鬱；⑵活動量很低；⑶會開始出現一些不適應的行為，如害怕或恐懼。但事實上要增多老年人的增強劑真的比年輕輩的要難，尤其是那些已退休又已喪偶且很少與親戚、朋友或熟識者聯絡的老年人。前述案例中林先生的情況就是一個典型的例子。當然，缺乏社交技巧可能是其甚少與他人接觸的原因之一。不過研究發現這種失喪的悲痛（bereavement）對六十五到七十四歲的憂鬱心情影響較大，對七十五歲之後的憂鬱心情較無影響（Kasl, 1992）。除此之外，老年人又較其他年齡輩者易經驗到由身體的疾病所帶來的不舒服感，行為學派稱之為嫌惡刺激物（aversive stimulation），這又更易使老年人的心情有雪上加霜的憂鬱感。尤其當病人越憂鬱時，對嫌惡刺激物就越敏感（Cautela, 1981）。

四、憂鬱來自無助感及從消極的觀點來看事物

誠如心理學家 Erikson 的社會心理發展理論所指，老年階段的主要發展任務是自我諧和性或絕望感。當老人感覺自己的人生中喪失了很多的機會且很多想法和目標未完成，這樣的老年人常會有很強烈的絕望感（hopelessness）及無助感（helplessness）。Stotland（1969）定義所謂的無助感是指對自己與未來有著消極的期望。其無助感的來源如看到自己漸形老態、五官的感覺逐漸變得遲緩、收入減少或無收入來源，以及常有疾病纏身（Cautela, 1981）。不過，Fry（1984）指出老年人在定義未來時有其特定

時間上的考量（time perspective）。所謂時間上的考量指的是他們對自己人生有限性的覺悟及意識到其人生僅存的年數。Blazer（1982）發現有些老年人在對未來時間的考量上是認為自己的未來有限（very limited）；有些則認為自己仍有無限量的時間（limitless）。不過憂鬱的老年人常低估自己所餘的時日。這些老年人常會在認知上提醒自己的來日不多，例如：「我的人生已失去努力的目標」、「我現在做這個有什麼意義呢？反正我已不久於人世了。」這種想法容易使老年人感到無助感，認為自己的人生已沒有多餘的時間可做什麼新的嘗試或訂立新的目標，乾脆苟且偷生，過一天算一天就是了。這樣消極的意念無形中就會助長其悲觀的態度及以消極的觀點來看待事物。Fry（1984）的研究發現影響無助感的因素來自體能與認知能力的喪失（可解釋總變異量的 22%）、個人在人際關係上的吸引力與價值感的喪失（可解釋總變異量的 21%）、信仰生活及感受到承受恩典的程度（可解釋總變異量的 13%）及感受到被照顧與相信自己目前或死後會被紀念的程度（可解釋總變異量的 11%）。

第二節　老年階段憂鬱問題的輔導諮商策略

誠如上述，老年時期的憂鬱來源主要是來自生活中失去增強劑、感受到無助感，而導致他們很容易以消極的眼光來看待自己、周遭的事物及未來。另外，很多憂鬱的老年人缺乏社交技巧及表達能力，以至於很多家人、親戚或朋友離他遠去。所以Cautela（1981）建議應幫助憂鬱的老年案主增加其生活的增強劑、改善其絕望感及增強其自我掌控的能力等方面著手。另外，Fry（1984）指出老年的憂鬱案主最易源自絕望感，從其研究中發現老人最需要的是：⑴增強其精神層面的信心；⑵肯定自己的價值感；⑶透過對別人的幫助知道自己仍是有用的，別人還是需要自己的；⑷恢復體力；⑸知道如果死後還是會被懷念的。所以，在輔導時應著重於處理絕望感。在諮商過程中，諮商師要建立溫暖與尊重的氣氛，老人比其他年紀者需要更多無條件的尊重與接納，這有助於讓老年的案主能夠自由敞開心胸的把心裡無用悲觀的想法講出來。另外，讓老年人回憶過去的光榮史與成就，可幫助他們的絕望感減低。如果案主是有宗教信仰的，則透過宗教的力量可幫助他們重建精神層面的信心。以下作者將根據 Cautela 與 Fry 的建議設計出一個團體諮商方案，幫助憂鬱的老年人能重拾美妙的人生。

第一階段：評量、診斷與蒐集資料

諮商與治療之前諮商師應與案主及案主親近的人進行會談，介紹憂鬱症並了解其憂鬱的狀況。Cautela（1981）指出與案主親近的人進行會談的目的是：(1)蒐集資料以利治療過程的進行；(2)向案主與其親近的人介紹治療的目標與過程；(3)獲得其同意在諮商過程中協助諮商師給予案主必要的增強與鼓勵；(4)諮商師與案主及親近的人同意幾個主要的行為，案主與親近的人按觀察情況做記錄。

第二階段：治療過程

第一次會談：思想起：幫助成員探索他們生活中的增強劑

目標：幫助成員探索與建立其生活中的增強劑。

活動過程：

1. 放一首與成員成長背景相似的音樂，讓成員閉起眼睛聆聽，鼓勵他們體會該首歌帶給他們的感受並回想過去曾發生過的一段快樂時光，特別是覺察出讓其感到快樂的增強劑是哪些人或事物。聽完後，請成員輪流分享。當他們分享時，諮商師將每個成員的增強劑列出來。
2. 請每個成員講述每個增強劑與自己的關係，並將其按哪些增強劑在過去生活影響的強度列出順序及按該系列對現在生活影響的強度列出順序，並分享為何會有此差距。
3. 讓成員講述最近一次發生的一個快樂時光，以了解其過去與現在生活中增強劑的不同，並發覺出有哪些新的增強劑。探討哪些增強劑是可能可以加入清單，評估其實際性如何及如何獲得該增強劑。
4. 成員分享團體過程對其憂鬱改善的影響。
5. 家庭作業：

⑴每個成員按照所定的計畫去尋找生活中新的增強劑。
⑵要成員將不同年代自己的照片或可代表自己的東西帶到團體來。

第二次會談：我的自畫像

目標：幫助成員能夠接受自己及肯定自己。

活動過程：

1. 讓成員分享其做作業的情形，特別是找到生活中新的增強劑的心情。並分享是如何找到的。
2. 問成員分享是否有困難獲得想要的增強物，首先評估該增強物合乎實際情況的情形，諮商師與成員一起探討所遇到困難的可能原因及解決的方法。必要時可以角色扮演的方式練習。
3. 我的自畫像：諮商師準備數張海報紙及一些色筆或舊雜誌。每個人以自己所帶來的照片或代表自己的東西，製作成一張代表自己自畫像。先將這些自畫像以展示的方式讓大家參觀後，再讓每個成員分享自己。
4. 諮商師列出幾個獎項（最好每個成員都有機會拿到獎），讓每個成員依據成員的自我介紹以無記名投票方式選出一個最能代表該獎項的成員。
5. 諮商師公布得獎人，得獎者需發表得獎感言。鼓勵成員以自我肯定的方式來表達感言，並請其他成員給予回饋。
6. 讓成員彼此分享重新回顧自己對減輕憂鬱的幫助。
7. 家庭作業：成員記下自己每天所做有助於自己及他人的事及體會其感受。

第三次會談：學習獲得人際關係的增強劑技巧

目標：幫助成員獲得人際關係的增強劑技巧。

活動過程：

1. 讓成員分享自己每天所做有助於自己及他人的事的情形及其對增加自信心的幫助。
2. 省思人際關係的增強劑：讓成員在人際關係量表（圖 7-1）上填寫自己目前的人際關係的情況，並以此圖與其他成員分享自己所擁有的人際資源及這些人際增強劑對自己心情的影響。

3. 請成員從人際關係量表中找出一個自己目前感到困難且最想解決的一件與人際關係有關的情況。希望獲得什麼樣的改善？
4. 諮商師讓成員兩人一組以肩並肩、背對背及面對面等方式互動，體會不同姿勢對溝通效果的影響；並讓成員體會與對方眼神接觸及專注傾聽對溝通效果的影響。
5. 請成員分享自己與此人最後一次的互動情況，並分析兩人的關係是否受到雙方溝通型態影響。可徵求志願者與該成員以角色扮演及角色互換的方式進行溝通技巧練習。
6. 成員分享團體過程對其憂鬱改善的影響。
7. 家庭作業：每個成員在生活中學習以眼神接觸及專注傾聽的方式與人溝通，並體會其對人際關係的影響效果。

第四次會談：學習能自我肯定的表達自己的想法

目標：幫助成員能自我肯定的表達自己的想法。

活動過程：

1. 成員分享以眼神接觸及專注傾聽的方式與人溝通，對人際關係的影響效果。
2. 諮商師解釋有時人際互動的困難，是來自無法自我肯定表達自己想法所造成的誤解。
3. 諮商師解說人們面對外在事物時通常會有的三種反應：攻擊、被動者或肯定性的反應。
   ⑴攻擊：是以消極負向的方式來爭取自己的目標，而在這過程中可能會有意無意間傷害到他人（這時諮商師可以找一個志願者以角色扮演的方式來示範攻擊者的行為，然後問老年人遇到這樣的人的感受是什麼）。
   ⑵被動者：從來不敢告訴別人自己要什麼，總是順從人意，甚至讓別人占了便宜也不吭聲的（這時諮商師可以找一個志願者以角色扮演的方式來示範被動者的行為，然後問成員是否自己常扮演這種角色？其心裡的感受如何）。

⑶肯定性的反應：是很清楚自己是誰，自己要的是什麼，並以很有禮貌及合理的態度表達自己的想法。自我肯定是以積極正向的方式清楚表達自己的想法與意願，並以建設性的方式達到自己的目標。在與他人互動時，需使用自我肯定而非攻擊的行為。自我肯定的行為有助於人們感覺到有自我掌控的能力及感受到自我的價值感。而且當人們越能自我肯定時，越能獲得他人的尊重。自我肯定的表達方式，包括：

- 使用第一人稱的語言：以「我」表達自己的想法。
- 避免使用第三人稱：與「我一你」的方式與對方互動，而不用第三人稱來表達。
- 對話時與對方保持眼神接觸。身體稍微往前傾。
- 很直接表達自己的想法，而不拐彎抹角。

諮商師幫助成員練習以上述的原則來表達自己的想法及練習自我肯定的行為。然後讓老年人提出他們在生活中有哪些情況下很想用肯定性的反應，然後用角色扮演的方式來練習。第一次角色扮演完，鼓勵其他成員給予回饋，然後再交換角色進行演練。最後再針對其他成員遇到的情境進行角色扮演，鼓勵其他成員給予回饋。在角色扮演中要幫助成員分清楚肯定、被動與攻擊行為在用語與態度上的不同，及三者對情緒的不同影響。

4. 諮商師鼓勵成員將自己在做家庭作業或平常生活中所遇到無法自我肯定的表達自己想法的情境提出來，諮商師邀請志願者與當事者透過角色扮演方式來演示該情境。請當事者將他的反應表現出來，然後成員一起分析該反應是攻擊、被動者或是自我肯定的行為。

5. 讓成員兩個兩個一組，想一個很需要自我肯定的表達情境，與以前不敢肯定的自我表達原因；然後一起推想不敢肯定的自我表達原因真正會發生的可能性（見表10-1）。

表 10-1　自我肯定的練習表(1)

需要自我肯定的表達情境	不敢肯定的自我表達原因	推想不敢肯定的自我表達原因真正會發生的可能性

6. 成員一起想出較合理的信念，然後一起列出要如何自我肯定的表達出來並加以練習（見表 10-2）。

表 10-2　自我肯定的練習表(2)

需要自我肯定的表達情境	合理的信念	列出要如何自我肯定的表達出來

7. 成員分享學習肯定的表達自己對憂鬱情況改善的情形。
8. 家庭作業：將所練習的自我肯定情況在適當的時機表達出來。並記錄表達後對憂鬱心情改善的情形。

第五次會談：重拾自我做決定及做計畫的能力

目標：幫助成員能重拾自我做決定及做計畫的能力。

活動過程：

1. 讓成員分享能自我肯定表達自己的想法與感覺後對憂鬱心情改善的情形。
2. 諮商師解釋。很多時候年輕人會傾向於相信老年人沒有能力做計畫與做決定，而老年人也不敢妄自做決定，擔心因自己做了錯誤的決定而使得別人不再願意理會自己。幫助成員了解當他們越能自我肯定的自我做決定時，他們越能獲得他人的尊重。
3. 每個成員寫下一件自己很需要做決定的事，但猶豫不決擔心做錯決定的原因。成員兩三人一組一起互相幫忙找出真正會做錯決定的可能性（見

表 10-3）。

表 10-3　自我做決定的練習表⑴

需要做決定的事	猶豫不決擔心做錯決定的原因	找出真正會做錯決定的可能性

4. 成員一起想出較合理的信念，然後做決定並訂出隨著該決定而來的付諸行動計畫（見表 10-4）。

表 10-4　自我做決定的練習表⑵

需要做決定的事	合理的信念	付諸行動的計畫

5. 每個成員向團體宣布自己的決定及付諸行動的計畫。諮商師與成員一起討論行動計畫的可行性並做必要的修改。
6. 每個成員分享重拾做決定及做計畫的能力對減低憂鬱的幫助。
7. 家庭作業：
   ⑴鼓勵成員繼續練習自我肯定的溝通、眼神接觸與專注傾聽的技巧。
   ⑵鼓勵成員按自己所做的決定及付諸行動的計畫進行。
   ⑶每個人從報紙上找一個自己感到有趣的新聞，剪下來下次帶到團體中與大家一起分享。

第六次會談：學習以新的眼光了解新天新地

目標：幫助成員學習以開放的心情重新認識自己周遭的環境。

活動過程：

1. 成員分享自我肯定的溝通、眼神接觸與專注傾聽技巧練習的情況。
2. 能夠按自己所做的決定及付諸行動計畫進行的心情及所遇到的困難。成員一起針對其他成員所遇到的困難提出建議與討論。

3. 諮商師解釋很多時候我們可能會因為對新的事物不熟悉而排斥或拒絕認識自己所處的現代社會，這可能會造成自己與年輕一輩的隔閡感。

4. 新聞報告：諮商師準備數張海報紙及一些色筆或舊雜誌。成員按找到新聞的主題分組，各自以找到的新聞為主題製作海報，並分享他們從新聞中所獲得的學習。完成後，每組分享各自的新聞及一起製作海報的感受，並給予彼此回饋。諮商師提醒成員鼓勵多看報章雜誌以避免與現實脫節，也較有話題與年輕一輩的人溝通，而不會覺得自己好像年紀大了就變得無知了。

5. 諮商師出示一些現代用品的廣告單讓成員看，並說出他們猜想該東西的用途與實用性。讓成員分享有哪些事物是他們感覺很不熟悉的（例如如何使用電腦或一些年輕人使用的術語等）；這種不熟悉感帶給自己的感受是什麼？有哪些事物自己感到好奇很想一窺究竟？

6. 請使用過某項現代用品的成員們介紹該用品的功能、如何使用及使用過的感覺。並讓成員分享他們以前如何使用不同的工具或方法完成相同的任務，並分享新時代新經驗的好處。鼓勵成員以感恩代替抱怨來看待新事物或新經驗。

7. 成員分享團體過程對其憂鬱改善的影響。

8. 家庭作業：

  (1)鼓勵成員繼續練習自我肯定的溝通、眼神接觸與專注傾聽的技巧。

  (2)鼓勵成員繼續練習自己做決定及閱讀報章，尋找自己感興趣的新聞。

  (3)鼓勵成員觀察其生活周圍的新事物，找一項讓自己有新鮮感的東西，了解其功用或意思，下次帶到團體來分享（可以是用品、語言、音樂、書或任何型式的東西）。

第七次會談：以新的眼光看新世界

目標：幫助成員體驗以新的眼光看新世界的心情。

活動過程：

1. 成員分享自我肯定的溝通、眼神接觸、專注傾聽與做決定的技巧練習情況。

2. 成員分享從報章雜誌讀到的有趣新聞。
3. 展示與分享：成員展示他們所找到新事物及其功用或所代表的意思；並分享是在哪裡找到及如何找到；並分享學到此新事物的心情。
4. 諮商師可安排幾個人來介紹一些成員們想了解的新事物，如果可能的話讓他們能實際接觸到（或安排成員做實地參觀）。
5. 讓成員彼此分享學到的新事物的感受及新的經驗對改善憂鬱心情的影響。
6. 家庭作業：
   (1)鼓勵成員繼續練習自我肯定的溝通、眼神接觸與專注傾聽的技巧。
   (2)鼓勵成員繼續練習自己做決定及閱讀報章，尋找自己感興趣的新聞。
   (3)鼓勵成員繼續以新的眼光來尋找生活中新的增強劑及體會找到新的增強劑的心情。

第八次會談：學習以感恩心情數算生活中的斬獲

目標：幫助成員學習以感恩的心情來數算生活中的斬獲。

活動過程：

1. 成員分享自我肯定的溝通、眼神接觸、專注傾聽與做決定技巧練習的情況。
2. 成員分享從報章雜誌讀到的有趣新聞。
3. 讓成員分享其做作業的情形，特別是找到生活中新的增強劑的心情。並分享是如何獲得的？是否遇到任何困難？如果有是如何克服的？
4. 拿一包糖果（或 M&M 巧克力）讓成員每人隨便抓一把，然後用每一粒糖果對每個生活的增強劑講一句感謝的話。特別向他們強調要學習感謝別人為自己所做的，而不要批評別人沒有做到的。要學習感謝自己擁有的而非自己所欠缺的。
5. 讓每個成員選取一張不同設計的感謝卡片，想一個很想感謝的人或事或地，寫上他們心中的感謝（諮商師可準備一些彩色筆或貼紙等讓成員按其需要在卡片上添加裝飾物）。
6. 讓成員分享他們的感謝卡片。

7. 讓成員分享抱持感恩的心情講述感謝的感受的心情。成員分享團體過程對其憂鬱改善的影響。
8. 家庭作業：
  ⑴鼓勵成員繼續練習自我肯定的溝通、眼神接觸與專注傾聽的技巧。
  ⑵鼓勵成員繼續練習自己做決定及閱讀報章，尋找自己感興趣的新聞。
  ⑶鼓勵成員繼續以新的眼光來尋找生活中新的增強劑及體會找到新的增強劑的心情。
  ⑷鼓勵成員在這個星期中以感恩的心情對生活中的每個事物表達心中的感謝。

第九次會談：學習善用光陰營造新的生活

目標：幫助成員學習善用光陰營造新的生活。

活動過程：

1. 成員分享自我肯定的溝通、眼神接觸、專注傾聽與做決定技巧練習的情況。
2. 成員分享從報章雜誌讀到的有趣新聞或從生活中經驗到的新事物。
3. 成員分享以感恩的心情對生活中的每個事物表達心中感謝的心情。
4. 諮商師鼓勵成員完成某一件一直想完成但卻未完成的事作為送給自己明年的生日禮物：
  ⑴首先讓成員寫下三至五件他一直想完成但卻未完成的事。
  ⑵客觀的審視心願單列出很想完成的順序。
  ⑶客觀的審視心願單按完成的可能性列出順序。
  ⑷再次審視心願單選出一件到明年生日前想完成又可完成的事。
  ⑸根據⑷選出的項目做出具體可行的行動計畫。
5. 成員互相分享自己的目標，給予回饋並做必要的修正。
6. 完成後請成員填寫表 10-5 的完成任務執行計畫單。
7. 成員分享定出生活目標及所要進行的第一步驟；並分享定出此計畫對改善心情的影響。
8. 家庭作業：

表 10-5 完成任務執行計畫單

完成任務執行計畫單

我，＿＿＿＿＿＿（姓名），計畫於我明年生日（＿＿月＿＿日）完成此單上面所列的任務。

我要完成的任務是：

＿＿＿＿＿＿＿＿＿＿＿＿＿＿＿＿＿＿＿＿＿＿＿＿＿＿＿＿＿＿

＿＿＿＿＿＿＿＿＿＿＿＿＿＿＿＿＿＿＿＿＿＿＿＿＿＿＿＿＿＿

＿＿＿＿＿＿＿＿＿＿＿＿＿＿＿＿＿＿＿＿＿＿＿＿＿＿＿＿＿＿

為完成此任務，我第一個步驟的行動計畫如下（請列出具體的步驟）：

＿＿＿＿＿＿＿＿＿＿＿＿＿＿＿＿＿＿＿＿＿＿＿＿＿＿＿＿＿＿

＿＿＿＿＿＿＿＿＿＿＿＿＿＿＿＿＿＿＿＿＿＿＿＿＿＿＿＿＿＿

＿＿＿＿＿＿＿＿＿＿＿＿＿＿＿＿＿＿＿＿＿＿＿＿＿＿＿＿＿＿

＿＿＿＿＿＿＿＿＿＿＿＿＿＿＿＿＿＿＿＿＿＿＿＿＿＿＿＿＿＿

＿＿＿＿＿＿＿＿＿＿＿＿＿＿＿＿＿＿＿＿＿＿＿＿＿＿＿＿＿＿

＿＿＿＿＿＿＿＿＿＿＿＿＿＿＿＿＿＿＿＿＿＿＿＿＿＿＿＿＿＿

立約者簽名：＿＿＿＿＿＿＿＿

⑴鼓勵成員繼續練習自我肯定的溝通、眼神接觸與專注傾聽的技巧。

⑵鼓勵成員繼續練習自己做決定及閱讀報章，尋找自己感興趣的新聞。

⑶鼓勵成員繼續以新的眼光來尋找生活中新的增強劑及體會找到新的增強劑的心情，及以感恩的心情對生活中的每個事物表達心中的感謝。

⑷鼓勵成員完成進行的任務第一步驟及其他相關的準備工作。

第十次會談：尋回生活的自我掌控權

目標：幫助成員找回生活的自我掌控權。

活動過程：

1. 成員分享自我肯定的溝通、眼神接觸、專注傾聽與做決定技巧練習的情況。

2. 成員分享從報章雜誌讀到的有趣新聞或從生活中經驗到的新事物。

3. 成員分享以感恩的心情對生活中的每個事物表達心中感謝的心情。

4. 成員分享第一步驟的任務及其他相關的準備工作完成的情況，及完成該任務對改善心情的影響。並詢問成員是否遇到任何困難？當遇到困難時自己如何應對？鼓勵成員將困難提出來大家一起討論解決的方法。
5. 成員可能會因已完成第一步驟或其他的準備工作，所以更能客觀的訂立出其他的步驟，所以請成員填寫表 10-6 的完成任務契約單，而且特別強調成員願意負起責任去完成它，並相信完成此任務是在自己的掌控之中。
6. 成員分享自己未來的計畫。如果成員對自己的計畫仍有所顧慮可以在此提出來，諮商師與成員可以一起討論並給予回饋。
7. 探討諮商關係結束的感覺：很多老年人在多次諮商過程的進行中很容易無形中將諮商師視為是自己傾訴的對象，所以諮商關係的結束對他們來說可能會是一個很大的打擊。所以諮商師鼓勵老年人分享與整理自己對於諮商關係即將結束的感受。在處理過程中，讓老年人列出自己在這過程中的成長，並列出自己有哪些從此團體諮商過程中學到的技巧可以幫助自己繼續完成所特定的任務。另外在其周遭，除了諮商師之外，還有哪些可以傾訴及支持自己的對象。特別是想出有哪些資源可以幫助他們繼續完成所特定的任務。
8. 家庭作業：
   (1)鼓勵成員繼續練習自我肯定的溝通、眼神接觸與專注傾聽的技巧。
   (2)鼓勵成員繼續練習自己做決定及閱讀報章，尋找自己感興趣的新聞。
   (3)鼓勵成員繼續以新的眼光來尋找生活中新的增強劑及體會找到新的增強劑的心情，及以感恩的心情對生活中的每個事物表達心中的感謝。
   (4)鼓勵成員完成進行的任務的下一個步驟，並體會能完成所定的任務對改善心情的影響。

表 10-6　完成任務契約單

完成任務契約單

我，＿＿＿＿＿＿＿＿（姓名），於我明年生日（＿＿月＿＿日）完成此單上面所列的任務。而且我願意為此契約單負責。

我要完成的任務是：

＿＿＿＿＿＿＿＿＿＿＿＿＿＿＿＿＿＿＿＿＿＿＿＿＿＿＿＿＿＿

＿＿＿＿＿＿＿＿＿＿＿＿＿＿＿＿＿＿＿＿＿＿＿＿＿＿＿＿＿＿

＿＿＿＿＿＿＿＿＿＿＿＿＿＿＿＿＿＿＿＿＿＿＿＿＿＿＿＿＿＿

＿＿＿＿＿＿＿＿＿＿＿＿＿＿＿＿＿＿＿＿＿＿＿＿＿＿＿＿＿＿

目前我已完成的步驟是：

＿＿＿＿＿＿＿＿＿＿＿＿＿＿＿＿＿＿＿＿＿＿＿＿＿＿＿＿＿＿

＿＿＿＿＿＿＿＿＿＿＿＿＿＿＿＿＿＿＿＿＿＿＿＿＿＿＿＿＿＿

＿＿＿＿＿＿＿＿＿＿＿＿＿＿＿＿＿＿＿＿＿＿＿＿＿＿＿＿＿＿

＿＿＿＿＿＿＿＿＿＿＿＿＿＿＿＿＿＿＿＿＿＿＿＿＿＿＿＿＿＿

＿＿＿＿＿＿＿＿＿＿＿＿＿＿＿＿＿＿＿＿＿＿＿＿＿＿＿＿＿＿

接下來，我的行動計畫如下（請列出具體的步驟及每一個步驟計畫要完成的日期）：

＿＿＿＿＿＿＿＿＿＿＿＿＿＿＿＿＿＿＿＿＿＿＿＿＿＿＿＿＿＿

＿＿＿＿＿＿＿＿＿＿＿＿＿＿＿＿＿＿＿＿＿＿＿＿＿＿＿＿＿＿

＿＿＿＿＿＿＿＿＿＿＿＿＿＿＿＿＿＿＿＿＿＿＿＿＿＿＿＿＿＿

＿＿＿＿＿＿＿＿＿＿＿＿＿＿＿＿＿＿＿＿＿＿＿＿＿＿＿＿＿＿

＿＿＿＿＿＿＿＿＿＿＿＿＿＿＿＿＿＿＿＿＿＿＿＿＿＿＿＿＿＿

＿＿＿＿＿＿＿＿＿＿＿＿＿＿＿＿＿＿＿＿＿＿＿＿＿＿＿＿＿＿

＿＿＿＿＿＿＿＿＿＿＿＿＿＿＿＿＿＿＿＿＿＿＿＿＿＿＿＿＿＿

＿＿＿＿＿＿＿＿＿＿＿＿＿＿＿＿＿＿＿＿＿＿＿＿＿＿＿＿＿＿

＿＿＿＿＿＿＿＿＿＿＿＿＿＿＿＿＿＿＿＿＿＿＿＿＿＿＿＿＿＿

我在此簽名表示我願意負起責任去完成該任務，並相信完成此任務是在我自己的掌控之中。當我遇到困難時，我會主動尋求協助而不是放棄它。

立約者簽名：＿＿＿＿＿＿＿＿＿＿　日期：＿＿＿＿＿＿

第十一次會談：絕處逢生：化絕望為希望

目標：幫助成員體會到人生的希望及自我的價值感。

活動過程：

1. 成員分享自我肯定的溝通、眼神接觸、專注傾聽與做決定技巧練習的情況。並評量自己在這些技巧進步的狀況。
2. 成員分享從報章雜誌讀到的有趣新聞，或從生活中經驗到的新事物。並分享這些新經驗對開拓其視野上的幫助。
3. 成員分享自己做決定的經驗，並評量自己做決定的能力進步的情形。
4. 成員分享以感恩的心情對生活中的每個事物表達心中感謝的心情。並評量此感恩的心情對其人際關係的改善及心情改善的影響。
5. 成員分享任務契約單進展的狀況，及對改善心情的影響。並詢問成員是否遇到任何困難？當遇到困難時自己是如何應對？鼓勵成員將困難提出來大家一起討論解決的方法。然後讓成員分享自己要進行的下一個步驟，自覺可以完成任務的把握程度。
6. 鼓勵成員以表 10-7 比較自己在參加此團體之前與現在表中所列的各方面進步的狀況。
7. 填完後發給每個成員貼紙，讓成員在有進步的項目上貼上貼紙，然後算出有進步的項目次數。然後成員分享他們自己進步最多的是哪些部分，及看到自己進步的感受。
8. 幫助成員肯定自己有完成任務的能力：鼓勵成員回想他們從這個團體諮商過程中學到的技巧，並鼓勵他們相信這些技巧可以幫助他們繼續完成自己想完成的任務。另外鼓勵成員列出在其周遭有哪些資源可以輔助他們繼續完成任務。
9. 家庭作業：
   (1)讓成員知道下次是最後的一次聚會，每個人要針對自己對其他成員進步情形的觀察為每個成員準備一張鼓勵性的卡片（可以用資料卡來製作）。
   (2)每個人要準備一張卡片表達自己對團體感恩的心。

⑶鼓勵成員繼續進行的任務的下一個步驟，並體會能完成所定的任務對改善心情的影響。

表 10-7　成員進步狀況自我評量表

我的進步狀況												
項目	參加團體前／後	非常差										熟練了
自我肯定的溝通能力	參加團體前	0	1	2	3	4	5	6	7	8	9	10
	現在	0	1	2	3	4	5	6	7	8	9	10
與他人保持眼神接觸的情形	參加團體前	0	1	2	3	4	5	6	7	8	9	10
	現在	0	1	2	3	4	5	6	7	8	9	10
專注傾聽他人說話的能力	參加團體前	0	1	2	3	4	5	6	7	8	9	10
	現在	0	1	2	3	4	5	6	7	8	9	10
自己做決定的能力	參加團體前	0	1	2	3	4	5	6	7	8	9	10
	現在	0	1	2	3	4	5	6	7	8	9	10
接受新經驗的能力	參加團體前	0	1	2	3	4	5	6	7	8	9	10
	現在	0	1	2	3	4	5	6	7	8	9	10
解決問題完成任務的能力	參加團體前	0	1	2	3	4	5	6	7	8	9	10
	現在	0	1	2	3	4	5	6	7	8	9	10
人際關係的技巧	參加團體前	0	1	2	3	4	5	6	7	8	9	10
	現在	0	1	2	3	4	5	6	7	8	9	10
心存感恩的能力	參加團體前	0	1	2	3	4	5	6	7	8	9	10
	現在	0	1	2	3	4	5	6	7	8	9	10
自信心的程度	參加團體前	0	1	2	3	4	5	6	7	8	9	10
	現在	0	1	2	3	4	5	6	7	8	9	10

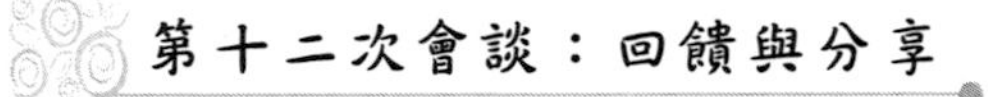

第十二次會談：回饋與分享

目標：幫助成員分享參與團體的心得。

活動過程：

1. 成員分享任務契約單進展的狀況，及對改善心情的影響。並詢問成員是否遇到任何困難？當遇到困難時自己是如何應對？鼓勵成員將困難提出來大家一起討論解決的方法。然後讓成員分享自己要進行的下一個步驟，自覺可以完成任務的把握程度。
2. 諮商師為每個成員準備一張海報紙，並註上每個成員的名字。其他成員將他們所做的鼓勵卡貼在該成員的海報紙上；諮商師另外準備一張海報紙讓成員貼上他們對團體的感謝卡片。
3. 諮商師發給每個成員結業證書及海報，請其他成員給予該成員口頭的鼓勵。之後，該成員分享參與本團體的感受及其未來將努力的目標。

本章摘要

心理學家 Erikson 的社會心理發展理論指出老年階段的主要發展任務是自我諧和性或絕望感。如果老年人感覺自己的人生有充實感且能順利的克服生活上遇到的困難，則會感受到自我的諧和性；相對的，如果他們感覺自己的人生中喪失了很多機會且很多想法和目標皆無機會完成，就會有很強烈的絕望感，也就很容易看事情看得消極且悲觀。研究指出老人很容易患上的心理疾病是憂鬱症，尤其是患有慢性病的老人。根據估計，美國三千一百萬的美國老人中有五百萬有憂鬱的症狀。老人較明顯的憂鬱症狀是注意力無法集中及認知能力的退化，如記憶力喪失或失去方向感。除此之外，生理上的抱怨、對事物變得冷淡與不關心、缺乏動機以及對事物缺乏興趣等皆是老人的憂鬱症狀。如果從性別來分，男性的老人較常有動機干擾的情況，女性的老人則較常有情緒干擾的情況。二〇〇〇年，台灣老年人口達 8.5%，堂堂變為所謂的老人國，我國方面，高雄醫學院與成大醫學院精神科曾對台灣地區一千五百名，六十五歲以上的老人進行調查研究，發現老人憂鬱症案主竟高達 21.1%，所以如何防止與處理老人憂鬱症的問題是刻不容緩的。

老年時期的憂鬱來源主要是來自生活中失去增強劑、感受到無助感而導致他們很容易以消極的眼光來看待自己、周遭的事物及未來。另外，很多憂鬱的老年人缺乏社交技巧及表達能力，以至於很多家人、親戚或朋友離他遠去。所以Cautela建議在幫助憂鬱的老年案主時，應著重於幫助他們增強其生活的增強劑、改善其絕望感及增強其自我掌控的能力等方面著手。根據此，作者設計出一個為期十二週的團體諮商方案，幫助憂鬱的老年人能重拾美妙的人生。

參考文獻

中文書目

憂鬱症簡介（無日期）。2008年7月9日，取自http://www.jtf.org.tw/psyche/melancholia/aged.asp

英文書目

Alexopoulos, G. S., Meyers, B. S., Young, R. C., Kalayam, B., Kakuma, T., Gabrielle, M., Sirey, J. A., & Hull, J. (2000). Executive dysfunction and long-term outcomes of geriatric depression. *Archives of General Psychiatry*, *57*, 285-290.

Allen, A., & Blazer, D. G. (1991). Mood disorders. In J. Sadavoy, L. W. Lazarus, & I. F. Jarvik (Eds.), *Comprehensive review of geriatric psychiatry* (pp. 337-351). Washingon, DC: American Psychiatric Press, Inc.

American Psychiatric Association (2000). *Diagnostic and statistical manual of mental disorder* (4th ed, text revision). Washington, DC: American Psychiatric Association.

Blazer, D. G. (1982). *Depression in late life.* St Louis, MO: Mosby.

Cautela, J. P. (1981). Behavioral treatment of elderly patients with depression. In J. F. Clarkin & H. I. Glazer (Eds.), *Depression: Behavioral and directive intervention strategies* (pp. 344-365). New York: Garland STPM Press.

Diehl, M., Coyle, N., & Labouvie-Vief, G. (1996). Age and sex differences in strategies of coping and defense across of life span. *Psychology and Aging*, *11*, 127-139.

Forsell, Y., Jorm, A. F., & Winblad, B. (1994). Association of age, sex, cognitive dysfunction, and disability with major depressive symptoms in an elderly sample. *American Journal of Psychiatry*, *151*, 1600-1604.

Forsell, Y., Jorm, A., Fratiglioni, I., Grust, M., & Winblad, B. (1993). Application of DSM-III-R criteria for major depression episode to elderly subjects with and without dementia. *American Journal of Psychiatry*, *150*, 1190-1202.

Fry, P. S. (1984). Development of a geriatric scale of hopelessness: Implications for counseling and intervention with the depressed elderly. *Journal of Counseling Psychology*, *31*(3), 322-331.

Futterman, A., Thompson, L., Gallagher-Thompson, D., & Ferris, R. (1995). Depression in later life: Epidemiology, assessment, etiology, and treatment. In E. E. Beckham & W. R. Leber (Eds.), *Handbook of depression* (2nd ed.) (pp. 494-525). New York: Guilford.

Harmon, J., & Reynolds, C. (2000). Removing the barriers to effective depression treatment in old age. *The Journal of the American Gerontological Society*, *48*, 1012-1013.

Julian, L., Merluzzi, N. M., & Mohr, D. C. (2007). The relationship among depression, subjective cognitive impairment, and neuropsychological performance in multiple sclerosis. *Multiple Sclerosis*, *13*, 81-86.

Karel, M. J. (1997). Aging and depression: Vulnerability and stress across adulthood. *Clinical Psychology Review*, *17*(8), 847-879.

Kasl, S. V. (1992). Stress and health among the elderly: Overview of issues. In M. L. Wykle, E. Kahana, & J. Kowal (Eds.), *Stress and health among the elderly* (pp. 5-34). New York: Springer Publishing Company.

Kessing, L. V. (1998). Cognitive impairment in the euthymic phase of affective disorder. *Psychological Medicine*, *28*, 1027-1038.

Lewinsohn, P. M., & Libet, J. (1972). Pleasant events, activity schedules, and depression. *Journal of Abnormal Psychology*, *79*, 291-295.

McElhancy. J. (2003). Depression in the elderly: Could you be missing the signs. *Consultant*, *43*, 566-573.

Morris, P. L. P., Robinson, R. G., Andrzejewski, P., Samuels, J., & Price, T. R. (1993). Association of depression with 10-year poststroke mortality. *American Journal of Psychiatry*, *150*, 124-129.

National Institutes of Health (NIH), Consensus Development Panel on Depression in Late Life. (1992). Diagnosis and treatment of depression in late life. *Journal of the American Medical Association*, *268*, 1018-1024.

Newmann, J. P., Engel, R. J., & Jensen, J. E. (1991a). Age differences in depression symptoms difference. *Journal of Gerontology*, *46*, 224-235.

Newmann, J. P., Engel, R. J., & Jensen, J. E. (1991b). Changes in depressive-symptom experiences among older women. *Psychology and Aging*, *6*, 212-222.

Regier, D. A., Boyd, J. H., Burke, J. D., Rae, D. S., Myers, J. K., Kramer, M., Robins, L. N., George, L. K., Karno, M., & Locke, B. Z. (1988). One-month prevalence of mental disorders in the United States. *Archives of General Psychiatry*, *45*, 977-986.

Robinson, R. G. (1994). Depression and dementia in vascular disease. *Journal of the Neurological Sciences*, *127*(1), 4-5.

Roverner, B. W., Broadhead, J., Spencer, M., Carson, K., & Folstein, M. F. (1989). Depression and Alzheimer's disease. *American Journal of Psychiatry*, *146*, 350-353.

Ryff, C. D. (1991). Possible selves in adulthood and old age; A tale of shifting horizons. *Psychology and Aging*, *6*, 286-295.

Stotland, E. (1969). *The psychology of hope.* San Francisco: Jossey-Bass.

Sultzer, D. I., Levin, H. S., Mahler, M. E., High, W. M., & Cummings, J. L. (1993). A comparison of psychiatric symptoms in vascular dementia and Alzheimer's disease. *American Journal of Psychiatry, 150*, 1806-1812.

Sunderland, T., Lawlor, B. A., Molchan, S. E., & Martinez, R. A. (1988). Depression syndromes in the elderly: Special concerns. *Psychopharmacology Bulletin, 24*, 567-576.

Wade, C., & Tavris, C. (2006). *Psychology* (8th ed.). Upper Saddle River, NJ: Pearson Education, Inc.

Wetherell, J. L., Gatz, M., Johansson, B., & Pedersen, N. L. (1999). History of depression and other psychiatric illness as risk factors for Alzheimer disease in twin sample. *Alzheimer's Disease and Related Disorders, 13*, 47-52.

Williamson, J. W., Barrett, J., Oxman, T., Frank, E., Katon, W., Sullivan, M., Cornell, J., & Sengupta, A. (2000). Treatment of dysthymia and minor depression in primary care: A randomized controlled trial in older adults. *Journal of the American Medical Association, 284*, 1519-1526.

國家圖書館出版品預行編目（CIP）資料

走出憂鬱：憂鬱症的輔導諮商策略／駱芳美，
郭國禎著. --初版.-- 臺北市：心理, 2009.06
面；　公分. 含參考書目
ISBN 978-986-191-260-8（平裝）

1. 憂鬱症　2. 諮商　3. 諮商技巧

418.985　　　98005261

輔導諮商系列 21081

走出憂鬱：憂鬱症的輔導諮商策略

作　　者：駱芳美、郭國禎
執行編輯：高碧嶸
總 編 輯：林敬堯
發 行 人：洪有義
出 版 者：心理出版社股份有限公司
地　　址：231026 新北市新店區光明街 288 號 7 樓
電　　話：(02)29150566
傳　　真：(02)29152928
郵撥帳號：19293172　心理出版社股份有限公司
網　　址：https://www.psy.com.tw
電子信箱：psychoco@ms15.hinet.net
排 版 者：臻圓打字印刷有限公司
印 刷 者：正恆實業有限公司
初版一刷：2009 年 6 月
初版九刷：2022 年 9 月
I S B N：978-986-191-260-8
定　　價：新台幣 400 元